TRAITÉ

DES POISONS.

LIBRAIRIE DE MALLET-BACHELIER,

QUAI DES AUGUSTINS, 55.

DE L'ARSENIC, suivi d'une Instruction propre à servir de Guide aux experts dans les cas d'empoisonnement; par MM. *Flandin* et *Danger*. In-8° avec planche et figures sur bois. Prix.................. 5 fr.

PARIS. — IMPRIMERIE DE MALLET-BACHELIER,
rue du Jardinet, 12.

TRAITÉ

DES POISONS,

ou

TOXICOLOGIE

appliquée

À LA MÉDECINE LÉGALE, À LA PHYSIOLOGIE ET À LA THÉRAPEUTIQUE;

Par Ch. FLANDIN,

DOCTEUR EN MÉDECINE DE LA FACULTÉ DE PARIS, MEMBRE DU CONSEIL D'HYGIÈNE PUBLIQUE ET DE
SALUBRITÉ DU DÉPARTEMENT DE LA SEINE, CHEVALIER DE LA LÉGION D'HONNEUR.

TOME DEUXIÈME.

PARIS,

MALLET-BACHELIER, GENDRE ET SUCCESSEUR DE BACHELIER,

Imprimeur-Libraire,

DU BUREAU DES LONGITUDES ET DE L'ÉCOLE IMPÉRIALE POLYTECHNIQUE,

QUAI DES AUGUSTINS, 55.

1853

AVANT-PROPOS.

La première partie de ce livre a été publiée
en 1846, c'est-à-dire il y a déjà sept ans. Ai-je
donné ces sept années à l'achèvement de mon
travail? Je voudrais pouvoir le dire, tant je sens
que l'expérience et la réflexion peuvent ajouter à
une œuvre scientifique. Mais qu'on se rappelle
les temps que nous venons de traverser. Depuis
1848, a-t-il toujours été permis de croire à l'a-
venir de travaux ingrats? Pour le lecteur qui a
bien voulu attendre, que ce soit là mon excuse.

Depuis la publication du premier volume,
j'ai laissé la parole à mes adversaires. Je l'avais
dit : un livre doit se défendre seul ou il ne mérite pas de vivre.

A propos de cette dernière partie de l'ouvrage, une nouvelle polémique va-t-elle s'engager? Il me semble qu'en sept années, les esprits ont eu le temps de se calmer, et les opinions
le temps de se mûrir.

Cependant de nouvelles discussions, fatalement issues des premières, se sont reproduites sous ma plume.

Je ne me suis pas borné à nier l'existence des poisons normaux ;

J'ai soutenu que les poisons n'étaient pas des irritants ;

J'ai soutenu qu'ils agissaient par absorption, en modifiant la composition des liquides et solides organiques, et non *en portant leur action sur le cœur, sur les poumons ou sur le système nerveux,* paroles si souvent répétées par mes devanciers, et qui n'ont qu'un sens vague, inacceptable pour la science.

Et de là, j'ai conclu que les poisons agissaient *par action de présence,* ou *en raison de leur nature,* et qu'une médication unique, celle qu'on oppose à l'inflammation, n'était pas la thérapeutique des empoisonnements.

Point non moins essentiel, j'ai modifié la plupart des anciens procédés d'analyse.

Je n'ai pas recherché quelle était l'action des poisons sur le vin, la bière, le lait, le thé, le café, le sang, la bile, etc. A quoi bon? Cette

action varie, et elle est subordonnée à mille et
une conditions diverses.

Je n'ai pas cherché quels précipités on obtenait avec les réactifs ordinaires, quand, au lieu
d'opérer sur un poison pur ou dissous dans
l'eau, on agissait sur un mélange de poison avec
du vin, de la bière, du lait, du thé, du café, du
sang, de la bile, etc. Ces précipités si variables
ne peuvent que fasciner les yeux d'un expert.

Non, pour moi, la matière organique était
un obstacle aux réactions chimiques ; j'ai cherché, avant tout, à la détruire, ou sinon, à en
séparer, de la manière la plus absolue, le corps
toxique pour opérer sur lui isolément.

Ainsi ont été proposés successivement :

Le procédé de carbonisation par l'acide sulfurique pour la recherche des métaux ;

Un procédé également nouveau pour la recherche du mercure ;

Des procédés plus rationnels pour la recherche des acides et des alcalis ;

Un procédé tout nouveau, enfin, pour la recherche des principes immédiats des végétaux.

Je ne parle ici ni de la méthode que j'ai suivie, ni de la classification que j'ai préférée.

C'est un grand art de mettre chaque chose à sa place : qui le possède?

Les livres ont leur destin, *habent sua fata libelli*, le mot est bien ancien. Quelle sera la destinée de celui-ci? Faut-il le dire? Je ne m'en inquiète point. J'ai mis dix ans à le faire, je lui ai plus donné qu'il ne me rendra jamais. Il m'en sera d'autant plus cher peut-être. Quels pères ne sont pas généreux, quels fils ne sont pas ingrats?

TRAITÉ
DES POISONS.

SUITE DE LA

DEUXIÈME PARTIE.
DES POISONS EN PARTICULIER.

ARTICLE II.

DE L'ANTIMOINE. (STIBIUM, Sb.)

L'antimoine a des analogies nombreuses avec l'arsenic. Il s'en rapproche et par ses propriétés chimiques, et par les effets qu'il produit sur les corps
vivants. Plus d'une fois, en traitant de ce métal, il
suffira donc de renvoyer à l'histoire de l'arsenic.
Cependant comme les préparations stibiées sont d'un
usage fréquent en médecine, comme l'une d'elles
surtout est employée en qualité d'émétique dans les
cas d'empoisonnements, une place à part et assez
large doit leur être réservée dans ce livre qui a pour
objet les intérêts de la Médecine légale, ceux de la
Physiologie et de la Thérapeutique.

CHAPITRE PREMIER.

Histoire naturelle, chimique et pharmaceutique de l'antimoine.

I. — *Histoire naturelle et chimique.*

Les anciens n'ont connu que divers composés naturels d'antimoine, le sulfure et le protoxyde, appelés par les Grecs Στιμμι, et par les Latins *Stibium*.

Cependant Dioscoride fait mention d'un procédé propre à réduire le métal ou à le séparer des éléments divers avec lesquels il se trouve naturellement combiné. Ce procédé est la calcination au contact des matières organiques, de la farine spécialement (1). Toutefois, c'est jusqu'à Basile Valentin, c'est-à-dire jusqu'au xve siècle, qu'il faut arriver pour trouver la description méthodique et l'emploi des procédés de réduction que la chimie a conservés. « Prends, dit cet auteur, 2 parties d'antimoine de Hongrie (sulfure d'antimoine) et 1 partie de fer ou d'acier (chalybis); ajoutes-y 4 parties de tartre brûlé (tartrate de potasse carbonisé ou flux noir), et fais fondre le tout dans le creuset en fer dont se servent les orfévres pour purifier leur or; après le refroidissement, reprends le régule (*regulum*) et sé-

---

(1) Πεδανιου Διοσκοριδου, Βιβλ. E. Κεφ. xcix, *Collection de Sprengel,* tome XV, page 762.

pare-le de toute impureté et scorie. Pulvérise-le avec soin et prends note de son poids. Ajoutes-y le triple de tartre brûlé, fonds et refonds le tout jusqu'à trois fois, jusqu'à ce que le régule se nettoie et devienne pur et brillant. *Il est connu* que, lorsque tu auras opéré parfaitement la fusion, et que tu auras employé l'encherèse qui convient, et qui mérite ici la palme (*ususque fueris enchesi quá decet, quod in hoc palmarium est*), tu obtiendras une belle étoile d'un blanc brillant, comme l'argent coupellé, non moins artistement distincte que si un peintre l'eût habilement divisée au moyen d'un compas (1). »

____

(1) Theodori Kerckringii *Commentarius in Currum triumphalem antimonii* Basilii Valentini, etc. *Amstelodami*, 1671, page 294. Basile Valentin était moine à l'abbaye de Saint-Pierre d'Erford. Il vivait au commencement du xve siècle.

Les alchimistes, persuadés que l'antimoine entrait dans la composition de l'or, lui avaient donné le nom de *Regulus,* petit roi, nom dont le temps n'a pas effacé les dernières traces, l'antimoine étant encore connu dans le commerce sous le nom de régule.

On n'est pas d'accord sur l'étymologie du mot antimoine. On a supposé, fort gratuitement peut-être, que ce mot dérivait de la préposition ἀντι, contre, et du substantif μόναχος, moine, et qu'il rappelait des expériences faites sur un moine pour éprouver les vertus des préparations antimoniales. Renaudot, à qui ceux qui ont lu son livre ne refuseront pas au moins les qualités d'érudit, n'a pas cité cette étymologie. Voici comment il s'exprime à ce sujet:

« Les Grecs l'ont nommé Στιμμι; les Hébreux, *zadahah;* les Chaldéens, *zedidah;* les Latins, *stibium, alabastrum* (*album astrum,* étoile blanche), ou *larbasum;* le vulgaire, *antimoine;* nom qui lui étant échu par hasard, il est inutile de rechercher les raisons pour en découvrir la nature; bien qu'Hippocrate nous assure qu'elle parait bien souvent dans la signification des noms, d'autant plus qu'on a toujours déféré cet honneur aux sages de donner à chaque chose le nom sortable à sa condition. Ce qui a fait croire à quelques-uns que le nom d'antimoine n'avait point été donné à la légère, mai-

L'antimoine, de même que l'arsenic, ne se trouve que par petites quantités dans les gîtes métallifères; on l'y rencontre à l'état natif, à l'état d'oxyde, plus souvent à l'état de sulfure, et uni à d'autres métaux, tels que l'arsenic, le fer, le plomb, le cuivre, le nickel, l'argent, etc.

Parmi les produits naturels, on a :

L'antimoine natif, qui est une matière de filons très-rare;

---

qu'il était fondé sur de grandes vertus qu'il fait paraître en résistant aux maladies les plus fortes, étant dit *antimonium, ab αντιμενειν,* résister, ou de *αντι*, contre, et *μενος*, force, pour la rigueur qu'il emploie contre les maux violents; conjectures plus vraisemblables que celles qui le font ainsi nommer, ou pour sa contrariété à notre nature, *ανθ'ημῶν*, contre nous, ou pour son étroite alliance avec l'étain, *ανθος αμμωνος*, la fleur de Jupiter: pensées trop élevées pour avoir l'approbation même des plus simples étymologistes, non plus que de ceux qui ont considéré attentivement ce minéral qu'ils savent être exempt de toute malignité contraire à notre substance. » (E. Renaudot, *L'antimoine justifié et l'antimoine triomphant;* 1653, page 17.)

L'antimoine conserve encore le nom de *stibium* dans la langue chimique. D'après Basile Valentin, l'origine du mot *stibium* remonterait à l'antiquité la plus reculée, et cette expression rappellerait, soit le mode de cristallisation *en stries* propre à l'antimoine, soit la propriété que possède ce métal de donner un verre coloré de plusieurs nuances. « Id ei dederunt nominis quod naturæ ejus quamdam proprietatem videtur exprimere; cùm enim constare videatur materiâ quâdam striatâ, atque ex eo facilè confici possit vitrum præditum variis coloribus, qui ex illo educuntur, illud *spiesglas* vocaverunt, quasi vitrum striatum dicerent. » (Theodori Kerckringii *Commentarius in Currum triumphalem antimonii*, p. 76.)

L'antimoine a encore été désigné sous le nom de *platy ophtalmon*. Cette expression, qui dérive sans doute de *πλασσω*, enduire, et de *οφθαλμος*, œil, devait rappeler un des usages de l'antimoine, qui a été employé chez les anciens, et qu'on emploie encore en Orient pour noircir les cils.

Le sous-oxyde d'antimoine ;

L'exytèle, ou oxyde d'antimoine cristallisé ;

La stibiconise, ou antimoniate d'antimoine, autrefois dit acide antimonieux ;

Le kermès, ou antimoine rouge, antimoine oxydé sulfuré, soufre doré ou kermès minéral : produits auxquels on peut réunir la famille assez nombreuse des sulfures antimonieux, tels que :

La stibine (soufre, antimoine) ;

La zinkenite (soufre, antimoine, plomb, cuivre) ;

La jamesonite (soufre, antimoine, plomb, cuivre, fer) ;

La bothierite ou haidingerite (soufre, antimoine, fer, zinc) ;

La miargyrite (soufre, antimoine, argent, cuivre, fer) ;

L'argyrythrose (soufre, antimoine, argent, terres) ;

La psaturose (soufre, antimoine, argent, cuivre) ;

La bournonite (soufre, antimoine, plomb, cuivre) ;

La polybasite, la panabase et le bleischimmer, dont il a déjà été question à l'article de l'arsenic (tome Ier, chap. 1).

Comme produits de l'art, il faut ajouter aux composés précédents :

L'acide antimonique ;

Deux nouveaux sulfures ;

L'oxychlorure et le chlorure d'antimoine ;

Les iodure et bromure d'antimoine ;

Les sels d'antimoine, antimonites ou antimoniates, parmi lesquels il est une place toute spéciale
à donner au bitartrate de potasse et d'antimoine qui
porte le nom d'*émétique;*

L'hydrure d'antimoine et

L'hydrogène antimonié.

Antimoine natif ou métallique (Sb).

Histoire naturelle. — L'antimoine natif n'est
connu qu'en petites masses lamellaires. Il se trouve
particulièrement dans les minerais arsenifères; il
accompagne le plus souvent l'arséniure d'antimoine.

Propriétés physiques et chimiques.—Pur de tout
alliage, l'antimoine a presque l'éclat de l'argent.
Impur, ou tel qu'on le trouve dans le commerce, il
a une teinte bleuâtre. A l'état de culot préparé avec
soin dans le laboratoire, il offre parfois à sa surface
une cristallisation ébauchée en étoile ou en feuille
de fougère. La forme primitive de ses cristaux est
l'octaèdre.

Ce métal est aigre, cassant, facile à réduire en
poudre; sa densité est de 6,70. L'air sec ne l'altère
pas; l'air humide le transforme, mais lentement,
en sous-oxyde. A 430 degrés environ ou au rouge
blanc, il fond, distille, et, s'il a le contact de l'air,
s'enflamme et se convertit en protoxyde. (V. *Essai
des matières au chalumeau,* tome Ier.)

L'eau est sans action sur l'antimoine.

A froid comme à chaud, l'acide azotique l'attaque
assez vivement et le transforme en un composé in-

soluble, antimoniate de protoxyde d'antimoine, autrefois nommé acide antimonieux. Ce caractère sert à distinguer l'antimoine d'avec la plupart des autres métaux. Il n'y a que l'étain, en effet, qui, avec l'acide azotique, donne de l'acide stannique insoluble. Les autres métaux forment des azotates solubles.

L'acide sulfurique et l'acide chloro-azotique n'attaquent pas à froid l'antimoine; mais, à chaud, ils le convertissent en sulfate de protoxyde ou en chlorure d'antimoine. L'eau régale ou acide chloro-azotique en opère promptement la dissolution, même à froid.

On prépare l'antimoine par le procédé indiqué par Basile Valentin, en fondant ensemble dans un creuset 4 parties de sulfure d'antimoine, 3 parties de tartre (tartatre de potasse) et $1\frac{1}{2}$ partie de nitre (azotate de potasse). Le carbone de l'acide tartrique et le soufre de l'antimoine s'oxydent aux dépens du nitrate de potasse, et l'antimoine, encore souillé d'autres métaux et de sulfure de potassium, tombe au fond de la masse saline en fusion. Pour le purifier, il faut le fondre de nouveau avec le tiers ou la moitié de son poids de protoxyde ou de sulfure grillé.

Les corps étrangers, potassium, fer, arsenic, etc., qui ont plus d'affinité pour l'oxygène que n'en a l'antimoine, s'oxydent les premiers aux dépens du protoxyde ou du sulfure grillé, et l'on peut ainsi obtenir l'antimoine à peu près pur.

La méthode suivante est plus sûre pour obtenir le métal pur : On introduit dans un creuset un mélange de 5 parties de poudre d'Algaroth (oxychlorure d'antimoine), 4 parties de carbonate de soude et 1 partie de charbon. On recouvre d'une couche de charbon, et l'on chauffe jusqu'au rouge. L'antimoine se sépare en un culot métallique.

L'antimoine entre dans la composition de divers alliages. Les caractères d'imprimerie sont un alliage d'antimoine et de plomb; les planches employées pour la gravure de la musique et le métal dit d'Alger, sont un alliage d'antimoine et d'étain, avec des proportions diverses des deux métaux. Il y a quelquefois de l'antimoine dans le métal des cloches, dans les fausses monnaies. Les experts appelés par les tribunaux ont besoin de connaître ces faits, comme aussi peut-être de savoir qu'il est des alliages d'antimoine et de sodium ou de potassium qui sont des pyrophores redoutables, et qui brûlent même dans l'eau.

En médecine, l'antimoine métallique a été employé sous forme de petites balles qu'on a appelées *pilules perpétuelles*. Il a servi à faire des vases dans lesquels on mettait infuser du vin ou du vinaigre, qui prenait ainsi, avec le temps, des qualités vomitives ou purgatives. La théorie ou l'explication chimique du phénomène était déjà dans ces paroles d'un médecin du xvie siècle : « On se sert maintenant de l'antimoine cru en décoction, et l'on prétend que cette décoction est sudorifique; ce qui ne paroît pas assez bien prouvé par l'expérience pour l'assurer ou pour en demeurer d'accord : au contraire, il semble que l'eau commune ne peut dis-

soudre ny le soufre de l'antimoine, ny sa substance
métallique; mais toujours il est certain que cette décoction est entièrement innocente, et qu'elle n'a pas
d'effets plus méchants que l'eau toute simple. Il faut
pourtant remarquer que si avec l'eau, en faisant la
décoction, on mettoit quelque chose d'acide, elle
pourroit devenir vomitive, parce que cette liqueur
acide seroit capable de dissoudre quelques particules
de la substance métallique de l'antimoine.

» Je fais cette observation pour détromper ceux
qui croyent que l'antimoine a besoin de préparation pour estre vomitif. J'ay esté autrefois moy-
mème dans cette pensée, m'imaginant que la substance métallique de l'antimoine crû ne pouvoit estre
dissoute, ny par l'acide de l'estomac, ny par celuy
du vin et des autres sucs acides des plantes, à cause
de la grande quantité de soufre qui pouvoit faire
obstacle à leur action. Mais, comme je me défie
toujours de mes raisonnemens aussi bien que de
ceux des autres, quelque justes qu'ils me paroissent,
quand ils ne sont pas confirmez par l'expérience,
ayant fait dessein d'écrire de cette matière, j'ay
voulu m'en éclaircir. Pour cet effet, je fis mettre en
digestion, durant quelques heures, de l'antimoine
crû dans du vin, dont je donnay 4 onces à un malade que je jugeois avoir besoin d'émétique. Il vomit
assez considérablement, fut à la selle, et guérit fort
heureusement d'une fièvre double tierce qu'il avoit
depuis neuf mois.

» J'ai fait prendre encore deux ou trois fois depuis de ce mesme vin, qui a toujours fait la mesme

chose que celuy qui est préparé avec le crocus ou le verre d'antimoine (1). »

Combinaisons de l'antimoine avec l'oxygène.

L'oxygène forme avec l'antimoine quatre composés distincts, dont voici les noms et les formules chimiques :

1. Sous-oxyde d'antimoine. . . . . $Sb^3 O^2$,
2. Protoxyde d'antimoine. . . . . $Sb^2 O^3$,
3. Acide antimonique. . . . . $Sb^2 O^5$,
4. Antimoniate de protoxyde d'antimoine,
    ou combinaison d'acide antimonique
    et de protoxyde d'antimoine, appelé
    autrefois acide antimonieux. . . . . . . $Sb^2 O^3, Sb^2 O^5$.

Sous-oxyde d'antimoine ($Sb^3 O^2$).

Le sous-oxyde d'antimoine est la poudre grisâtre dont le métal se recouvre quand il est exposé à l'air humide. Berzelius l'a obtenu en se servant d'antimoine comme conducteur positif pour décharger la pile électrique à travers l'eau. Il est sans usages. M. Marchand indique de le préparer en décomposant une dissolution concentrée d'émétique par une pile de Grove ou de Bunsen. Il se dépose au pôle positif, une poudre noire qui est le sous-oxyde d'antimoine.

---

(1) *Dissertation sur l'antimoine ;* par M. Lamy, docteur en médecine, de la Faculté de Paris. *Paris,* 1582, page 12.

Protoxyde d'antimoine, exytèle, fleurs argentines, neige d'antimoine (Sb²O³).

Histoire naturelle. — Le protoxyde d'antimoine est l'exytèle des minéralogistes. On le trouve ordinairement en cristaux lamelleux autour des masses d'antimoine natif ou d'antimoine sulfuré.

Propriétés physiques et chimiques. — Le protoxyde d'antimoine anhydre est solide, d'un blanc de perle. M. Wœhler l'a observé sous deux formes cristallines incompatibles. Le même phénomène d'isomorphisme a été constaté sur l'acide arsénieux.

Le protoxyde d'antimoine est irréductible par la chaleur seule ; mais il est fusible à la température rouge et volatil ensuite. Ces divers caractères servent à le distinguer de l'acide antimonique et de l'antimoniate de protoxyde d'antimoine. L'acide antimonique, sous l'influence de la chaleur, se décompose en antimoniate de protoxyde d'antimoine et en oxygène. L'antimoniate de protoxyde est indécomposable par la chaleur, infusible et fixe.

Le protoxyde d'antimoine est insoluble dans l'eau, mais soluble en partie dans les alcalis qui forment, avec lui, tout à la fois un sursel soluble et un soussel insoluble.

Il est transformé en antimoniate de protoxyde par un simple grillage, en antimoniate de protoxyde et en acide antimonique par l'acide azotique, en sel très-soluble par l'acide tartrique et par le tartrate de potasse.

On peut obtenir le protoxyde d'antimoine par la voie sèche ou par la voie humide.

On l'obtient par la voie sèche en brûlant de l'antimoine au contact de l'air et recueillant les vapeurs : c'est une simple sublimation.

On l'obtient par la voie humide : 1º en oxydant le métal par l'acide azotique, en lavant le produit solide qui résulte de cette action, jusqu'à ce que l'eau ne rougisse plus le papier de tournesol; 2º en décomposant le chlorure d'antimoine par l'eau, et traitant l'oxychlorure (poudre d'Algaroth) ainsi formé, par un excès de carbonate de potasse. L'acide carbonique qui ne forme pas de combinaison avec le protoxyde d'antimoine se dégage, le chlore s'unit à l'alcali pour former du chlorure de potassium soluble, et le protoxyde d'antimoine reste à l'état solide pulvérulent dans la dissolution.

Acide antimonique $(Sb^2 O^5)$, *bézoard minéral.*

L'acide antimonique pur est un produit de l'art. Il est solide, d'un jaune clair, mais son hydrate est blanc. Ainsi qu'il a été dit, la chaleur en dégage de l'oxygène et le transforme en antimoniate de protoxyde d'antimoine.

Il est insoluble dans l'eau, peu soluble dans l'acide azotique et dans l'acide chlorhydrique; soluble, au contraire, surtout à chaud, dans l'acide tartrique, la potasse et le tartrate de potasse. Les acides précipitent de la dissolution alcaline une poudre blanche qui est de l'acide antimonique hydraté, lequel rougit le papier de tournesol. Par la chaleur, cet acide perd son eau, et en même temps la propriété de rougir le papier de tournesol. Il passe à l'état d'antimoniate de protoxyde d'antimoine.

On obtient l'acide antimonique en dissolvant l'antimoine dans l'acide chloro-azotique (eau régale), évaporant la dissolution, ajoutant au résidu de l'acide azotique et chauffant jusqu'à ce que tout l'acide soit chassé. Il est alors sous forme d'une poudre qui doit être d'un jaune pâle. On peut l'obtenir également en décomposant l'antimoniate de potasse par l'acide azotique. On a de l'azotate de potasse qu'on enlève par des lavages, et l'acide antimonique reste à l'état pulvérulent dans le liquide. Cet acide antimonique est hydraté. Il faut le soumettre à l'action d'une douce chaleur pour l'obtenir sec.

D'après M. Fremy, l'acide antimonique, de même que l'acide stannique, peut prendre deux états différents, et former deux classes de sels qui diffèrent entre elles par leurs propriétés et leur composition. Cette différence tient à l'eau d'hydratation. L'un de ces acides conserve le nom d'acide antimonique; M. Fremy a nommé l'autre méta-antimonique.

Pour distinguer ces deux séries de sels, il suffira de se rappeler que l'acide antimonique est monobasique, tandis que l'acide méta-antimonique est bibasique. On peut donc transformer un antimoniate en méta-antimoniate en le calcinant avec un excès d'alcali, et réciproquement, on pourra changer un méta-antimoniate en antimoniate en lui enlevant 1 équivalent de base. En d'autres termes, les méta-

antimoniates acides sont isomériques avec les antimoniates neutres, ce qui indique avec quelle facilité
un méta-antimoniate acide peut se transformer en
antimoniate neutre. Comme différences dans leurs
propriétés, il faut noter que les méta-antimoniates
alcalins sont cristallins, tandis que les antimoniates
correspondants sont gélatineux et incristallisables,
et que les méta-antimoniates solubles forment, dans
les sels de soude, un précipité de méta-antimoniate
de soude à peine soluble, tandis que les antimoniates ne précipitent pas les sels de soude.

Antimoniate de protoxyde d'antimoine, autrefois
acide antimonieux ($Sb^2 O^3$, $Sb^2 O^5$).

Histoire naturelle. — Pour les minéralogistes,
l'antimoniate de protoxyde d'antimoine porte le nom
de *stibiconise*.

Propriétés physiques et chimiques.—Ce corps est
solide, d'un blanc de neige, mais qui prend une
teinte jaune quand on le chauffe. Ainsi qu'il a été
dit, il est indécomposable par la chaleur seule, infusible et fixe. Chauffé au chalumeau sur du charbon, il se volatilise sans donner de globules métalliques. Pour réduire le métal de cette combinaison,
il est donc essentiel d'y ajouter un corps réductible,
par exemple de la potasse.

L'antimoniate de protoxyde d'antimoine est insoluble dans l'eau, peu attaquable par les acides, si ce
n'est par l'acide chlorhydrique concentré. Une dissolution d'acide tartrique ou de bitartrate de potasse

lui enlève l'oxyde d'antimoine et précipite de l'acide antimonique, tandis que la potasse entraîne ou dissout l'acide antimonique en donnant un dépôt d'oxyde d'antimoine. Ce sont ces deux réactions qui établissent la composition de ce corps telle que l'indique la formule $Sb^2 O^3, Sb^2 O^5$.

L'antimoniate de protoxyde d'antimoine se prépare :

1°. En traitant à chaud l'antimoine par l'acide azotique ;

2°. En soumettant l'acide antimonique à l'action de la chaleur jusqu'à ce qu'il ne se dégage plus d'oxygène :

3°. En soumettant à un grillage prolongé le protoxyde ou le sulfure d'antimoine.

Les composés oxygénés d'antimoine ont joui de quelque vogue en médecine. Le protoxyde était employé sous le nom de *fleurs argentines* ou de *neige d'antimoine;* l'acide antimonique, sous le nom de *bézoard minéral;* et l'antimoniate de protoxyde d'antimoine ou acide antimonieux, sous le nom de *céruse d'antimoine.*

De nos jours, M. Trousseau a essayé de remettre en vogue ces diverses préparations, en leur attribuant des propriétés contre-stimulantes.

Sulfures d'antimoine.

Il existe deux combinaisons principales de soufre et d'antimoine qui correspondent, l'une au protoxyde, l'autre à l'acide antimonique.

Protosulfure d'antimoine ($Sb^2 S^3$).

Histoire naturelle. — Le protosulfure d'antimoine
est le minerai de ce métal le plus abondamment
répandu dans la nature, celui que l'on exploite et
dont on tire l'antimoine, et les diverses préparations
de ce corps usitées dans les arts et en médecine. Il
a ordinairement pour gangue le quartz, le sulfate de
baryte, les pyrites de fer. A côté de ce sulfure, doit
être placé le kermès minéral natif, qui est un minerai d'antimoine d'une belle couleur mordorée. Il diffère du kermès artificiel dont il sera parlé plus loin,
en ce qu'il ne contient pas d'alcali. D'après les analyses de Klaproth et de M. H. Rose, c'est un oxysulfure anhydre composé de 2 atomes de sulfure pour
1 atome d'oxyde d'antimoine, c'est-à-dire de 69,9
de sulfure pour 30,1 de protoxyde.

Propriétés physiques et chimiques. — Le sulfure
d'antimoine natif est d'un gris foncé avec éclat métallique. Le plus ordinairement il offre une cristallisation rayonnée. Il se pulvérise facilement et donne
une poudre d'un rouge brun, quelquefois tout à fait
noire. Il est très-fusible et entre en ébullition à une
haute température; il peut alors être distillé dans un
courant de gaz azote.

Pour le séparer et l'extraire de sa gangue, on introduit le minerai dans des cruches de grès percées
d'un trou à leur fond, et superposées à d'autres cruches qui sont enfoncées dans la terre. On met ensuite
le feu autour des cruches supérieures, et le sulfure

fondu s'écoule dans les cruches inférieures, tandis que la roche non fondue reste dans les supérieures. Le produit obtenu est versé dans le commerce sous le nom d'*antimoine cru*.

Les anciens chimistes, en opérant cette fusion en vase clos, recueillaient, sous le nom de *vinaigre d'antimoine*, une petite quantité d'eau qui se dégageait de la masse en fusion. Cette eau, en effet, était imprégnée d'acide sulfurique ou sulfureux formé au contact de l'air des appareils.

Le sulfure d'antimoine se grille facilement au contact de l'air. Il ne se forme pas de sulfate alors, mais du protoxyde d'antimoine qui se combine avec le sulfure pour former divers oxysulfures connus sous les noms de *verre d'antimoine, foie d'antimoine, rubines, crocus* ou *safran des métaux*. Ce sont les proportions diverses de l'une et de l'autre matière qui établissent les différences entre ces composés d'aspect variable. Le verre d'antimoine contient 8 parties de protoxyde pour 1 de sulfure. Pour la même quantité d'oxyde, le crocus en contient 2 de sulfure. Le foie d'antimoine, pour 8 d'oxyde, renferme environ 4 parties de sulfure.

Le protosulfure d'antimoine est réduit complétement par l'hydrogène à la température rouge. Il est également réduit par le charbon, mais alors il est plus difficile de désulfurer complétement l'antimoine.

L'acide azotique transforme le protosulfure d'antimoine en antimoniate d'oxyde d'antimoine insoluble et en acide sulfurique. Si l'acide azotique est en excès, il se forme à la fois du sulfate antimonique et de l'acide antimonique, mélange désigné sous le nom de *magistère d'antimoine*.

L'acide sulfurique transforme le protosulfure d'antimoine en sulfate de protoxyde avec dégagement d'acide sulfureux; l'acide chloro-azotique en chlorure soluble avec dégagement d'hydrogène sulfuré. On a recours à cette dernière réaction pour préparer l'hydrogène sulfuré dans les laboratoires.

Les alcalis et les carbonates alcalins décomposent le sulfure d'antimoine soit par voie sèche, soit par voie humide; il en résulte du sulfure d'antimoine et une combinaison de protoxyde d'antimoine avec la base alcaline, ou bien une combinaison de sulfure d'antimoine avec un monosulfure alcalin, le sulfure d'antimoine remplissant le rôle d'acide. Une partie de l'antimoine est réduite à l'état métallique.

Le protosulfure d'antimoine peut être préparé artificiellement par voie sèche et par voie humide. On l'obtient en chauffant ensemble soit de l'antimoine et du soufre, soit du soufre et du protoxyde d'antimoine, ou de l'antimoniate de protoxyde d'antimoine.

Par voie humide, on l'obtient en précipitant une dissolution d'émétique (bitartrate de potasse et d'antimoine) par l'acide sulfhydrique ou les sulfhydrates. Mais alors le sulfure est hydraté, et il se présente sous forme d'une masse floconneuse, couleur rouge de feu. Ce sulfure se déshydrate sous l'influence de la chaleur et devient d'un gris noir métallique. Il s'altère à l'air.

Persulfure d'antimoine $(Sb^2 S^3)$.

Le persulfure d'antimoine s'obtient en dissolvant
l'antimoniate de potasse dans l'acide chlorhydrique,
étendant la dissolution d'eau et y faisant passer un
courant de gaz hydrogène sulfuré. Le précipité qui
se forme est d'un rouge orange très-éclatant. A l'aspect on ne saurait rigoureusement distinguer ce deutosulfure d'avec le protosulfure ; mais séché et chauffé,
il abandonne du soufre et se transforme en protosulfure.

Le protosulfure ou sulfure naturel d'antimoine
est la base d'un cosmétique dont se servent les
femmes d'Orient pour se noircir le tour des yeux et
les sourcils. Il a été et est encore employé en médecine. Il entre dans la composition des tablettes dites
de *Kunkel*.

Le persulfure sert à préparer le sulfo-antimoniate
de soude, composé employé en médecine, et dont
il sera parlé ultérieurement.

Chlorures d'antimoine.

Il existe deux chlorures d'antimoine, le protochlorure et le perchlorure, qui correspondent aux
deux sulfures qui viennent d'être étudiés.

Le protochlorure d'antimoine $(Sb^2 Cl^3)$ est désigné
dans la matière médicale sous le nom de *beurre d'antimoine*, nom qu'il doit à sa consistance butyreuse.

Il est blanc, susceptible de cristalliser en prismes

tétraèdres, très-caustique, et par conséquent dangereux à manier.

Exposé à l'air, il devient déliquescent. Chauffé,
il coule comme de l'huile et se volatilise. En contact
avec l'eau, il se décompose et donne lieu à un oxychlorure d'antimoine qui porte le nom de *mercure
de vie* ou de *poudre d'Algaroth,* du nom du médecin qui l'a introduit dans la matière médicale.

L'acide tartrique ajouté à l'eau s'opposerait à cette
précipitation ou dissoudrait l'oxychlorure.

Le protochlorure d'antimoine est soluble dans un
excès d'acide chlorhydrique qui s'oppose également
alors à la précipitation de l'oxychlorure ou de la
poudre d'Algaroth. Un excès d'eau peut toujours faire
équilibre à l'action dissolvante de l'acide, et entraîner le précipité d'oxychlorure. La dissolution de
protochlorure d'antimoine dans l'acide hydrochlorique constitue *le beurre d'antimoine liquide.* L'a-
cide azotique transforme le chlorure d'antimoine en
acide antimonique, ou en antimoniate d'antimoine.

On obtient le protochlorure d'antimoine, soit par
l'action directe du chlore, ou de l'acide chloro-azotique sur l'antimoine, soit par la distillation d'un
mélange d'antimoine ou de sulfure d'antimoine et de
deutochlorure de mercure.

L'oxychlorure d'antimoine ou poudre d'Algaroth
se prépare en traitant 1 partie de protochlorure par
8 parties d'eau. Au moment de la précipitation,
cette poudre est blanche, onctueuse, grumeleuse,
assez semblable à du lait caillé. Par le repos, elle
change d'aspect, devient grisâtre et pulvérulente. Elle

est insoluble dans l'eau, qui pourtant à 100 degrés et en excès, en altère la composition. Elle est fusible et susceptible de cristalliser par le refroidissement.

Perchlorure d'antimoine ($Sb^2 Cl^5$).

D'après M. H. Rose, qui l'a préparé le premier, on obtient le perchlorure d'antimoine en chauffant de la poudre d'antimoine métallique dans du gaz chlore. Le métal brûle, et il distille un liquide qui a de l'analogie avec le perchlorure d'étain ou liqueur fumante de Libavius.

L'eau décompose ce liquide en acide antimonique et en acide chlorhydrique, ce qui en établit la composition.

Le protochlorure d'antimoine a divers usages. Il est employé en médecine comme caustique. Il est employé dans les arts pour nettoyer le cuivre jaune, pour bronzer les armes. « Ce dernier effet, dit M. Dumas, dépend sans doute de la décomposition que le fer fait éprouver au chlorure d'antimoine et de la précipitation de l'antimoine en couche mince à la surface du fer. »

L'oxychlorure a été employé comme vomitif, mais il est à peu près inusité aujourd'hui.

Le perchlorure est sans usages.

Il existe dans les laboratoires des phosphure, iodure, bromure, fluorure et séléniure d'antimoine, mais ces composés sont sans usages. Ils seraient sans aucun doute des poisons violents qui agiraient tout à

la fois par l'antimoine et par l'élément en combinaison avec ce métal.

Sels d'antimoine.

Les sels d'antimoine sont peu nombreux. Le protoxyde ne forme des composés stables qu'avec les
acides organiques. L'acide antimonique ne se combine qu'avec les bases alcalines et le protoxyde d'antimoine.

Parmi les sels anorganiques qui ont le protoxyde
pour base, il n'est, pour ainsi dire, qu'à nommer
le sulfate, le nitrate, le phosphate et l'arséniate.

En général, ces sels sont peu solubles, et l'eau les
décompose en en précipitant un hydrate de protoxyde blanc. Les alcalis, les carbonates alcalins, le
cyanure de potassium en précipitent également le
même hydrate de protoxyde. L'hydrogène sulfuré et
les hydrosulfates en précipitent du sulfure d'antimoine de couleur orangée. Le fer, le zinc et l'étain
en séparent l'antimoine à l'état de poudre fine qui
ternit la dissolution ou le métal même sur lequel
elle s'applique.

Ainsi qu'il a été dit, l'acide tartrique met obstacle
à ces réactions, cet acide étant l'agent essentiel de
dissolution des composés antimonieux.

Les antimoniates et méta-antimoniates alcalins
ont entre eux la plus grande analogie. Ils offrent en
partie les réactions déjà indiquées, sont décomposés
par les acides anorganiques même les plus faibles,
ainsi que par l'eau de chaux, de baryte et de stron-

tiane. Le précipité est de l'acide antimonique ou un antimoniate blanc de chaux, de baryte ou de strontiane. On peut former directement les antimoniates alcalins, mais on les prépare habituellement en chauffant un mélange d'antimoine et un nitrate alcalin. Les antimoniates insolubles s'obtiennent par voie de double décomposition.

Le sel d'antimoine qui mérite une attention spéciale est le BITARTRATE DE POTASSE ET D'ANTIMOINE, aussi nommé TARTRE STIBIÉ OU ÉMÉTIQUE. (KO . $Sb^2 O^3$, $C^8 H^4 O^{10}$, HO).

Ce sel est ordinairement en poudre blanche amorphe ; mais il est facile de l'obtenir cristallisé, et il présente alors des octaèdres demi-transparents, qui deviennent opaques en s'effleurissant à l'air. Il a une saveur âcre et nauséabonde ; il rougit le papier bleu de tournesol.

Chauffé sur un charbon incandescent ou dans un creuset fermé, il se décompose en produisant des vapeurs et une odeur propre aux tartrates, et laisse sur le charbon de petits globules d'antimoine. Si l'essai est fait plus en grand, on obtient, dans le creuset d'évaporation, un mélange pyrophorique de charbon avec alliage de potassium et d'antimoine.

L'émétique ou bitartrate de potasse et d'antimoine est soluble dans 14 parties d'eau distillée froide, et dans 1,88 partie d'eau distillée bouillante. Ces dissolutions offrent les caractères généraux des sels d'antimoine. Elles précipitent en blanc par les alcalis ou les carbonates alcalins, ainsi que par les acides azotique, chlorhydrique et sulfurique. Le pré-

cipité formé est un oxyde, un oxychlorure ou un
sous-sulfate d'antimoine. L'acide sulfhydrique et les
hydrosulfates en précipitent l'antimoine à l'état de
sulfure rouge orangé.

L'émétique paraît avoir été découvert par un médecin allemand nommé Hadrian de Mynsicht. Voici
le mode de préparation indiqué par l'auteur même
de la découverte, à la date de l'année 1631 :

« ℞ Olei vitrioli veneris et martis rubi- ⎫
    cundissimi...................... ⎬ *aa* ℥ ji
    Reguli antimonii............... ⎭
    Mercuri loti et purgati......... ..   ℥ s.

» Minutissime contere et in cucurbitam mitte, su-
per ignem impone et lento igne digere. Adde spiritum vini tartarisatum. Est maxime accommodatum
corpori humano arcanum... hæc est nobilissima
medicina cum spiritù propriata (1). »

Le Codex prescrit de préparer l'émétique en prenant :

    Crème de tartre (bitartrate de potasse).   300
    Verre d'antimoine...................   200
    Eau 2000

On doit réduire le verre d'antimoine en poudre
très-fine, et la crème de tartre en poudre grossière,

---

(1) *Thesaurus medico chymicus* Hadriani à Mynsicht, aliàs Tri-
budenii Ottensleinensis Saxonis (Comitis palatini Cæsaris philo-
sophiæ et medicinæ doctoris). *Hamburg,* 1631, page 13.

faire bouillir le mélange dans l'eau pendant une demi-heure, en renouvelant l'eau d'évaporation; laisser refroidir sans filtrer, enlever les cristaux et les laver avec les eaux mères. On doit ensuite filtrer ces eaux mères, les faire évaporer, épuiser le résidu par l'eau bouillante, filtrer et laisser cristalliser par refroidissement. Les cristaux réunis doivent être dissous de nouveau dans l'eau bouillante, la solution clarifiée au blanc d'œuf, filtrée, et la liqueur concentrée à 25 degrés. Par le refroidissement, il se dépose définitivement des cristaux octaédriques de bitartrate de potasse et d'antimoine.

Ce procédé est mauvais, dit M. Soubeiran, en ce que l'on a beaucoup de peine à débarrasser l'émétique du tartrate de fer qui se produit en même temps que lui. Il faut préférer le suivant :

Préparez d'abord l'oxyde d'antimoine en décomposant à chaud le chlorure d'antimoine par le bicarbonate de soude; lavez l'oxyde, faites-en sécher une partie pour avoir le poids de la masse, et traitez-le par la crème de tartre en prenant :

> Oxyde d'antimoine........ 10 parties;
> Crème de tartre pulvérisée.. 12 ,
> Eau bouillante............ 100 ,

On fait, avec suffisante quantité d'eau bouillante et les deux substances, une pâte liquide que l'on abandonne à elle-même pendant vingt-quatre heures; on ajoute le reste de l'eau, et l'on fait bouillir pendant une heure dans une bassine d'argent; on filtre, on concentre les liqueurs jusqu'à 25 degrés, et on fait cristalliser. On obtient de nouveaux cristaux par l'évaporation des eaux mères.

Quel que soit le procédé employé (on en a proposé d'autres encore), le principe de l'opération est le même. Il faut mettre en présence, de la crème de tartre (bitartrate de potasse) avec de l'oxyde d'antimoine, ou bien avec un composé qui puisse en produire. L'acide tartrique de la crème de tartre se divise en deux parties pour former le sel double de potasse et de protoxyde d'antimoine, dont voici la composition :

Potasse	1 pp. (13,50)	
Acide tartrique.......	2 pp. (37,80)	
Protoxyde d'antimoine..	1 pp. (43,60)	100
Eau................	2 pp. (5,10)	

L'émétique est le sel d'antimoine le plus fréquemment employé dans la thérapeutique.

Composés hydrogénés d'antimoine.

Il existe deux combinaisons de l'antimoine avec l'hydrogène : l'hydrure d'antimoine et l'hydrogène antimonié.

L'hydrure d'antimoine est peu connu. C'est un composé solide, brun, qui paraît prendre naissance : 1° quand on emploie, pour la décomposition de l'eau par l'électricité, de l'antimoine comme conducteur métallique; 2° quand l'hydrogène et l'antimoine se trouvent en contact à une température un peu moins élevée que le rouge obscur.

L'hydrogène antimonié (SbH^3) a les plus grandes analogies avec l'hydrogène arsénié. Il a été découvert par M. Pfaff. C'est un gaz incolore, à peu près inodore comme l'hydrogène : il est peu soluble dans l'eau ; au contact de l'hydrogène sulfuré, il donne du sulfure d'antimoine jaune-orangé.

Sous l'influence de la chaleur, il se comporte comme l'hydrogène arsénié, c'est-à-dire :

Que si on le fait passer dans un tube chauffé au rouge, il se décompose en hydrogène et en antimoine ;

Que si on le brûle totalement au contact de l'air, en recueillant les produits de la combustion, il se convertit en eau et en protoxyde d'antimoine ;

Que si l'on interpose dans la flamme de réduction un corps froid (appareil de Marsh), le métal se dépose sur le corps froid, sous forme de taches brillantes et d'un aspect métallique. La flamme de combustion de l'hydrogène antimonié est d'un blanc légèrement jaunâtre. En faisant passer l'hydrogène antimonié dans une dissolution de chlorure, on le décompose et l'on obtient du chlorure d'antimoine ou de la poudre d'Algaroth (oxychlorure). En lui faisant traverser une dissolution métallique dont la base a peu d'affinité pour l'oxygène, une dissolution d'azotate d'argent par exemple, on obtient, par suite de la réduction de l'argent, du protoxyde d'antimoine à l'état de poudre blanche insoluble.

Malgré l'assertion contraire d'un illustre chimiste (M. Liebig), le gaz hydrogène antimonié est dangereux à respirer. Fourcroy fait mention d'accidents graves provoqués par la respiration de vapeurs antimoniales (1). J'ai fait périr des animaux en les plaçant sous l'influence d'une atmosphère chargée d'hydrogène antimonié, et j'ai retrouvé très-facilement l'antimoine dans leurs urines pendant la vie, dans leurs viscères après la mort.

II. — *Histoire pharmaceutique de l'antimoine et de ses composés.*

Il n'est pas de produits du règne minéral dont la médecine ait tant usé et abusé que de l'antimoine. Qu'on se reporte aux querelles des médecins des XVIe et XVIIe siècles. Il en reste des traces impérissables dans les écrits du temps, et particulièrement dans les Lettres si célèbres de Guy-Patin. Pour les uns, l'antimoine n'était qu'un poison (sancitum est omnium stibium esse deleterium, et inter ea simplicia quæ venenatà qualitate pollent enumerandum) (2). Pour les autres, au contraire, l'antimoine était un parenchymagogue, un polycreste, dont l'expression τετραγονος d'Hippocrate (quatre angles) rappelait les quatre vertus ou propriétés principales, le pouvoir sudorifique, vomitif, purgatif et fortifiant.

Eusèbe Renaudot, d'enthousiaste mémoire, parlait mieux encore : « Ceux-là, disait-il, ont, au

----

(1) FOURCROY, *Éléments d'Histoire naturelle et de Chimie;* Paris, 1786, tome III, page 42. — *Dictionnaire de Médecine et de Chimie pratique,* tome III, page 50.

(2) Décret de la Faculté de 1566.

vrai, exprimé les vertus qu'il possède par-dessus les
autres médicaments, tant simples que composés. En
effet, l'antimoine possède, entre autres, cinq titres
très-considérables : il est vulnéraire, vomitif, déjec-
tif, sudorifique et cardiaque. Aussi, considéré en ce
sens, ce n'est pas simplement le tétragone d'Hippocrate, c'est un pentagone flanqué de cinq bastions
et fortifié si régulièrement, que ses ennemis auront
bien de la peine à les renverser : ils ont beau l'attaquer, il est à l'épreuve de leurs batteries ; elles n'ont
fait, jusqu'à présent, que blanchir contre ce mur
antimonial. S'ils continuent à aiguiser leurs dents
pour l'entamer, ils y perdront leur temps aussi bien
que le serpent d'OEsope, qui usa toutes les siennes à
ronger inutilement celles de la lime qu'il avait entrepris de consumer. » (Ouvrage cité, page 233.)

La prédiction d'Eusèbe Renaudot s'est accomplie.
L'antimoine est resté triomphant dans la matière
médicale. Cependant l'empirisme, un empirisme
aveugle, devrait-il présider seul à l'emploi que l'on
fait encore des divers composés de ce métal? Aujour-
d'hui que l'on sait, à n'en pas douter, que les préparations médicamenteuses sont absorbées, qu'elles
agissent par action de présence dans les organes, ne
pourrait-on pas, pour régler l'administration des préparations stibiées à hautes doses par exemple, médication qui n'est pas sans danger, se demander si
l'élimination du médicament se fait rapidement et
sûrement? L'accumulation dans l'économie d'une
préparation stibiée amène infailliblement des accidents toxiques.

Ainsi qu'il a été dit plus haut, l'antimoine métallique n'est plus employé aujourd'hui dans la matière médicale. On a renoncé aux pilules dites *perpétuelles*.

Le protoxyde, les acides antimonieux ou antimonique, la poudre d'Algaroth, le sulfure ou les oxysulfures, tels que le foie d'antimoine, le soufre doré d'antimoine, le verre d'antimoine, le *crocus metallorum*, ne sont, pour ainsi dire, plus en usage qu'exceptionnellement, ou dans la médecine vétérinaire. Le chlorure ou beurre d'antimoine a été remplacé, comme caustique, par le nitrate acide de mercure ou le caustique de Vienne (mélange de chaux et de potasse). D'un usage habituel et général, il n'est, pour ainsi dire, plus que l'antimoine diaphorétique lavé ou non lavé, le kermès (sulfhydrate, hydrosulfate, sous-hydrosulfate ou oxydosulfate d'antimoine hydraté) et l'émétique (bitartrate de potasse et d'antimoine).

L'antimoine diaphorétique est un produit mixte, composé le plus souvent d'un mélange d'antimoniate neutre et de bi-antimoniate de potasse, et d'un ou de plusieurs des composés oxygénés d'antimoine. Le Codex prescrit de le préparer comme il suit :

<pre>
Antimoine.................... 1 partie ;
Nitrate de potasse......... 2   »
</pre>

On doit réduire les matières en poudre, les mélanger et les projeter par fractions dans un creuset rougi au feu. En réagissant sur l'antimoine, le nitre est décomposé ; il se forme de l'oxyde d'antimoine, de l'acide antimonique, de l'antimoniate et de l'azotate de potasse. Ce mélange est l'antimoine diaphorétique non lavé. Après divers lavages, il y a élimination des composés solubles, et partage, sous l'influence de l'eau, des composés d'antimoine en bi-antimoniate et en antimoniate neutre. Si, dans la dissolution, on verse un acide qui s'empare de la potasse, on a un précipité d'acide antimonique hydraté que les anciens ont appelé *poudre perlée de Kerkringius*.

Le kermès, sur la composition duquel les chimistes ne sont peut-être pas encore fixés (la diversité des noms qu'il porte dans la nouvelle nomenclature en est la preuve), a joui de la plus grande vogue en médecine. Il a été découvert ou préparé pour la première fois par Glauber. Un des élèves de ce chimiste fit part de la découverte à M. de Chastenay, lieutenant du roi à Landau; celui-ci la communiqua au chirurgien La Ligerie qui, lui-même, la transmit au P. Simon, de l'ordre des Chartreux. Le P. Simon fit essai de la nouvelle drogue sur un frère de son couvent, le guérit, et attribua, sans hésitation, le succès à la drogue. La renommée fit le reste; elle proclama les vertus de la poudre des Chartreux; mais on imita et l'on falsifia un médicament si vanté. En 1720, le gouvernement, dans l'intérêt public, crut devoir acheter le secret de la préparation, et il en paya le prix au chirurgien La Ligerie, qui réalisa une fois encore le *sic vos non vobis* du poëte romain.

La recette de La Ligerie était assez simple; la voici : Faites bouillir pendant deux heures, dans 8 parties d'eau pure, 4 parties de sulfure d'antimoine et 1 partie de nitre fixé par les charbons (carbonate de potasse); filtrez la liqueur bouillante : le kermès se déposait par refroidissement. Par une addition de l'alcali dans les eaux mères, on pouvait répéter l'opération et obtenir de nouvelles quantités de kermès, qu'on lavait et faisait sécher à l'ombre.

Dans le procédé de Glauber, on faisait bouillir une dissolution de carbonate de potasse avec du sulfure d'antimoine. La liqueur était reprise par l'alcool qui séparait le kermès en dissolution. Le carbonate de potasse en excès et l'eau formaient une liqueur pesante; l'alcool, au contraire, avec le sulfure de potassium qui retenait en dissolution le kermès, formaient une liqueur plus légère. On séparait le liquide alcoolique et on le soumettait à la distillation. Le kermès obtenu dans cette opération était ensuite purifié par des lavages.

Les méthodes aujourd'hui usitées pour la préparation du kermès peuvent se réduire à trois principales : 1° On fait bouillir le sulfure d'antimoine avec du carbonate de potasse ou de soude; 2° on remplace le carbonate alcalin par une solution d'alcali caustique; 3° on fait fondre, à la chaleur rouge, un mélange de sulfure d'antimoine et de carbonate alcalin, et l'on traite la masse fondue par l'eau bouillante.

Voici la théorie chimique de l'opération : Il y a échange entre les principes constituants de l'oxyde alcalin et du sulfure d'antimoine. Il se forme, d'une part, un sulfure alcalin qui, à chaud, se sature de sulfure d'antimoine; de l'autre, par la combinaison du protoxyde d'antimoine avec l'alcali, il se produit des hypoantimonites alcalins dont l'un, avec excès d'alcali, reste dans la dissolution, tandis que l'autre, avec excès de protoxyde d'antimoine, se précipite. Par la séparation à chaud, au moyen du filtre, on sépare, d'un côté, les produits insolubles qui sont : 1° une combinaison d'oxyde d'antimoine avec du sulfure ou oxysulfure d'antimoine, et qui constitue le *crocus* ou safran d'antimoine de couleur jaune ; 2° l'hypoantimonite insoluble et le sulfure non attaqué ; de l'autre, une liqueur qui retient en dissolution l'hypoantimonite alcalin soluble, le protosulfure de potassium saturé de sulfure d'antimoine.

Par le refroidissement, les deux sels d'antimoine oxysel et sulfosel se décomposent : ils se séparent chacun en un sel riche en principe alcalin qui reste dissous, et en sel riche en principe antimonial qui se précipite. C'est ce dernier qui constitue le kermès. Le kermès est donc le mélange d'un hypoantimonite très-peu chargé d'oxyde alcalin et d'un hyposulfo-antimonite très-peu chargé de sulfure de potassium. Si, dans la liqueur qui a fourni le kermès et qui contient encore du protosulfure et du deutosulfure de potasse, du protosulfure et du persulfure d'antimoine, de l'hypoantimonite et de l'antimonite de potasse, on verse un acide tel que l'acide sulfurique, chlorhydrique, acétique, on donne lieu à un dégagement d'hydrogène sulfuré et à un précipité rouge, désigné sous le nom de *soufre doré d'antimoine,* qui est un protosulfure ou un sulfure hydraté d'antimoine. En pharmacie, on apporte une sorte de recherche dans la fabrication du kermès. Le procédé de Cluzel, généralement adopté, est celui qui donne le plus beau produit.

Le Codex le décrit en ces termes :

℞ Carbonate de soude cristallisé. .   128
    Eau.   1280
    Sulfure d'antimoine.   6

« Faites dissoudre le carbonate de soude à chaud dans une bassine en fonte très-propre ; poussez jusqu'à l'ébullition, agitez avec une spatule de bois, et ajoutez le sulfure d'antimoine réduit en poudre fine. Soutenez l'ébullition pendant une heure environ ; filtrez la solution bouillante dans des terrines en grès préalablement chauffées, et contenant une petite quantité d'eau très-chaude.

» Laissez refroidir complétement en prenant toutes les précautions pour que le refroidissement soit le plus lent possible. Recueillez ensuite sur une toile serrée la poudre rouge qui se sera déposée ; lavez-la sur le filtre même avec de l'eau froide ; continuez les lavages jusqu'à ce que l'eau coule sans saveur marquée ; soumettez à la presse la poudre ainsi lavée ; faites-la sécher dans une étuve modérément chauffée ; passez-la au tamis de soie, et conservez-la dans des bocaux très-secs, à l'abri du contact de l'air et de la lumière. »

Quand il a été bien préparé, le kermès est d'un rouge brun foncé et d'un aspect velouté. Il participe du reste des propriétés du protoxyde et du sulfure

d'antimoine. Il est attaqué par les acides, et donne
naissance à de l'hydrogène sulfuré; il se convertit
par l'action de la potasse en une matière jaune, qui
se change elle-même en protoxyde d'antimoine ou
en acide antimonieux.

Le kermès est administré comme expectorant dans
les affections de poitrine, à la dose de $0^{gr},10$ à $0^{gr},50$
(2 à 10 grains). Si l'on outrepasse cette dose, il peut
amener des vomissements et des déjections alvines.
On le donne soit en potions, soit en pilules.

Dans le commerce, le kermès est très-souvent altéré. Les matières avec lesquelles on le falsifie le plus
souvent, sont le peroxyde de fer et le noir de fumée,
l'ocre rouge, la sanguine, la terre sigillée, le bol
d'Arménie, la brique pilée, le santal rouge et le
soufre doré d'antimoine. Le chimiste reconnaîtra
facilement ces falsifications: elles sont plus spécialement du ressort des pharmaciens (1).

Le soufre doré d'antimoine, poudre d'un jaune
orangé, a des propriétés analogues à celles du kermès, mais il est moins usité; on l'emploie en potions
et en pilules aux mêmes doses que le kermès.

L'émétique est le composé d'antimoine dont on fait
le plus fréquent usage; on l'emploie tant à l'intérieur
qu'à l'extérieur pour remplir des indications diverses.

A l'extérieur, on l'emploie:

---

(1) Voyez Dictionnaire des altérations et falsifications des substances alimentaires, médicamenteuses et commerciales; par A. Chevallier. Paris, 18.., tome 1, page 1..

1°. A l'état de poudre, pour ajouter à l'action des emplâtres ou des vésicatoires;

2°. A l'état de pommade, pour faire des frictions sur la peau. La pommade stibiée la plus employée est celle qu'on nomme la *pommade d'Autenrieht*.

Elle est composée de :

> Émétique porphyrisé........ 1 partie,
>
> Axonge................... 3 parties.

On conçoit néanmoins que les doses d'émétique et d'axonge peuvent être variables; la formule du médecin fait loi.

A l'intérieur, l'émétique est donné en lavage dans l'eau distillée, dans les juleps, dans les potions, etc. Une remarque importante à rappeler, c'est que les eaux calcaires, les eaux qui contiennent des sels de chaux et de magnésie, séparent les éléments du bitartrate de potasse et d'antimoine. L'acide des sels magnésiens et calcaires s'unit à la potasse, et il se précipite tout à la fois de la magnésie, de la chaux et du protoxyde d'antimoine, s'il ne se fait des antimonites ou antimoniates; il en est de même des décoctions de plantes astringentes et qui contiennent du tannin, telles que le romarin, l'écorce de chêne, la noix de galle, le quinquina, etc. L'acide tannique forme avec l'oxyde d'antimoine un tannate insoluble. La limonade opère la même décomposition; il se forme du tartrate de potasse et du citrate d'antimoine insoluble. Le lait et le petit-lait agissent de même; ils donnent lieu à un précipité de phosphate

d antimoine. D'après les observations de M. Toul-
mouche, le sulfate de quinine exerce la même action
que le quinquina. Dans l'intérêt de la thérapeutique
et de la toxicologie, il ne faut point oublier ces faits
qui ont une extrême importance.

CHAPITRE II.

Effets de l'antimoine sur l'économie animale; exemples d'empoisonnement. — Signes de l'empoisonnement pendant la vie. —
Altérations pathologiques sur le cadavre.

I. — *Effets de l'antimoine sur l'économie animale;*
exemples d'empoisonnement.

De même que l'arsenic, l'antimoine produit sur
l'économie animale des effets locaux ou de contact,
et des effets généraux ou consécutifs à l'absorption.
Appliquées sur la peau, les préparations d'antimoine
donnent lieu à une éruption vésico-pustuleuse que
les pathologistes nomment *ecthyma* et qui a des
rapports avec l'éruption varioloïde. Ingérées dans
l'estomac, ou introduites par toute autre voie d'absorption dans l'économie, elles déterminent des vomissements, des déjections alvines, un état fé-
brile, etc.

On désigne sous le nom de *tolérance*, l'état physiologique par suite duquel l'émétique administré,
même à hautes doses, n'entraîne ni vomissements ni

autres désordres graves. Ce mot *tolérance*, dans le langage médical, n'indique qu'un phénomène sans en préjuger la cause; mais cette cause ne se lierait-elle pas, soit à un défaut d'absorption, soit à un équilibre heureusement maintenu, entre cette fonction et l'élimination? Dans l'intérêt de la physiologie et de la thérapeutique, il serait important de s'en assurer. Les médecins n'y manqueront pas, aujourd'hui que la chimie leur offre des procédés si exacts pour retrouver, dans les produits d'excrétions et de sécrétions, les plus petites quantités d'antimoine ingérées dans les voies digestives.

Les annales de la médecine nous ont conservé, bien qu'elles en aient omis sans doute, plus d'un cas d'empoisonnement par les préparations stibiées.

« Un marchand de Copenhague qui souffrait, depuis longtemps, de douleurs de la goutte et d'une grande faiblesse dans les genoux, se mit entre les mains d'un chirurgien de vaisseau, qui lui persuada qu'il ne guérirait jamais de ses infirmités sans la salivation; il prit donc, de l'avis de ce chirurgien, quelques doses, un peu fortes, de *mercure de vie* (poudre d'Algaroth ou oxychlorure d'antimoine) qui le purgèrent violemment par haut et par bas, et qui lui causèrent ensuite une salivation si considérable, qu'il tomba dans un état de faiblesse et d'épuisement qu'on ne saurait imaginer. Appelé près du malade, Olaüs Borrichius le trouva froid comme de la glace, quoiqu'il eût un grand feu dans sa chambre; son pouls était imperceptible, il respirait avec une extrême difficulté; il jouissait cepen-

dant de toute l'étendue de ses facultés intellectuelles.
Il mourut dans la nuit (1). »

« Un charretier, dit Cl. Bacumlinus, auquel on
avait donné mal à propos du verre d'antimoine,
éprouva entre autres effets de la drogue, des déjections sanguinolentes, des mouvements spasmodiques
bientôt suivis de la mort. A l'ouverture du corps, on
trouva l'estomac ulcéré et parsemé de taches rouges
spécialement vers le pylore (2). »

« Une femme, qui avait pris également du verre
d'antimoine, eut des vomissements énormes et des
convulsions violentes; elle tomba dans un état de
mort apparente et fut saisie ensuite d'une douleur
aiguë au pied : cette douleur était le prélude et l'annonce d'une gangrène qui entraîna la mort (3). »

---

1 *Acta medica philos. Hafniensia,* ann. 1677, vol. V, obs. 52, p. 141
— ORFILA. *Traité de Toxicologie,* 1843, t. I, p. 500. Le mercure de
vie était appelé par Guy-Patin *mercure de mort.* On sait comment
s'exprimait ce doyen de la Faculté au sujet de l'antimoine. En voici
un échantillon (Lettre cvii du 14 janv. 1651 : édit. Réveillé-Parise,
tome I, page 175).

« On a fait des vers contre l'antimoine, dont six personnes moururent en huit jours, tous remarquables, et même feue madame
la princesse douairière en est morte à Châtillon-sur-Loire, en
ayant pris trois fois de la main de Guenaut aîné, qui est un
grand empoisonneur chimique ..; » ce Guenaut, dont Boileau a
dit :

> On compterait plutôt combien dans un printemps
> Guenaut et l'antimoine ont fait mourir de gens.

(2) *Commerc. Litter.* ann. 1759, hebd. 16, n° 1. — MORGAGNI, *De
sedibus et causis morborum,* lib. IV, epist. LIX, tome VII, page 250;
Ed. CHAUSSIER et ADELON; *Lutetiæ,* 1815.

(3) *In Additam. ad sect. hanc Sepulchr.* obs. 12, hist. 2 et 3, —
MORGAGNI, *loc. cit.*

Si le remède ou le poison, dit Morgagni, au livre duquel j'emprunte ce fait et le précédent, ne fut pas, comme dans le cas du charretier, la cause immédiate de la mort, il en fut la cause occasionnelle.

« Au rapport d'Hoffmann, une femme éprouva les accidents les plus fâcheux, peu de temps après avoir pris du tartre émétique, et elle mourut. A l'ouverture du corps, on trouva dans un état de sphacèle ou de décomposition putride, l'estomac, la rate, le diaphragme et les poumons. »

« Le même auteur rapporte l'observation d'un individu atteint de fièvre intermittente, à qui l'on fit prendre du verre d'antimoine, quelques instants avant l'accès. Des vomissements abondants, des déjections alvines fréquentes, des convulsions, un tremblement général et une grande anxiété, tels furent les symptômes qui se manifestèrent et qui arrivèrent pendant le stade de la chaleur. Le lendemain, tourmenté par un nouvel accès, le malade succomba aux accidents développés par ce poison. A l'ouverture du cadavre, on trouva l'estomac enflammé et sphacélé (1). »

« Un homme âgé de cinquante-sept ans eut une attaque d'apoplexie à laquelle il succomba ; on lui administra, pendant les cinq jours qu'il fut malade, environ 40 grains d'émétique *qui n'occasionnèrent ni nausées ni vomissements ;* il eut seulement quel-

---

(1) FRID. HOFFMANNI *Opera omnia,* t. I, pars II, cap. V, p. 219 Genevæ, 1761. — ORFILA, *Traité de Toxicologie,* 1843, t. I, p. 481.

ques selles. A l'ouverture du cadavre, le canal digestif offrit des altérations qui dépendaient manifestement de l'action de l'émétique; l'estomac était très-rouge, enflammé, rempli de bile et de mucosités: l'inflammation paraissait bornée à la membrane muqueuse de ce viscère, sur laquelle on apercevait des taches irrégulières d'un rouge livide sur un fond violacé et qui ne présentait aucune ulcération. Il y avait des taches semblables dans l'intestin. (J. CLOQUET.) »

« Un homme de cinquante ans environ, d'une constitution forte, éprouve des chagrins domestiques, et conçoit le projet de s'empoisonner; il se procure 2 grammes 4 décigrammes d'émétique, et les prend un samedi matin, dans une petite quantité de véhicule; il ne tarda pas à avoir des vomissements, des selles fréquentes et des convulsions. Il entra à l'Hôtel-Dieu le dimanche au soir: le lundi matin, il se plaignait de douleurs violentes à l'épigastre, qui était tendu: il avait peine à remuer la langue, il se trouvait dans un tel état, qu'on l'aurait pris pour un homme ivre de vin: il parlait seul; son pouls était imperceptible. Dans la journée, le ventre se météorisa, l'épigastre se tuméfia considérablement, et devint plus douloureux: dans l'après-midi, il se manifesta du délire. Le mardi, tous les accidents augmentèrent; le soir, délire furieux, les convulsions s'y joignirent, et il mourut dans la nuit.

« A l'ouverture du corps, on constata que le péritoine offrait généralement une teinte briquetée; que l'estomac et les intestins étaient distendus par des

gaz. La membrane muqueuse de l'estomac, à l'état
normal dans le grand cul-de-sac, était rouge, tumé-
fiée et recouverte d'un enduit visqueux; celle du
duodénum était dans le même état. Le reste des intestins ne présentait aucune altération, ils ne contenaient pas la moindre quantité de matières fécales.
(Récamier.) »

Les expériences tentées naguère sur les animaux,
par Wren-d'Oxford, Fabricius, Schmith, Schleger,
Fontana, etc.; et de nos jours, par MM. Magendie,
Orfila et nous-même, ne laissent aucun doute sur
les effets toxiques de l'antimoine. Les premiers observateurs, en ouvrant, pendant la vie, des animaux
auxquels ils avaient administré les préparations
d'antimoine, se sont appliqués à reconnaître les lésions produites par le poison. M. Magendie, en
injectant l'émétique dans les veines, a montré que
telle était la voie par laquelle l'agent toxique pro-
duisait ses effets les plus redoutables et les plus
prompts. Nous-même, en appliquant le poison sous
la peau, en l'injectant dans les veines, ou en le faisant respirer à l'état de gaz hydrogène antimonié,
avons cherché à établir quelles étaient les conséquences d'une absorption forcée, d'un transport rapide ou graduel de l'agent toxique dans toutes les
parties de l'organisme. D'une part, il résulte des
expériences de M. Magendie, qu'un grain d'émétique injecté en dissolution dans les veines, ne tue
pas un chien de moyenne taille; que pour tuer l'a-
nimal il faut, ou renouveler cette injection à deux
fois, dans l'intervalle de vingt-quatre heures, ou in-

jecter 2 grains en une seule fois. De l'autre, il résulte de nos propres recherches, d'abord la confirmation du fait annoncé par M. Magendie, et ensuite qu'il faut, sous la peau, porter la dose au double ou au triple, c'est-à-dire à 4 ou 6 grains, pour entraîner inévitablement la mort d'un chien de moyenne taille. Par l'intermédiaire de la respiration, les accidents sont rapides et la mort subordonnée à la quantité de poison respirée dans un temps donné. On conçoit la raison de ces différences d'effets, et je renvoie encore ici à ce qui a été dit au sujet de l'arsenic. Les composés d'antimoine n'hyposthénisent pas au même degré que les composés d'arsenic, et ils s'éliminent plus facilement. Faites passer au même moment, dans le courant de la circulation, 10 centigrammes d'émétique : la nature n'y résistera point : faites passer graduellement une dose plus forte, la vie pourra n'en être pas atteinte. Pour que l'empoisonnement ait lieu, il faut que, les forces de résistance épuisées, l'agent toxique reste dans l'économie, et ne puisse en être éliminé au fur et à mesure qu'il est introduit à dose non immédiatement mortelle.

Quelques faits d'observation clinique montreront que, hors le cas de tolérance (j'aimerais à pouvoir dire de non-absorption), une dose assez faible d'émétique peut entraîner des accidents graves et même la mort.

Une femme qui avait pris 20 à 30 centigrammes d'émétique (4 à 6 grains) fut saisie, au bout d'une demi-heure, de vomissements violents qui devinrent bientôt sanguinolents; au bout de deux heures, on lui administra une décoction de quinquina, ce qui la soulagea beaucoup; néanmoins elle eut encore des douleurs à l'estomac, des coliques aiguës, de la diarrhée et de la fièvre, symptômes dont elle ne se remit que vers le cinquième jour (1).

Il a été publié, par M. Taylor, une observation d'après laquelle l'ingestion de 20 centigrammes ou 4 grains d'émétique causa des douleurs abdominales, des vomissements et des déjections alvines, que suivirent des *convulsions*, la *faiblesse du pouls* et la *perte de la parole*. Le rétablissement fut lent et difficile (2).

Dans le *Medical Repository* de Londres (3), est relatée l'histoire d'un enfant de deux ans qui mourut par suite de frictions faites sur la colonne vertébrale avec une pommade stibiée; à la suite de cette friction, l'enfant, est-il dit, tomba dans une grande faiblesse et il eut de fréquents évanouissements; il mourut au bout de quarante-huit heures. L'observation, il est vrai, manque de détails propres à faire décider si la mort fut l'effet même de l'absorption du poison. Mais sur la peau d'un enfant, des frictions émétisées, faites avec trop peu de précaution, ne sont-elles pas d'un grave danger?

---

(1) *Bulletin des sciences médicales*, t. XVII, p. 243. — CHRISTISON, *on Poisons*, p. 480; édit. de 1845.

(2) TAYLOR's *Medical jurisprudence*, 205 *from casper's Wochenschrift*. — CHRISTISON, *on Poisons*, p. 480; édit. de 1845.

(3) *Lond. med. Rep.*, t. XVI, p. 357. — CHRISTISON, *on Poisons*, p. 483; édit. de 1845.

Rapprocherai-je de ces faits, l'observation suivante qu'a rapportée M. Serres :

« M. R***, âgé de quarante-trois ans, résolu de se
détruire, fut demander de l'arsenic chez divers pharmaciens qui le lui refusèrent : sans changer de résolution, il se détermina à s'empoisonner avec l'émétique. Quand il en eut rassemblé environ $1\frac{1}{2}$ gramme,
pris dans diverses boutiques, il entra dans un café,
demanda un verre d'eau sucrée, et fit dissoudre
cette quantité d'émétique dans le tiers du liquide
qu'il avala. Il sortit aussitôt du café; mais à peine
avait-il fait vingt pas, qu'il sentit une chaleur brûlante à la région épigastrique, accompagnée de mouvements convulsifs et de perte de connaissance; on
le transporta, dans cet état, à l'Hôtel-Dieu, dix minutes environ après l'accident. Revenu un peu à
lui-même, il fit écarter les assistants et avoua à la re-
ligieuse de la salle et à moi qu'il s'était empoisonné
avec l'émétique; nous lui fîmes donner aussitôt trois
pots d'une forte décoction de quinquina qu'il but
dans l'espace d'une heure et demie environ. Il est à
remarquer qu'au moment de son arrivée, la peau
était froide et gluante à la tête et aux extrémités, la
respiration un peu courte, le pouls petit et concentré, la région épigastrique un peu gonflée et douloureuse; il y avait un hoquet assez fréquent, mais
point de vomissements. La plupart de ces symptômes
diminuèrent d'intensité dès les premiers verres de
décoction de quinquina qu'il but; deux heures après,
il fut à la selle copieusement, il y fut cinq fois dans
l'espace de trois heures; il sua ensuite considérable-

ment et changea deux ou trois fois de chemise. Il
continua la nuit une faible décoction de quinquina
unie aux mucilagineux : néanmoins, le lendemain
il y eut plusieurs vomissements dans la matinée; il
succéda une gastrite qui dura plusieurs jours. Un
mois après, il éprouvait encore de loin en loin des
picotements dans la région épigastrique.

» Ce fait offre deux choses remarquables : 1° l'absence du vomissement après avoir pris une si grande
quantité d'émétique; 2° l'espèce de dévoiement qui
se manifesta après l'action de la décoction de quinquina. Cet effet ressemble beaucoup à celui que
produit le *bolus ad quartanas,* qui, comme on sait,
est un mélange d'émétique et de quinquina. Cette
combinaison se serait-elle faite dans l'estomac? Tout
porte à le croire. »

Dans l'observation due à M. Serres, la dose d'é-
métique avalée a été plus considérable que dans les
cas précédents. Mais, que l'on fasse une remarque :
Les vomissements ont manqué, l'absorption a produit ses premiers effets, *peau froide et gluante,*
respiration courte, pouls petit et concentré, hoquet
assez fréquent; sans l'intervention si heureuse du
traitement, la mort n'était-elle pas imminente?

II. — *Signes de l'empoisonnement par l'anti-moine.*

Après les détails dans lesquels je suis entré au
sujet des signes propres à l'empoisonnement par
l'arsenic, dois-je insister sur ceux qui appartiennent

à l'empoisonnement par les préparations d'antimoine? Il me semble, tant il y a de rapports entre les deux sortes d'empoisonnement. qu'il me suffira d'en signaler les différences les plus tranchées.

A faibles doses, les préparations stibiées ont un goût styptique et nauséabond que n'ont pas les préparations arsenicales. A doses fortes, elles font naître dans la gorge et dans l'estomac un sentiment de chaleur et de brûlure au moins aussi vif que les préparations arsenicales.

En général, l'émétique détermine plus immédiatement le vomissement et les selles que l'acide arsénieux. Il est plus soluble, plus promptement absorbé; il agit, par conséquent. en un temps plus court.

Dans le tube digestif, les matières minérales peuvent se sulfurer. Les déjections. à la suite de l'empoisonnement par l'acide arsénieux, sont assez souvent de couleur jaune; celles qui suivent un empoisonnement par l'émétique peuvent offrir la teinte orangée ou noire des sulfures d'antimoine.

Une remarque qui doit être consignée ici, c'est que, dans les cas d'empoisonnements par l'antimoine que j'ai été dans la nécessité de provoquer sur les animaux, j'ai toujours été frappé de l'horrible fétidité des excrétions de ces animaux, comparativement à ce qui a lieu dans les cas d'empoisonnement par d'autres matières, et en particulier par l'arsenic. Il est probable que ce signe. bien qu'il n'ait jamais été signalé. ne manquerait pas sur l'homme. Il est de telle nature, que je n'hésiterais presque pas à dire

qu'il devrait à lui seul faire soupçonner un empoisonnement par une préparation antimoniale.

L'oppression des forces, la faiblesse et l'irrégularité du pouls, le froid des extrémités et de tout le
corps même, sont d'autres signes de cet empoisonnement, mais qui lui sont communs avec les empoisonnements par les composés minéraux en général,
et par l'arsenic en particulier.

Il en est de même de la soif. Mais ici, comme dans
l'empoisonnement par l'arsenic, ce phénomène ne
se surajoute pas à celui de la rareté ou de la suppression de l'urine. Tout, au contraire, dans l'empoisonnement par les préparations d'antimoine, le
cours des urines reste libre, et le liquide rénal
entraîne avec abondance l'antimoine. Ce sont là des
différences aussi précises que rigoureuses, et qui
sont propres à éclairer le diagnostic médical.

Ajouterai-je que les paralysies, les lividités, les
pétéchies, les taches de la peau, sont encore des caractères propres à faire reconnaître cette espèce d'empoisonnement. J'ai dit d'une manière générale que
ces signes sont l'annonce d'une sorte de décomposition
ou de mort partielle et anticipée. Il suffit de savoir
que le poison tue en quelque sorte graduellement,
pour s'expliquer ces phénomènes qui rentrent essentiellement dans l'ordre physiologique.

L'empoisonnement par les préparations antimoniales peut avoir lieu par toutes les voies ouvertes à
l'absorption; il peut offrir les mêmes anomalies
d'effets ou de symptômes que j'ai signalées au sujet
de l'empoisonnement par l'arsenic; je n'ai donc pas

à revenir sur ce sujet. Deux des observations que
j'ai rapportées plus haut (p. 40 et 45) sont une
preuve que l'émétique peut donner lieu à des phénomènes toxiques, sans déterminer de vomissements.

III. — *Altérations pathologiques sur le cadavre.*

J'ai encore à renvoyer ici à ce que j'ai dit au sujet
de l'arsenic. Ingérées à fortes doses, les préparations
d'antimoine produisent, dans le tube digestif, des
désordres pathologiques graves, des érosions, des
phlogoses, des ulcérations, des escharres, et jusqu'à
la gangrène (*voyez* les observations relatées plus
haut). A petites doses, au contraire, elles peuvent
entrainer les accidents les plus redoutables, et même
la mort, sans laisser après elles de traces matérielles
de leur passage. Quelquefois cependant, dans ces cas,
on a observé des congestions, des suffusions sanguines
dans quelques organes, et spécialement dans les poumons : mais de telles coïncidences que conclure ?
Est-il besoin de le répéter? Ce n'est pas la lésion locale, quand elle n'est pas extrèmement grave, qui
est la cause essentielle de la mort, c'est la pénétration du poison dans l'organisme vivant, c'est l'altération du sang par un agent qui le dénature, en altère
les propriétés plastiques. Remarquez l'abaissement
de température pendant la vie ; ce phénomène est dû
à un défaut d'hématose : remarquez la fluidité du sang
après la mort, l'extrème fétidité des parties solides :
tous ces effets se lient, ils tiennent à l'obstacle apporté par la présence du corps étranger à l'entretien

II.   4

des fonctions vitales; ils tiennent à un commencement de décomposition, à une sorte de putréfaction anticipée de la matière animée, tout à l'heure assimilable, et qui, extemporanément pour ainsi dire, a cessé de l'être.

CHAPITRE III.

Applications physiologiques et thérapeutiques; traitement de l'empoisonnement par l'antimoine; contre-poisons.

L'emploi de l'antimoine en médecine a eu les plus grandes vicissitudes. Les anciens, d'après ce que dit Dioscoride, n'en ont fait usage qu'à l'extérieur. « Il possède, dit cet auteur, les propriétés de resserrer, d'astreindre et de refroidir la peau, de réprimer les chairs fongueuses, de cicatriser les ulcères, de nettoyer ou de purger les saletés et les ulcérations des yeux (1). »

Avicenne, le premier, en a fait un agent de médication interne. Il l'a employé contre l'épilepsie ou le mal caduc.

« L'antimoine est le remède du mal caduc, dit Paracelse.... Et cette invention est la doctrine d'Avicenne lui-même.... Et cette invention, qui la dédai-

______

(1) Pedanii Dioscoridis anazarbei De materiâ medicâ libri quinque; t. I, p. 763; *Lipsiæ*, 1829. « Stibium optimum est splendidissimum et radians, dum frangitur, glebosum, nihil terreni aut sordidi habens et fractu facile. Hoc nonnulli stibi, alii platyophthalmon, larbason alii, aut muliebre et chalcedonium vocant. Vis ejus est cutem obducendi, astringendi, refrigerandi, carnes luxuriantes coërcendi, ulcera ad cicatricem perducendi, sordes et ulcera oculorum expurgandi... »

gnera? qui la rejettera? Sera-ce parce qu'il n'en est
pas fait mention dans les livres, parce qu'elle n'a
pas été chantée par la lyre de Galien?... Voici la manière de l'employer : Avant le paroxysme. 9 grains ;
pendant le paroxysme. 18 grains ; après le paroxysme.
9 grains. On répétera la dose tant qu'il sera besoin, jusqu'au troisième paroxysme, qui sera le
dernier (1). » Paracelse vante l'antimoine contre
l'ictère, et lui attribue, d'ailleurs, bien d'autres
propriétés merveilleuses : il restaure et renouvelle
merveilleusement les forces et les facultés du corps.
dit-il ; *restaurat enim et renovat universas in cor-
pore vires et facultates mirificè.*

Basile Valentin, l'auteur du *Char triomphal de
l'antimoine,* a renchéri sur Paracelse et sur tous ses
devanciers. C'est dans les écrits de cet auteur qu'on
trouve l'antimoine usité sous mille formes, à l'état
de poudre et de verre (antimoine métallique et sulfure d'antimoine), sous forme de fleurs ou de sublimé (oxydes d'antimoine), en dissolution ou en
mélange dans les huiles, le vin ou les esprits, et

---

(1) Aureoli Philippi Theophrasti Paracelsi Bombast ab Hohen-
heim, medici et philosophi celeberrimi chimicorumque principis
Opera omnia medico-chemico-chirurgica, tribus voluminibus com-
prehensa; Genevæ, MDCLIIX; t. I, paragraphus vi, p. 673. — *Antimonium caduci remedium.... Et inventio hæc pluris non sit universa
ipsius Avicennæ doctrina.... Et talem inventionem quis aspernetur ?
quis rejiciat ? ob id scilicet quia in libris ac lyra galenica non con-
tinetur ?... Ordo ejus hic est ut grana novem ante paroxysmum præ-
beantur, in medio autem paroxysmo grana octodecim in os ingeruntur
quacumque arte possunt, et post horam unam à somno iterùm novem
grana. Id repetatur quoties opus est usque ad paroxysmum tertium, qui
postremus est.*

prenant alors les noms de *teintures*, d'*élixirs*, de *baumes* ou de *vulnéraires* d'antimoine (1).

Quelle importance n'attachait-on pas à cette multiplicité, à cette variété des préparations d'antimoine? Écoutons le Dr Lamy, dont l'opinion savante représente celle des médecins de son temps : « Toutes les préparations de l'antimoine tendent à développer et augmenter sa vertu vomitive et purgative, ou à l'assoupir et le rendre diaphorétique; et ainsi l'antimoine préparé est vomitif et purgatif, ou seulement diaphorétique (2). » Et l'auteur, après avoir énuméré les divers composés d'antimoine, disserte sur les propriétés qu'il attribue avant tout au métal, puis au soufre, aux sels, au nitre, etc., qui entrent en combinaison avec lui.

Viennent les temps, on ira plus loin encore : on dira non-seulement que les diverses préparations d'antimoine ont des vertus spéciales, mais que ces vertus sont portées au plus haut degré quand le médicament est administré sans crainte et hors de mesure. Et ici, je ne touche pas encore à notre époque. Dès la seconde moitié du xviiie siècle, on traite la pleurésie et la pneumonie par les préparations stibiées à très-hautes doses.

---

(1) Theodori Kerkringii doct. med. *Commentarius in Currum triumphalem antimonii* Basilii Valentini; *Amstelodami*, MDCLXXI, passim.

(2) Lamy, *Dissertation sur l'antimoine*; Paris, 1682, p. 16. Je cite honorablement le Dr Lamy dont l'œuvre se distingue de celles d'Eusèbe Renaudot : *L'antimoine justifié et l'antimoine triomphant*; de Chartier: *La science du plomb sacré des sages,* et de tant d'autres dont les épigrammes de Guy-Patin ont fait justice.

On trouve des traces très-évidentes de cette pratique dans un formulaire des hôpitaux de 1764, dans
les *Annales de médecine* de Montpellier (1), dans
diverses dissertations des professeurs Brendel et
Stender, de Gœttingue. N'était-ce là qu'une suite
ou une exagération de la pratique de Stoll et de
Rivière, qui, comme on le sait, opposaient avec
quelque hardiesse l'émétique aux pleurésies et aux
pneumonies dites bilieuses : ou bien était-ce déjà le
prélude ou l'essai de la méthode qui devait illustrer
Rasori? Je n'élève pas ici une question de priorité,
je suis les temps pour y voir poindre les doctrines
physiologiques en vogue de nos jours.

Pour Rasori et les médecins qui ont suivi les traces de ce grand maître, certaines maladies, et spécialement les affections dites *inflammatoires* (pleurésie, pneumonie, etc.), sont le résultat de diathèses
qui impliquent un excès de *stimulus*. Il est des médicaments (l'antimoine est le premier rangé dans
cette catégorie) qui sont spécialement appropriés à
combattre ou à détruire ces effets, à neutraliser ces
diathèses. Ces médicaments, à cause de cette propriété, sont appelés, d'un terme générique, *contro-
stimulants*. Mais, selon la nature des diathèses, ou
plutôt, selon la nature des tissus affectés, il y a des
contro-stimulants spéciaux applicables de préférence
aux maladies de tel ou tel système. Ainsi, pour les
partisans de la doctrine italienne, il est des contro-

stimulants vasculaires, cardiaques, céphaliques,
entériques, etc.

Toute pneumonie ou pleurésie essentiellement
sthénique s'accommode de l'action des préparations
antimoniales employées jusqu'à des doses énormes,
en rapport, en un mot, avec l'intensité de la soi-disant diathèse. Ces préparations agissent comme la
saignée, non par une action similaire pourtant, car
la saignée et le tartre stibié se nuisent parfois ou se
contre-indiquent réciproquement; mais l'une comme
l'autre médication a pour effet médiat d'éteindre
ou de soustraire la cause du mal, le *stimulus*. « On
peut trouver dans la quantité du tartre émétique
tolérée par les malades, une mesure exacte du degré
actuel du mal ou de la diathèse, » ont écrit Rasori
et Tommasini.

La saignée enlève-t-elle directement le fluide
chargé du principe ou de l'agent propre du stimulus, tandis que les préparations antimoniales le mo-
difient ou le neutralisent? On ne saurait le dire, et
Rasori, non plus que ses successeurs, n'ont pu se
prononcer ou s'entendre sur ce point. Ils ont lon-
guement traité la question pourtant; ils ont cherché
à enchaîner théoriquement tous les phénomènes
physiologiques ou pathologiques, soit en les rapportant à des actions physico-chimiques, soit en les rattachant aux lois du vitalisme. Mais le fait empirique
a eu plus de valeur que tous les raisonnements; il
est resté acquis à la médecine, tandis que les explications systématiques n'ont entraîné que quelques
sectaires ou théoriciens quand même. Aussi briève-

ment que possible, voici les idées des hommes les plus avancés dans la doctrine italienne, telle que le temps nous l'a faite : « Les phénomènes qui se présentent le plus souvent après l'administration du tartre stibié, savoir : la pâleur, le froid, la sueur et l'abondance des sécrétions séreuses et muqueuses, porteraient à faire croire que les extrémités capillaires artérielles sont les parties qui en ressentent de préférence l'action, et qu'ainsi on devrait, à bon droit, le placer parmi les hyposthénisants vasculo-artériels.

» Il devient cependant, par la suite, hyposthénisant général, lorsque la dose en est très-élevée. Telle est l'action primitive et intrinsèque du tartre stibié. Tous ses effets se rattachent à ce principe, et quoiqu'ils paraissent diversifier dans l'économie animale, on peut très-bien les expliquer par cette manière de voir....

» Le froid, la pâleur, dépendent évidemment de la lenteur de la circulation du sang à la périphérie du corps. On sait, en effet, que c'est le sang, poussé par le cœur, qui colore les joues et répand la chaleur animale à toutes les parties. La substance hyposthénisante réprimant l'action de la circulation, doit donc faire diminuer en même temps la chaleur des extrémités et la rougeur du derme....

» La sueur est aussi un des effets les plus fréquents du tartre émétique, lorsqu'il est pris à petites doses (1). »

_____

(1) G. A. Giacomini, *Traité philosophique et expérimental de matière médicale et de thérapeutique* : traduit de l'italien par MM. Mojon et Roonella, p. 173. Paris, 1840.

Je n'irai pas plus loin dans ces citations : c'est aux physiologistes et aux pathologistes praticiens à décider si ces théories assez vagues sont de celles qui conduisent la médecine dans la voie du progrès.

Pour Broussais et son école, on devait s'y attendre, les préparations d'antimoine ne sont que des révulsifs, des révulsifs plus actifs que les vésicatoires et que les sinapismes, parce qu'ils agissent sur une plus grande surface, et que, de plus, ils provoquent d'abondantes sécrétions viscérales.

Pour l'école dite française, l'émétique n'est pas autrement efficace contre la pneumonie que tout autre vomitif ou purgatif. Il a pour effet, par son action évacuante, de débarrasser les premières voies, de faciliter la circulation dans les vaisseaux abdominaux, de diminuer proportionnellement la pléthore relative à la poitrine, et conséquemment les accidents pathologiques qui se produisent dans l'appareil respiratoire.

Pour quelques praticiens expérimentateurs, parmi lesquels je nommerai MM. Tealier, Trousseau et Pidoux, le tartre stibié aurait une action toxique propre, action qui s'exercerait sur le cœur et les poumons par l'intermédiaire du système nerveux, absolument comme la digitale ralentit les mouvements de la circulation, ou comme l'opium les accélère ; ou bien encore, et c'est là l'opinion de M. Peschier, le tartre stibié serait un obstacle à l'action digestive, à la chylification, à l'hématose, d'où l'apaisement des mouvements fluxionnaires de la poitrine.

Qu'on accepte ou qu'on rejette ces explications; que l'on suppose encore qu'en général les préparations à base métallique agissent en enlevant au sang l'agent principal de la calorification, l'oxygène; il était des expériences directes à tenter pour savoir ce que devenait l'antimoine dans l'organisme, pour décider s'il agissait par simple contact sur les tissus, ou par suite d'une absorption qui le transportait dans le torrent circulatoire. Ces expériences, qui réclamaient l'intervention de la chimie, ont été lentes à se produire; mais aujourd'hui, enfin, elles ne font plus défaut à la science.

M. Magendie, l'un de nos premiers physiologistes expérimentateurs, était entré dans la voie en 1813, à l'époque même où la lutte était le plus vivement engagée entre les partisans et les adversaires de la doctrine du contro-stimulisme de Rasori (1). Par des expériences faites en assez grand nombre sur les animaux, M. Magendie arrive à ces conclusions :

« 1°. Que l'émétique, donné à forte dose, peut causer des accidents très-graves, et même la mort; que si, dans certains cas assez fréquents, les hommes et les animaux avalent sans de graves inconvénients de très-fortes doses d'émétique, cela tient à ce que ce sel est rejeté en totalité dès les premiers efforts de vomissement :

---

1 MAGENDIE. Mémoire sur l'influence de l'émétique, lu à la première classe de l'Institut (Académie des Sciences) le 23 août 1813. Les premières observations de Rasori datent de 1799, mais la doctrine n'a été promulguée et répandue que dix ans plus tard.

» 2°. Que l'action délétère de l'émétique se manifeste particulièrement sur le tissu pulmonaire, et la
membrane muqueuse qui tapisse le canal intestinal,
depuis le cardia jusqu'à l'extrémité inférieure du
rectum ;

» 3°. Que dans le cas où l'émétique cause la mort,
il ne paraît pas que cela doive être attribué exclusivement à l'action directe du sel sur le viscère ; qu'il
est présumable, au contraire, que les effets nuisi-
bles sont produits après l'absorption du sel, et son
transport dans le torrent de la circulation. »

En Angleterre, Brodie, vers la même époque,
était arrivé à des conclusions analogues ou semblables. Il avait annoncé, en outre, et assez formellement, que l'émétique peut tuer sans laisser les moindres altérations dans les organes ; d'où la présomption,
sinon la preuve, que le tartre stibié agit par suite
de l'absorption en exerçant une action sédative sur le
cœur et le cerveau (1).

D'un autre côté, dans ses belles recherches relatives
aux alliages de potassium et d'antimoine, recherches qui ont profité à la pharmacie et à la médecine,
Sérulas, en 1820, a montré que non-seulement les
antimoines ordinaires du commerce, mais que les
préparations stibiées les plus épurées de nos offici-
nes, contenaient habituellement des proportions no-

---

(1) Exp. and observ. on the action of poison on the animal sys-
tem. *Philos. Trans.* for 1812 ; t. CII, p. 205. La même opinion avait
déjà été émise, mais vaguement et sans preuves à l'appui, par
divers auteurs

tables d'arsenic. Ainsi l'antimoine du commerce en contenait, terme moyen, un 50ᵉ; le sulfure un 20ᵉ; le soufre doré et le kermès un 600ᵉ; l'émétique, selon le procédé employé pour le préparer, des proportions plus ou moins sensibles. D'où cette conséquence, à laquelle on ne s'est peut-être point assez arrêté, que dans la pratique vulgaire, dans celle des anciens surtout, et jusqu'en 1820 inclusivement, on avait administré sans le savoir, conjointement avec l'antimoine, un métal plus dangereux ou plus essentiellement toxique, l'arsenic, qui avait dû ajouter son action propre aux effets du médicament. Ce mélange fatal, et si longtemps méconnu, aurait-il été la cause ou l'une des causes au moins qui auraient concouru à prolonger les vives controverses relatives à l'action médicatrice ou toxique des préparations stibiées? Il est curieux de trouver des arguments en faveur de cette opinion dans les écrits des auteurs qui ont le plus vanté les vertus de l'antimoine.

Paracelse redoute ce qu'il appelle *l'esprit* de l'antimoine (1): « Itaque si venenum antimonii assumitur, tussis arida et sicca oritur, et punctiones laterum, et dolores capitis, suppressio sedum seu exsiccatio, apostemata splenis, ardor sanguinis, scabies et fœtiditas cutis siccatæ, icteritia flana. In quibus hæc signa apparent, indicant spiritum antimonii, ex prædictis mineralibus illapsum esse (*op. cit.*). »

Ces paroles sont-elles assez claires?

---

(1) Par ce mot *esprit* les anciens entendaient les parties volatiles des corps ou ce qui échappait à leur analyse.

« Il est différents genres d'antimoine, dit Basile Valentin, *antimonii varia genera*..., que l'ami de notre art, l'expérimentateur sincère des propriétés de l'antimoine, n'ignore pas qu'il y a deux sortes d'antimoine bien distinctes : l'une, belle, pure, ayant en quelque sorte les propriétés de l'or (panacée), et qui contient du mercure ; l'autre, mêlée de soufre, hostile à l'or...; l'une plus propre que l'autre aux usages de la médecine et de l'alchimie.

» Il importe donc de distinguer dans l'antimoine ce qu'il y a de mauvais et ce qu'il y a de bon, ce qui est le médicament, ce qui est le poison... (poison contre lequel les inhabiles ont élevé inhabilement la voix)...; car il est un antimoine fixe et un antimoine volatil : le premier, fixe, qui est dépouillé de venin ; le second, volatil, qui n'en est pas exempt (1). »

« Il est des exemples, dit Frédéric Hoffmann, où du verre d'antimoine ingéré en substance, alors surtout que les premières voies sont sujettes aux spasmes, a donné la mort en quelques heures absolument comme l'arsenic, en déterminant tous les

---

(1) Theodori Kerkringii *Commentarius in Currum triumphalem antimonii* Basilii Valentini, p. 37 et seq. Sciat etiam benevolus et syncerus artis spectator antimonii duo esse genera multum inter se distincta : alterum est pulchrum, purum, aureæque cujusdam proprietatis, idque plurimum habet mercurii ; alterum quod sulphuris habet plurimum, nec auro est adeo amicum... ideo que alterum altero aptius est ad usum tam medicinæ quam alchymiæ... quà cognità indubitatum potes ferre judicium, quid in eo malum, quid bonum sit, quid medicina, quid venenum... (venenositas adversus quam imperiti imperitè voces suas tollunt)... Nam, est volatile item et fixum ; volatile ejus non est expers veneni...

signes ou symptômes qui accompagnent l'ingestion du poison (1). »

Le Dr Lamy dit à son tour : « Les ennemis de l'antimoine l'ont encor blasmé de ce qu'il contient des esprits arsénicaux ; mais je croy que ces esprits sont du nombre de ceux qui reviennent la nuit, que je n'ay jamais pu voir, quelque recherche que j'en aye faite (2). »

Il n'est pas jusqu'à Guy-Patin qui n'ait rappelé que les médecins de son temps exigaient que l'antimoine *fût bien préparé* (3).

Morgagni, enfin, a écrit textuellement : « Je n'ignore pas qu'il se soit rencontré des hommes très-illustres qui aient prétendu qu'il existe dans l'antimoine des particules arsenicales, bien que la démonstration n'en ait pas été faite (4). »

Que signifieraient tous ces doutes, qu'indiqueraient toutes ces réserves, si réellement les praticiens n'avaient pas vu produire aux préparations stibiées des effets essentiellement toxiques ?

---

(1) Cognita nobis sunt aliquot exempla, ubi vitrum antimonii in substantiâ propinatum, præsertim, cum jam prima regio spasmis obnoxia fuit, non secùs ac arsenicum intra aliquot horas mortem intulit, præcedentibus omnibus signis ac symptomatibus quæ propinatum venenum indicant et sequuntur. FRID. HOFFMANN *Opera omnia,* pars II, cap. 2, p. 196, anno 1761.

(2) Ouv. cité, p. 165. Cette dénégation du Dr Lamy n'est point contraire à mon assertion, puisque, comme il l'exigeait, la chimie a fini par mettre en évidence l'existence *matérielle* de l'arsenic dans les préparations pharmaceutiques d'antimoine.

(3) Lettres de Guy-Patin, L. CXXIV, p. 209, édit. de M. Reveillé-Parise, 1846).

(4) MORGAGNI, *Op. cit.*, t. VII, p. 571.

Les auteurs anciens ont noté la suppression d'urine à la suite de l'administration des préparations stibiées. N'est-ce pas là un effet de l'arsenic plutôt que de l'antimoine? On a constaté de nos jours que les préparations stibiées étaient mal tolérées dans l'enfance, comparativement aux autres âges. N'est-ce pas l'indice que l'absorption étant plus active, la saturation de l'économie par l'antimoine est d'autant plus prompte? Absorption, élimination, voilà, je le crois, les deux termes essentiels de l'action des substances médicatrices ou toxiques? La tolérance est subordonnée au juste équilibre maintenu entre elles. Mais, selon la nature de la substance, selon l'énergie avec laquelle l'économie résiste à l'absorption ou subvient à l'élimination, les effets physiologiques ou pathologiques diffèrent : ici, ils ne dépassent pas les effets critiques d'une médication; là, ils sont portés jusqu'à l'intoxication. M. Magendie a vu et parfaitement établi que 4 grains d'émétique injectés d'un seul coup dans les veines d'un chien, le font périr; tandis que si la même quantité n'est injectée que par fractions de 2 grains en 2 grains, dans l'intervalle de vingt-quatre heures, l'animal résiste et guérit. Nos expériences ont confirmé ce fait; elles ont montré, en outre, que, quelle que soit la voie par laquelle on fait arriver intégralement et rapidement le poison dans l'organisme (les veines ou la peau), la dose propre à donner la mort est rigoureusement la même. Il suit de là, et l'étude de chaque poison confirmera le fait, il suit de là, dis-je, que c'est la portion absorbée du poison, celle qui reste dans l'économie, qu'il faut regarder comme la portion essentiellement active, celle qui, par une action de présence analogue aux actions de présence de la chimie, modifie, trouble ou suspend les actes organiques, les actes de la chimie vivante, si cette expression doit aider à me faire mieux comprendre.

La condition première de cette absorption ou pénétration d'une substance étrangère dans l'économie, c'est que cette matière soit primitivement ou puisse secondairement, au contact des fluides organiques, devenir soluble. Les auteurs ont signalé, comme à l'envi, qu'on peut porter jusqu'à 60, 80 grains et au delà, la dose du kermès, sans provoquer d'effets graves, d'effets d'intoxication ou d'absorption (1). Un tel fait est si bien d'accord avec les lois générales de la physiologie, qu'il serait superflu d'y insister.

S'il est non moins bien acquis par l'expérience que les préparations solubles d'antimoine sont, comparativement aux composés solubles d'arsenic, très-facilement éliminées par les reins et par les autres voies d'élimination, on s'expliquera comment l'antimoine est plus approprié au rôle de médicament, tandis que l'arsenic a plus de renommée comme poison. On se dira donc d'abord que, quant à l'action locale ou de contact, et aussi quant à la rapidité de

---

(1) M. Rayer, en particulier, a noté ce fait, art. ANTIMOINE du *Dict. de médecine et de chirurgie pratiques*, t. III, p. 50.

son passage dans les divers émonctoires de l'organisme, l'antimoine agit ou peut agir comme dérivatif d'autant plus puissant qu'il exerce cette action sur une grande surface de l'économie; en second lieu, que, comme agent chimique, il produit sans doute une modification assez profonde dans les actes de l'organisme, car après l'absorption à dose suffisante, il amène le ralentissement ou l'affaiblissement du pouls, l'abaissement de la température, une lassitude ou prostration plus ou moins profonde, etc.

A quels mouvements ou à quelles *réactions* organiques se lie ou se subordonne cette modification physiologique? On la constate comme on constate que le quinquina guérit la fièvre intermittente, ou que l'opium fait dormir; mais là se borne aujourd'hui notre savoir, et il est possible qu'il ne puisse pas aller plus loin. En réalité, faut-il demander plus aux sciences d'observation? Des faits et des inductions logiques, voilà leur domaine.

Or, pour le toxicologiste, s'il est reconnu, démontré, et le doute n'est plus permis à cet égard, que les préparations d'antimoine ont une action d'autant plus redoutable et plus toxique qu'elles sont plus solubles, et qu'elles pénètrent et s'accumulent plus promptement dans l'économie par suite de l'absorption, il doit paraître évident que les indications thérapeutiques à remplir dans un cas d'intoxication imminente, sont les suivantes :

1°. Neutraliser la matière toxique ou la faire passer de l'état soluble à l'état insoluble;

2°. Mettre obstacle à l'absorption;

3°. Favoriser l'évacuation directe ou l'élimination du poison.

Pour neutraliser les composés d'antimoine ou les faire passer de l'état soluble à l'état insoluble, il faut sans retard, d'après les données chimiques que nous avons exposées, administrer :

Les décoctions de plantes astringentes, de quinquina, d'écorce de chêne, de tamarin :

Ou, à leur défaut :

Les eaux calcaires ou hydrosulfureuses :

Ou bien encore :

Le lait et la limonade.

Pour mettre obstacle à l'absorption, il faut employer les mucilages, les savons, les huiles, les poudres inertes, telles que le charbon, la magnésie, la silice, le sucre même (1).

En outre, tant qu'il est à croire qu'il existe une préparation antimoniale dans le tube digestif, il faut en provoquer l'expulsion par les éméto-cathartiques et par les moyens mécaniques, tels que l'ipécacuanha, le titillement de la luette, l'emploi de la pompe gastrique.

Dans les premiers moments, ou tant que le corps toxique est dans les premières voies, il faut s'abstenir d'administrer du vin, des spiritueux, des acides organiques qui, comme on l'a vu, ont la propriété de dissoudre les composés d'antimoine en les transformant en sel double à base d'antimoine et de potasse.

---

(1) Le sucre forme, avec les liquides de l'estomac et des intestins, un sirop qui enveloppe les matières toxiques

Est-il venu un état d'abattement ou de prostration, le refroidissement de la peau et des extrémités,
la petitesse du pouls, le ralentissement de la respiration; les toniques et les cordiaux sont indiqués,
non moins que les diurétiques et les sudorifiques.
Il faut soutenir ou relever les forces de l'économie
sans cesser de provoquer par toutes les voies l'issue
du poison.

Le quinquina en poudre a ce double effet, d'agir
comme neutralisant chimique et comme tonique.
C'est le médicament par excellence contre l'empoisonnement par l'émétique, selon la remarque qu'en
a faite M. Serres. Il doit former avec ce sel, dans
l'estomac, un composé analogue au *bolus ad quar-*
tanam, et agir en provoquant des évacuations alvines. A défaut de quinquina en poudre, on pourrait recourir au sulfate de quinine ou à la quinine
même.

Dans le cas où l'on aurait à combattre les effets
locaux ou d'irritation du tube digestif, on conçoit
que ce n'est plus aux toniques qu'il faudrait s'adres-
ser, mais aux adoucissants et aux antiphlogistiques. Il arrive qu'à la suite de l'administration des
préparations antimoniales comme médicaments, il
se manifeste des irritations intestinales assez opiniâtres. Contre ces accidents, le régime lacté, les
adoucissants en général sont les moyens à prescrire.

D'après les observations recueillies par M. Millon,
l'antimoine peut séjourner dans l'économie, y produire des accidents ayant pour point de départ un
organe profond. En telle occurrence, il faudrait re-

monter à la cause de la maladie et agir en vue de
cette cause, c'est-à-dire insister sur les moyens
propres à chasser l'antimoine de l'économie. La médication diurétique serait ici sans doute la plus efficace.

CHAPITRE IV.

Applications médico-légales : Recherches chimiques de l'antimoine
avant ou après l'inhumation.

Ici, comme au sujet de l'arsenic, comme à l'occasion de la recherche chimique d'un poison quelconque, on rencontre cette alternative : ou les matières
à analyser et dans lesquelles on soupçonne la présence d'un composé d'antimoine, contiennent l'élément toxique à l'état de dissolution ou de mélange
avec des matières minérales : ou elles le renferment
uni, mêlé ou combiné avec des matières organiques,
végétales ou animales.

Dans le premier cas, le problème est si simple,
qu'il suffit de le poser. Le chimiste aura présentes à
l'esprit toutes les réactions propres à faire reconnaître
l'antimoine. Je vais les rappeler succinctement :

Le métal est précipité de ses dissolutions salines :

En blanc (oxyde d'antimoine hydraté), par les
alcalis, potasse, soude, ammoniaque ;

En blanc (tannate insoluble de protoxyde d'antimoine), par l'acide tannique ;

En jaune-orangé (sulfure d'antimoine), par l'a-
cide sulfhydrique ou le sulfhydrate d'ammoniaque.
La couleur de ce précipité est un des caractères sail-

lants de l'antimoine. On n'oubliera pas toutefois que le sulfure d'antimoine est soluble dans un excès d'acide sulfhydrique, et surtout de sulfhydrate d'ammoniaque. Il pourra donc être important, pour bien saisir ce caractère, ou d'attendre, ou de provoquer même par la chaleur, le dégagement de l'excès du réactif.

L'antimoine est, en outre, précipité de ses dissolutions à l'état de poudre noire, par des lames d'étain, de zinc ou de fer.

Mais c'est surtout au moyen de l'appareil de Marsh que l'on pourra trouver et reconnaître les plus faibles proportions d'un composé d'antimoine dans un liquide. Toute préparation antimoniale soluble, en effet, est transformée, dans l'appareil de Marsh, en hydrogène antimonié qui, de même que l'hydrogène arsénié, est décomposé par la chaleur ou divers agents de réduction, tels que le chlore, le nitrate d'argent, le chlorure d'or (voyez *Appareil de Marsh*, tome Ier, art. Ier, chap. iv).

Dans le second cas, quelles que soient les matières organiques enveloppant ou masquant le composé antimonial, il faut les détruire ou les brûler pour en séparer ensuite, par voie de dissolution, le corps cherché, et le soumettre aux réactions ci-dessus-indiquées. Pour ce cas complexe, il a été proposé divers procédés d'analyse que nous ferons successivement connaître, pour montrer, en suivant les progrès de la science, à quelle rigueur est parvenue, en fait de poisons minéraux, la chimie toxicologique.

Naguère, quand il s'agissait de rechercher l'anti-

moine dans un liquide, ou, en général, dans des
matières de composition organique, tels que le vin,
la bière, le lait, le thé, des produits, partie liquide,
partie solide, de vomissements, de sécrétions ou
d'excrétions animales, etc., on donnait pour précepte, si le liquide était suffisamment limpide, d'y
faire passer immédiatement un courant d'hydrogène
sulfuré; s'il était trouble ou coloré, au contraire,
d'y ajouter préalablement soit de l'eau distillée, soit
un acide, de chauffer, de filtrer, et de faire passer
dans la liqueur le courant de gaz. De la sorte, disait-
on, l'antimoine était entraîné à l'état de sulfure de
couleur orange, *facile à reconnaître*.

Faites l'épreuve, dirai-je à ceux qui auraient
confiance encore dans un tel précepte pour l'avoir
vu recommandé dans tous les livres, et vous jugerez
quelle quantité d'antimoine il serait ainsi possible
de reconnaître sûrement. Cette quantité excéderait,
et de beaucoup, les petites proportions qu'il s'agit
de saisir dans les cas d'empoisonnement.

Le Dr Turner, d'Édimbourg, a tenté de régulariser et de perfectionner un tel procédé. Voici sa
méthode : Ajouter aux matières suspectes, si elles ne
sont pas suffisamment liquides, de l'eau distillée;
les aciduler avec l'acide chlorhydrique et l'acide tartrique, le premier acide devant avoir pour effet de
précipiter ou de coaguler une partie des matières
organiques, le second, au contraire, de rendre solubles les préparations stibiées en général, et spécialement celles qui pourraient être entrées en combinaison avec les matières organiques; filtrer; faire

traverser la liqueur par un courant de gaz hydrogène sulfuré; recueillir le précipité formé qui doit être *rouge-orangé;* le faire sécher, puis enfin réduire le sulfure rouge par un courant de gaz hydrogène, dans l'appareil que les chimistes emploient pour la réduction des oxydes, appareil que je reproduis *Pl. II, fig.* 1.

A est le flacon d'où se dégage l'hydrogène, et qui contient, par conséquent, de l'eau, du zinc et de l'acide sulfurique (voyez *Appareil de Marsh,* t. Ier); B l'ampoule qui renferme le sulfure ou précipité suspect; C une éprouvette remplie d'eau. On ménage le courant de gaz hydrogène; on chauffe l'ampoule jusqu'au rouge, au moyen de la lampe D. L'opération terminée, on doit avoir, à la place du sulfure, des grains ou une tache d'antimoine métallique, sur une portion duquel on peut et l'on doit même reprendre diverses réactions, afin de déterminer rigoureusement quelle est la nature du métal.

A l'acide chlorhydrique employé par le Dr Turner pour précipiter une partie des matières animales, M. Devergie a substitué l'emploi du chlore; mais ni le chlore, ni l'acide chlorhydrique ne suffisent à détruire *complétement* les matières animales, et, par conséquent, à assurer le succès de la précipitation du composé métallique par l'hydrogène sulfuré.

D'un autre côté, M. Orfila avait proposé, le précipité étant séparé, de le mêler avec de la potasse et du charbon ou du flux noir, et de le réduire de l'une des trois manières suivantes : 1° dans un creuset; 2° dans un tube de verre; 3° sur un charbon, au moyen du chalumeau. Mais le sulfure n'étant pas débarrassé des matières organiques étrangères, était-il possible d'obtenir ainsi une réduction satisfaisante? Les matières hydrocarbonées ne pouvaient-elles pas le masquer, ou être prises elles-mêmes pour des matières métalliques? Qu'on se souvienne de l'arsenic normal. Tel procédé, applicable dans les arts, cesse de l'être quand il s'agit d'opérer dans des conditions spéciales, et sur des proportions presque infinitésimales de la matière qui fait l'objet des recherches.

Ces inconvénients avaient dû plus d'une fois frapper les toxicologistes, et il s'agissait d'y remédier. La difficulté venait d'être levée pour l'arsenic : elle était à peu près la même pour l'antimoine. En raison des propriétés de ce métal, il n'y a eu pour nous qu'une modification assez simple à faire subir à notre procédé de carbonisation par l'acide sulfurique pour le rendre applicable, et dans tous les cas possibles, à la recherche des préparations stibiées en général. Voici quelle a été cette modification :

Quelle que soit la nature des matières organiques au sein desquelles il s'agit de découvrir de faibles traces d'un composé antimonial, que ce soit du vin, de la bière, du lait, de l'albumine, de la gélatine, ou les débris mêmes d'un corps exhumé, il faut (l'évaporation des liquides étant préalablement opérée) traiter ces matières par une quantité d'acide sulfurique propre à les liquéfier à une douce température. Cette liquéfaction obtenue (elle est généralement parfaite avec 40 grammes pour 100 grammes de matières organiques solides), il faut laisser refroidir, et ajouter 25 pour 100 d'azotate de soude, et chauffer graduellement jusqu'à carbonisation complète.

Le charbon pulvérisé, on y ajoute une petite quantité d'acide tartrique (5 centigrammes ou 1 grain pour 100 grammes des matières premières), et l'on reprend, et l'on lave à diverses reprises par l'eau distillée. On concentre convenablement le liquide des lavages, et on le soumet aux réactifs, à l'appareil de Marsh spécialement.

M. Millon a proposé un autre procédé que j'ai expérimenté, comparativement avec le précédent, et qui donne des résultats non moins satisfaisants. Mais n'exige-t-il pas plus de temps, de soins et de réactifs ? Le lecteur en jugera. En voici la description très-détaillée que j'emprunte au Mémoire même de l'auteur :

« On pèse de 50 à 200 du tissu à détruire, foie, intestins ou chair musculaire; on le divise à l'état frais, on l'introduit dans un ballon de verre de 1 litre, puis on ajoute de l'acide chlorhydrique pur et fumant jusqu'à ce qu'on en ait pris, en poids, la moitié de la matière organique. On abandonne le mélange sur un bain de sable chaud, qui ne doit pas néanmoins mettre l'acide en ébullition. Après cinq ou six heures de digestion, on chauffe davantage, et dès que le liquide bout, on y fait tomber du chlorate de potasse par petites pincées. On ajoute ainsi de 15 à 16 grammes de chlorate par 100 grammes de matière; cette addition, qui se fait en agitant le ballon, doit durer quinze minutes environ.

» Dès qu'elle est terminée, on filtre la liqueur bouillante ; le filtre retient une matière jaune ou brune, résinoïde, insoluble, variable suivant la nature des tissus. On lave le filtre et le produit insoluble avec un peu d'eau distillée ; puis on plonge une lame d'étain dans la liqueur filtrée, qui est limpide et souvent incolore. Si l'antimoine est abondant, l'étain noircit fortement. Dans le cas contraire, il se ternit à peine et se recouvre de quelques points noirs. Quoi qu'il en soit, après un séjour de vingt-quatre heures dans la liqueur acide, on sépare l'étain qui trempait, on l'introduit dans un petit flacon, et on l'arrose avec une quantité d'acide chlorhydrique suffisante pour le dissoudre à froid, après quelques heures de contact. Si quelques parcelles noirâtres demeurent indissoutes, on décante, et à l'aide de quelques gouttes d'acide nitrique, on en opère la dissolution : on les mêle ensuite à la masse dissoute. La solution chlorhydrique est enfin portée dans l'appareil de Marsh.

» La quantité d'étain dissous ne doit pas être trop forte, mais on peut la réduire autant qu'on veut par des précipitations successives sur des lames d'étain de peu de surface (1). »

---

(1) « Cette méthode se rapproche de celle qui a été proposée par MM. Frésénius et Babo pour retrouver toute espèce de poison métallique, mais je ne suis point arrivé à un résultat aussi général dans l'emploi du chlorate de potasse et de l'acide chlorhydrique. J'ai tenté à plusieurs reprises de l'appliquer à la recherche de l'arsenic, mais les résultats que j'ai obtenus dans le dernier cas ne m'ont pas satisfait.   Note de M. Millon. »

En plus d'une occasion, sans doute, en recherchant l'antimoine dans des matières réputées suspectes, on aura à se demander si ces matières ne contiennent pas d'arsenic. Le procédé de carbonisation
par l'acide sulfurique et l'azotate de soude, tel qu'il
a été décrit plus haut, se prête à cette double inves-
tigation, tandis que celui qui a été indiqué par
M. Millon, de l'aveu même de son auteur, ne saurait remplir le but. « J'ai tenté à plusieurs reprises,
» dit cet habile chimiste, de l'appliquer (le procédé
» par l'acide chlorhydrique et le chlorate de po-
» tasse) à la recherche de l'arsenic, mais les résul-
» tats que j'ai obtenus dans le dernier cas ne m'ont
» pas satisfait. »

Après M. Millon, M. Abreu, d'une part, et
M. Gaultier de Claubry, de l'autre, ont tenté de géné-
raliser le procédé par l'acide chlorhydrique et de l'appliquer à la recherche de toute espèce de poison métallique. Mais, moi-même, en revenant sur la recherche
des poisons en général, j'indiquerai une méthode
qui laisse à l'acide sulfurique tous ses avantages.

Le liquide qui résulte d'une bonne carbonisation
des matières organiques par l'acide sulfurique et l'a-
zotate de soude, est limpide et à peu près incolore. En
quelques cas, on pourrait peut-être le faire traverser
immédiatement par un courant de gaz acide sulfhydrique. Mais il est plus sûr de le soumettre à l'appareil de Marsh pour détruire jusqu'aux dernières traces
de matières organiques, et obtenir un produit sur lequel on puisse opérer sûrement et nettement toutes
les réactions propres à caractériser l'antimoine.

Pour arriver à ce but, de quelle modification ou
annexe de l'appareil de Marsh devra-t-on se servir?
De celle qui a été indiquée par la Commission de l'A-
cadémie des Sciences, à propos de l'arsenic, ou de
celle que nous avons proposée, M. Danger et moi?
Voici, sur ce point, comment nous nous sommes exprimés dans notre Mémoire *sur l'empoisonnement
par l'antimoine et les complications que la présence
de ce corps peut apporter dans les cas d'empoisonnement par l'arsenic,* Mémoire qui a été lu à l'Académie des Sciences, dans l'année 1842 :

« Concentré à l'état de métal dans un tube chauffé
au rouge, ainsi que l'a adopté la Commission de l'A-
cadémie pour l'arsenic, l'antimoine se partage ou se
dissémine en deçà et au delà du tube rougi, sous la
forme de globules extrèmement fins qui ne sont
bien visibles qu'à la loupe. Cette division, cette dis-
sémination du métal oblige, pour en reprendre la
totalité, de laver le tube dans une grande étendue
avec l'eau régale. L'opération est plus délicate que
pour l'arsenic, qui se concentre en un seul point et
sous forme d'anneau.

» Lorsqu'on opère la combustion du gaz hydrogène antimonié dans l'annexe que nous avons ajoutée à l'appareil de Marsh, l'acide antimonieux se dépose en entier sur les parois du tube à combustion :
l'eau du condensateur en contient à peine des traces :
elle ne donne pas un précipité sensible par l'hydrogène sulfuré. Repris par l'eau aiguisée d'acide tartrique, le dépôt d'acide antimonieux concentré dans
le tube à combustion se prête immédiatement à tou-

tes les réactions propres à caractériser l'antimoine. »

Supposez un cas complexe, supposez que les matières suspectes peuvent donner de l'antimoine et de l'arsenic ; comment ou par quel procédé séparer le plus sûrement et le plus nettement les deux éléments toxiques ? Après avoir consulté l'expérience à cet égard, voici comment nous nous sommes exprimés, M. Danger et moi, dans notre Mémoire :

« Quand nous avons fait usage de la méthode de réduction dans le tube chauffé au rouge, voici ce que nous avons observé : De même que lorsqu'on opère sur l'antimoine seul, le dépôt métallique s'est formé sur deux points principaux, en deçà et au delà de la partie rouge du tube. Chaque dépôt, repris séparément et fortement chauffé, s'est divisé lui-même en deux parties, l'une volatile et l'autre fixe. La portion fixe, portée à la plus haute température que puisse supporter le verre dur, a toujours retenu une quantité d'arsenic que nous pouvons, en moyenne, évaluer à un 20ᵉ. La portion volatile, alors même qu'on l'avait soumise à l'épreuve de la sublimation à diverses reprises, et qu'il ne s'en séparait plus aucune portion de métal fixe, retenait des quantités très-appréciables d'antimoine. L'alliage sublimable d'arsenic et d'antimoine ne présentait pas le même aspect de cristallisation que l'arsenic pur.

» Lorsque nous avons fait usage de notre appareil, il s'est déposé dans le tube à combustion de l'acide antimonieux et de l'acide arsénieux. Mais l'eau entraînée dans le condensateur ne contenait pas de traces, ou tout au plus ne contenait que des traces à peine appréciables d'acide antimonieux, tandis qu'elle tenait en dissolution de l'acide arsénieux en quantité plus que suffisante pour donner immédiatement toutes les réactions propres à caractériser l'arsenic. Quant aux acides antimonieux et arsénieux déposés dans le tube à combustion, nous en avons fait la séparation au moyen de l'acide azotique, puis de l'eau légèrement ammoniacale. »

De là cette conclusion, que lorsqu'on a à séparer, à extraire de matières organiques suspectes, les proportions les plus faibles d'antimoine et d'arsenic, il y a avantage à se servir de l'appareil de Marsh, tel que nous l'avons modifié, parce qu'il permet, pour tous les cas, d'opérer sur des produits *absolument dépouillés* de matières étrangères.

Quand on a obtenu isolément les oxydes ou acides d'antimoine et d'arsenic, on conçoit combien il est facile, au moyen de l'appareil de Marsh, simple ou modifié, d'obtenir l'arsenic ou l'antimoine à l'état de taches ou sous forme d'anneau. Quand les taches ou l'anneau sont formés de métal essentiellement ou absolument pur, il est impossible d'en méconnaître la nature, tant les réactions qui distinguent l'arsenic et l'antimoine sont nettes et caractéristiques.

Voici d'ailleurs ces caractères différenciels :

Caractères physiques des taches

D'ARSENIC.	D'ANTIMOINE.
Les taches d'arsenic sont miroitantes et brillantes, de couleur fauve.	Les taches d'antimoine sont d'un bleu sombre; elles ont en général moins d'éclat que les taches d'arsenic.

Caractères chimiques des taches

D'ARSENIC.	D'ANTIMOINE.
Les taches d'arsenic sont entièrement volatiles. Elles disparaissent rapidement et sans laisser de résidu au contact de la flamme produite par l'appareil de Marsh ou au chalumeau. Elles donnent en même temps une odeur d'ail.	Les taches d'antimoine sont moins volatiles que les taches d'arsenic. Elles laissent un résidu blanc, et ne donnent pas lieu à l'odeur d'ail.
Touchées par l'hypochlorite de soude, les taches d'arsenic disparaissent presque instantanément.	L'hypochlorite de soude est sans action sur les taches d'antimoine.
Traitées par l'acide chloro-azotique, les taches d'arsenic se dissolvent rapidement; elles laissent un résidu blanc qui, humecté par l'eau, donne avec le nitrate d'argent un précipité rouge-brique caractéristique (arséniate d'argent).	Traitées par l'acide chloro-azotique, les taches d'antimoine se dissolvent, mais le résidu repris par l'eau et le nitrate d'argent ne donne pas de précipité rouge-brique (1).

---

(1) On sait quelle confusion on a faite à propos des taches d'arsenic et d'antimoine; on sait à quelles récriminations on s'est livré contre ceux qui n'ont pas voulu qu'on se prononçât, *en médecine légale,* d'après de semblables réactions. Je ne veux pas revenir sur

D'après les recherches que M. Danger et moi avons présentées à l'Académie des Sciences, l'antimoine, à la suite des empoisonnements par les préparations stibiées, ne se trouve pas disséminé indistinctement dans les organes. Il se localise spécialement dans les membranes intestinales, dans le foie, dans la rate et dans les reins. Nous avons annoncé ne l'avoir saisi que par exception dans les poumons et jamais dans les systèmes musculaire, nerveux et osseux.

Mais M. Millon, aux expériences duquel on doit toute confiance, l'a trouvé quelquefois en très-minimes fractions, il est vrai, dans les poumons et dans la chair musculaire. Voici le texte même de son Mémoire à ce sujet :

« Les chiens qu'on sacrifie pendant la première

---

cette question épuisée, et sur laquelle a prononcé l'Académie des Sciences. Mais pourtant qu'on juge jusqu'où était allé le mal contre lequel il fallait prémunir les experts devant tribunaux. On lit dans un ouvrage qui n'est pas celui de M. Orfila, mais qui dans l'opinion tient immédiatement le second rang, des enseignements tels que ceux-ci :

« Quelquefois les taches d'arsenic ne sont pas volatiles ; elles peuvent se dissoudre à chaud par l'acide nitrique, et alors le résidu de la dissolution évaporée se comporte avec le nitrate d'argent comme les taches brunes ; mais souvent elles résistent à l'action de l'acide nitrique, et alors il est impossible d'obtenir la réaction du nitrate d'argent qui est le caractère le plus essentiel de l'arsenic. » (DEVERGIE, *Médecine légale*, t. III, p. 444 ; éd. de 1840.)

Des taches d'arsenic non volatiles qui se dissolvent mal dans l'acide nitrique et ne donnent pas la réaction du nitrate d'argent, n'étaient-ce pas les fausses taches que nous avons signalées, celles qui avaient fait croire à l'*arsenic normal* ? Au moins, Messieurs, fallait-il le reconnaître, et ne pas m'obliger à prendre mes arguments jusque dans vos livres !

semaine de l'administration retiennent de l'antimoine dans le foie, le cœur, la chair musculaire, les
membranes intestinales et les poumons. Le cerveau,
les os et la graisse sont exempts de toute pénétration
métallique. Au bout de quinze, vingt ou vingt-cinq
jours, la distribution du métal est la même et sa
quantité ne diminue pas très-sensiblement. Il faut
ajouter que, dans ces premiers temps de l'inocula-
tion antimoniale, la proportion qu'absorbe le foie
est comparativement énorme ; 600 grammes des différents tissus où l'antimoine se retrouve fournissent
à peine autant de taches que 100 grammes de foie. »

Dans la série d'expériences qu'il a tentées pour
déterminer le temps pendant lequel l'antimoine peut
séjourner dans l'économie, M. Millon est arrivé à
des résultats qui intéressent vivement la physiologie
et la médecine légale. Sans aucun doute, les animaux auxquels on fait prendre une préparation
antimoniale, s'en débarrassent assez promptement
par les divers émonctoires de l'économie, et, en
particulier, par l'appareil de sécrétion urinaire.
Mais prolonge-t-on au delà de certaines limites
l'action des préparations stibiées, en sature-t-on
l'organisme vivant, on fait naître ce que M. Millon
a appelé une sorte de diathèse antimoniale, c'est-
à-dire que tout le corps, tous les organes, tous les
tissus, finissent par se pénétrer du poison qui détermine, à la longue, un amaigrissement extrême,
une consomption mortelle. Dans ces cas, qu'on
pourrait assimiler à des empoisonnements lents ou
chroniques, la substance toxique peut se retrouver

partout, la circulation l'ayant portée graduellement vers certains organes, tels que le cerveau ou les os, dans lesquels on ne la retrouve pas quand l'empoisonnement a été rapide. M. Millon, en relatant ces résultats, s'est demandé si l'intoxication lente par les matières métalliques, par les préparations saturnines, par exemple, ne se lierait pas à des concentrations partielles de l'élément toxique sur tel appareil ou système d'organes. La conjecture est certainement fondée ; mais, jusqu'ici, les analyses chimiques ne sont pas assez souvent ou assez sûrement intervenues en médecine, pour autoriser une conclusion définitive.

ARTICLE III.

DU MERCURE.

Le lecteur s'est à présent rendu compte des raisons qui m'ont fait rapprocher l'histoire de l'antimoine et celle de l'arsenic. Ces deux corps se touchaient, pour ainsi dire, et par leurs propriétés chimiques, et par les effets qu'ils produisent sur l'économie vivante. De même, un ordre tout naturel rapprochera plus loin les métaux fixes, ou qui ne sont volatils qu'à une très-haute température : le cuivre, le plomb, le bismuth, l'étain, le zinc, etc. Intermédiairement et comme dans un cadre à part, vient ici se placer le mercure. Ce métal ne saurait être rapproché d'aucun autre; il est tout à la fois un poison violent comme l'arsenic, un médicament précieux comme l'antimoine. Il n'est que trop souvent, dans l'industrie, dans les arts et en médecine, l'occasion ou la cause d'accidents graves ou de maladies de nature spéciale. A tous ces titres, il mérite qu'on le classe dans les premiers rangs des poisons métalliques.

CHAPITRE PREMIER.

Histoire naturelle, chimique et pharmaceutique du mercure

Le mercure est un des métaux les plus anciennement connus. On a supposé même pendant long-

temps qu'il faisait partie de tous les autres métaux,
qu'il était un de leurs éléments essentiels. Cette idée,
l'une de celles qui ont donné naissance à l'alchimie,
remonte jusqu'à l'époque de Dioscoride. « Sunt et
qui hydrargyrum per se in metallis inveniri tra-
dunt, » dit cet auteur (1). Les raisons qui avaient fait
naître et propagé cette idée, étaient sans doute l'état
liquide du métal, sa couleur d'un blanc argentin,
son éclat, son inaltérabilité à l'air. D'après ces caractères, que de rapprochements à faire entre le
mercure et l'argent!

Le mercure se trouve dans la nature :

A l'état natif;

A l'état de sulfure ou de cinabre;

De chlorure, calomel ou mercure muriaté, mercure doux;

De périodure de mercure;

De mercure sélénié;

De mercure argental :

Produits auxquels la chimie a ajouté :

Le protoxyde et le deutoxyde;

Le protosulfure et le deutosulfure;

Le deutochlorure et divers chlorures doubles
(chlorure ammoniaco-mercuriel soluble ou sel Allembroth, chlorure ammoniaco-mercuriel insoluble,
chloro-iodure de mercure);

Le bromure;

Le proto-iodure;

Le cyanure;

---

(1) Dioscoride, ouvrage cité, t. I, p. 776.

    DEUXIÈME PARTIE.

Les protosels et deutosels, parmi lesquels il faut surtout nommer les azotates, sulfates, acétates et tartrates.

I. — *Histoire naturelle et chimique du mercure et de ses composés.*

Mercure métallique (Hg).

Histoire naturelle.—Le mercure est peu répandu dans la nature. Les principaux gisements de ses minerais ont été trouvés dans les terrains secondaires. C'est, pour ainsi dire, par exception qu'il en a été rencontré dans les terrains primitifs (exemple : Szlena, en Hongrie). Les mines les plus riches que l'on connaisse, celles qui versent dans le commerce les plus grandes quantités de mercure, sont celles d'Almaden, en Espagne, d'Idria, en Carniole. Les Deux-Ponts, la Saxe, la Bohème, la Silésie ont cependant des gisements exploités. La Chine et le Japon, le Mexique et le Pérou possèdent en mercure des richesses que les autres contrées leur envient.

Propriétés physiques et chimiques. — Le mercure est le seul métal qui soit fluide à la température ordinaire. Il ne devient solide qu'à 40 degrés au-dessous de zéro.

A l'état fluide, le mercure est d'un blanc d'argent, très-brillant, apparence qui lui a valu le nom de *vif-argent* ou d'eau argent (hydrargyrum). Il ne mouille pas les corps, les métaux exceptés ; il reste ou se répand à leur surface en globules sphériques.

A l'état solide (quand il a été soumis à un froid

de 40 degrés), il est malléable et ductile, et cristallise en octaèdres. Mais, dans cet état, il faut se garder de le saisir ou de le toucher, car, par une rapide soustraction du calorique, il produit sur la peau les effets d'une congélation ou d'une brûlure intense, c'est-à-dire une désorganisation ou mortification des tissus vivants. Le mercure est le plus pesant des métaux; sa densité est d'environ treize fois celle de l'eau; il n'a ni odeur ni saveur.

Dans l'air, il éprouve une volatilisation incessante, ce dont on peut s'assurer par diverses épreuves, et spécialement en recouvrant le vase qui le renferme avec une feuille d'or. Au bout d'un certain temps, en effet, cette feuille d'or est blanchie : il s'est formé un amalgame d'or et de mercure. A une température élevée (350 degrés), le mercure, au contact de l'air, se transforme en deutoxyde. Cette transformation ne s'effectue que très-lentement et très-difficilement dans l'air humide à la température ordinaire. Le mercure ne décompose pas l'eau.

Les acides oxygénants, tels que l'acide nitrique et l'acide sulfurique, oxydent le mercure : l'acide nitrique, à froid; l'acide sulfurique, à l'aide de la chaleur. Il se forme ainsi des nitrates ou sulfates de protoxyde ou de deutoxyde de mercure.

Par son mélange ou sa trituration avec certains corps, tels que le sucre, la gomme, les corps gras, le mercure se divise, au point qu'on peut cesser d'en apercevoir les globules à l'œil nu, et même à la loupe. On dit alors que le métal est éteint. On met à profit cette propriété pour préparer les pommades ou onguents mercuriels. Dans ces sortes de préparations, une partie du mercure paraît passer à l'état de protoxyde ; l'autre reste bien réellement à l'état de métal extrêmement divisé.

Le mercure est rarement pur dans le commerce. Il renferme ordinairement du bismuth, du plomb et de l'étain. On le sépare de ces métaux par la distillation, le mercure entrant en ébullition et se volatilisant à 360 degrés, tandis que le bismuth, le plomb et l'étain sont fixes. Un procédé mécanique fort simple sert à faire reconnaître la pureté du métal liquide. On le projette sur une table où il se divise en une infinité de petites gouttelettes mobiles. Si ces gouttelettes sont parfaitement sphériques, on regarde le métal comme à peu près pur ; si elles sont allongées, si *elles font la queue*, comme on dit, le métal est réputé impur. On purifie chimiquement le mercure en le distillant avec des précautions extrêmes, ou en opérant sur les nitrates, qui sont facilement décomposables.

Composés oxygénés du mercure.

Le mercure donne, avec l'oxygène, deux composés différents : le protoxyde et le deutoxyde.

Le protoxyde ($Hg^2 O$) est très-peu stable ; mais il forme des sels parfaitement définis. On le prépare en agitant du mercure avec beaucoup d'air et très-peu d'eau ; on obtient de la sorte un produit noir d'une saveur désagréable, que les anciens ont connu sous le nom d'*ethiops per se.* Il est insoluble dans l'eau et sans usage.

Le deutoxyde (HgO) offre une couleur variable : en masse, il est rouge foncé; à l'état de division, il est rouge encore, mais jaune, s'il est hydraté. Il a une saveur forte et désagréable. Il est peu soluble dans l'eau; sa dissolution verdit le sirop de violette. De même que le protoxyde, il est facilement réductible par la chaleur.

On l'obtient par la voie sèche ou par la voie humide. Par la voie sèche, on le prépare soit en grillant, selon la méthode ancienne, du mercure dans un matras à fond plat connu sous le nom d'*enfer de Boyle,* soit en décomposant du nitrate de mercure par la chaleur. Par voie humide, on peut l'obtenir : 1° en décomposant, par des lavages prolongés, de l'acétate de bioxyde de mercure ou de l'azotate de mercure tribasique, ou bien en traitant, par des alcalis, des oxychlorures de mercure, qui ont pour formules

$$HgCl\ HgO;\quad HgCl\ 2\,HgO;$$

2° en décomposant le bichlorure de mercure par un excès de potasse, de soude ou d'eau de chaux.

Le bioxyde de mercure est employé en médecine ; les anciens le nommaient *précipité per se;* on le désigne souvent encore sous le nom de *précipité rouge.*

Sulfures de mercure.

Il y a deux sulfures de mercure correspondant aux deux oxydes: mais le protosulfure Hg^2S n'est pas plus stable que le protoxyde. Il est inutile d'en parler ici.

Le deutosulfure (Hg S), *vermillon, cinabre,* est tout à la fois un produit de la nature et de l'art.

Le cinabre naturel est le minerai ordinaire dont on retire le mercure. Les minéralogistes ont distingué le cinabre cristallisé, mamelonné, granulaire, compacte, testacé, pulvérulent.

Le cinabre ou deutosulfure artificiel est brun ou rouge : brun, quand il est en masse; rouge, quand il est en poudre ténue, impalpable. Dans ce dernier cas, il prend le nom de *vermillon ;* mais, cinabre, vermillon ou deutosulfure de mercure, la composition chimique est la même. Le deutosulfure de mercure est insoluble dans l'eau, peu attaquable par les acides, si ce n'est par l'acide chloro-azotique (eau régale), qui le dissout bien; il est volatil sans résidu sur le charbon, mais en dégageant l'odeur de l'acide sulfureux. Lorsqu'on le traite à chaud dans un tube avec le carbonate de soude, il donne l'odeur de l'acide sulfureux et laisse, comme résidu, du mercure métallique. On le prépare par voie sèche et par voie humide : par voie sèche, en chauffant du soufre et du mercure à une température ménagée ; par voie humide, en faisant agir le soufre sur le mercure en présence d'une dissolution alcaline.

Le cinabre ou vermillon est employé dans les arts et en médecine.

Composés de chlore et de mercure.

Il existe deux composés de chlore et de mercure : le protochlorure et le deutochlorure.

Le protochlorure ($Hg^2 Cl$) existe dans la nature, mais on ne le trouve jamais que disséminé par petites quantités dans les gîtes de mercure. Les minéralogistes le désignent sous les noms de *mercure muriaté* ou de *mercure corné*.

Dans la pratique médicale, on distingue trois variétés de protochlorure de mercure, que l'on désigne sous les noms de *mercure doux ordinaire* ou calomélas, *mercure doux* ou calomélas préparé à la vapeur, *précipité blanc* ou calomel obtenu par précipitation. Ces trois protochlorures ont la même composition chimique ; ils ne diffèrent que par l'état d'agrégation sous lequel ils se présentent et qui est une conséquence du procédé suivi pour les préparer.

Le calomélas ordinaire est en poudre d'un blanc gris ou en pains denses d'une couleur jaunâtre. On le prépare par deux procédés divers : 1° en triturant dans un mortier de bois 4 parties de sublimé corrosif avec 3 parties de mercure métallique, humectant légèrement le mélange et chauffant au bain de sable ; 2° en sublimant un mélange de sulfate de deutoxyde de mercure, de mercure métallique et de sel marin. Dans l'un comme dans l'autre cas, on doit laver avec soin le produit pour le débarrasser de tout le deutochlorure formé en même temps que le protochlorure.

Le mercure doux ou calomélas à la vapeur est d'un

blanc de neige et dans un grand état de division; on l'obtient tel par un procédé dont les Anglais, qui font un grand usage du calomel, ont eu quelque temps le monopole. Ce procédé consiste à volatiliser le protochlorure ordinaire dans un récipient où il arrive en même temps de la vapeur d'eau qui, en s'interposant entre les molécules du composé solide, le divise au moment de la condensation, en entraînant même par dissolution tout ce qui est deutochlorure ou sublimé corrosif. Le calomel préparé à la vapeur a donc ce double avantage sur le calomel ordinaire, qu'il est dans un état de division moléculaire extrême et qu'il est complétement privé de deutochlorure.

Le précipité blanc est aussi sous forme d'une poudre blanche très-divisée, mais il n'a pas l'aspect cristallin du calomel à la vapeur. Il a conservé quelque chose de cet état gélatineux qui appartient à la plupart des corps obtenus par double décomposition. On prépare, en effet, le précipité blanc non par sublimation directe, comme le calomel, mais en versant soit de l'acide chlorhydrique étendu, soit une dissolution de chlorure de sodium acidulée par l'acide nitrique, dans une dissolution de protonitrate acide de mercure. Dans le premier cas, l'acide chlorhydrique décompose le protoxyde du nitrate de mercure, et il en résulte de l'eau et du protochlorure de mercure insoluble qui se dépose. Dans le second, il se fait un échange entre le sodium et le mercure, et il en résulte de la soude qui reste combinée à l'acide et en dissolution par conséquent, tandis que le protochlorure de mercure se sépare à l'état solide.

Les propriétés chimiques essentielles du protochlorure de mercure sont les suivantes : il est insoluble dans l'eau, volatil, rapidement décomposable
en mercure métallique et en deutochlorure soluble
par l'acide hydrochlorique, les chlorures alcalins et
le sel ammoniac. Nous reviendrons plus loin sur ce
fait qui appelle l'attention des médecins.

Le deutochlorure de mercure ou sublimé corrosif
(Hg Cl) est blanc, comme satiné et demi-transpa-
rent : il cristallise en aiguilles ou en prismes tétraèdres : il a une saveur aigre et désagréable ; il rougit
le tournesol.

A une température peu élevée, il fond et se volatilise ; il est soluble dans l'eau, dans l'alcool, dans
l'éther et dans la plupart des acides. L'acide sulfhydrique le précipite de ses dissolutions, en le transformant en deutosulfure brun et en chlorosulfure
blanc. Les alcalis le transforment de même en oxychlorure ou en hydrate de deutoxyde de couleur variable, ordinairement blanche, jaune ou rougeâtre.
Les protosels d'étain le décomposent et en séparent
le mercure métallique. Il en est de même des lames
de cuivre et d'or.

On distingue le protochlorure du deutochlorure de mercure par l'action de l'eau seule. On
détermine essentiellement la composition de l'un et
de l'autre de ces deux composés en en séparant,
d'une part, le chlore au moyen du nitrate d'argent ; de l'autre, le mercure à l'aide de la chaleur
et du carbonate de soude.

On prépare le deutochlorure de mercure en chauffant, au bain de sable, dans un mortier à fond plat,
un mélange de sulfate de deutoxyde de mercure, de
chlorure de sodium et de peroxyde de manganèse.
Il y a échange entre les divers éléments des sels mis
en présence. Il en résulte du sulfate de soude fixe et
du bichlorure de mercure que l'on sépare par volatilisation.

Le deutochlorure de mercure est employé en médecine; c'est le composé le plus essentiellement toxique de ce métal.

*Oxychlorures de mercure et chlorures ammoniaco-
mercuriels ou chloramidures de mercure.*

Lorsqu'on fait réagir, dans des proportions différentes, des carbonates ou des bicarbonates sur du
bichlorure de mercure, on peut obtenir :

1°. De l'oxyde jaune de mercure ;

2°. De l'oxyde rouge ;

3°. Des oxychlorures diversement colorés, et qui
se représentent par les formules

$$(\mathrm{Hg\,O})^2, \mathrm{Hg\,Cl}; \quad (\mathrm{Hg\,O})^3, \mathrm{Hg\,Cl}; \quad (\mathrm{Hg\,O})^4, \mathrm{Hg\,Cl}.$$

Lorsqu'on verse du bichlorure de mercure dans
un excès d'ammoniaque, il se forme un composé insoluble connu en médecine sous le nom de *sel Allembroth insoluble*, ou *précipité blanc*. Aujourd'hui,
on considère ce composé comme une combinaison

de chlorure de mercure Hg Cl, et d'amidure de mercure Hg Az H², et on lui donne le nom de *chlorami-
dure de mercure*. Ce sel double insoluble est rendu
soluble par un acide inorganique ou par les azotate,
sulfate, acétate ou chlorhydrate d'ammoniaque. Il
prend alors le nom de *chlorure ammoniaco-mercuriel* ou de *sel Allembroth soluble*. L'un et l'autre
composé est employé en médecine.

Iodures de mercure.

Il existe trois iodures de mercure. Le proto-iodure
(Hg²I) est jaune verdâtre : la chaleur le fait passer
au rouge, mais il redevient jaune par le refroidissement. Il est insoluble dans l'eau, soluble dans l'alcool, surtout à chaud. On le prépare en triturant
dans un mortier de marbre de l'iode et du mercure
humectés d'alcool.

Le deuto-iodure (HgI) est d'un rouge vif. Au feu,
il devient jaune et se volatilise, en déposant des cristaux jaunes qui repassent au rouge par le refroidissement. Il est insoluble dans l'eau, mais soluble dans
l'alcool, surtout à chaud. Il joue le rôle d'acide en
se combinant aux chlorures alcalins. Les composés
formés sont des iodo-hydrargyrates. On le prépare
en versant une dissolution de deutochlorure de mercure dans une solution d'iodure de potassium. Il y
a double décomposition et formation de deuto-iodure
de mercure que l'on purifie par des lavages.

Le periodure est noirâtre, mais il perd de l'iode
avec facilité. Il est sans usages. Le proto-iodure et

le deuto-iodure, au contraire, ainsi que les iodo-hydrargyrates de potassium, sont usités en médecine.

Je dois renvoyer aux livres spéciaux de chimie pour les bromures, phosphures, séléniures, arséniures et hydrofluorures de mercure. Ces composés sont presque inconnus et sans usages.

Des sels de mercure.

Les sels de mercure sont à base de protoxyde ou de deutoxyde. Ils ont des caractères communs qui sont les suivants :

1°. Ils fournissent du mercure métallique quand on les chauffe avec de la chaux, du carbonate de soude ou de potasse desséché ;

2°. Ils blanchissent par le frottement une lame de cuivre ;

3°. Ils précipitent en brun par l'acide sulfhydrique ou les hydrosulfates ;

4°. Ils sont décomposés et abandonnent du mercure métallique quand on les fait bouillir avec du protochlorure d'étain et de l'acide chlorhydrique.

Ils ont des caractères propres au moyen desquels on les distingue très-nettement. Ainsi les protosels sont précipités *en noir* (protoxyde de mercure) par les alcalis ; *en blanc* (protochlorure de mercure) par l'acide chlorhydrique ; *en rouge* (chromate de protoxyde de mercure) par le chromate de potasse, quand on a le soin de maintenir la liqueur acide.

Les deutosels sont précipités *en jaune* par les alcalis fixes ; *en blanc* par l'ammoniaque, ainsi que

par les cyanoferrures ; *en rouge* par l'iodure de potassium ; *en jaune rougeâtre* par le chromate de
potasse.

Azotates.

Il existe deux azotates de mercure : le proto-azotate ou azotate mercureux, le deuto-azotate ou azotate mercurique.

Le proto-azotate neutre $(Hg^2O, AzO^5 + 2HO)$
cristallise en prismes rhomboïdaux incolores.

L'eau le partage en azotate acide soluble et en
une poudre blanche qui est le turbith nitreux des
anciens.

On le prépare en faisant dissoudre le mercure
dans un excès d'acide azotique à froid. Avec le
temps, on obtient des cristaux que l'on peut grossir
en les plongeant dans de l'eau acidulée avec l'acide
azotique.

Le deuto-azotate (HgO, AzO^5) est incristallisable,
très-caustique : l'eau le convertit en sous-azotate et
en une dissolution acide.

Les deux azotates sont employés en médecine. On
fait surtout usage, comme caustique, d'un azotate
acide, qui est formé de $\frac{7}{1}$ pour 100 d'azotate de mercure avec un excès d'acide azotique.

Sulfates.

Trois sulfates de mercure intéressent le médecin
toxicologiste : le sulfate de protoxyde, le sulfate

neutre de deutoxyde et le sulfate basique de deut-oxyde.

Le protosulfate de mercure (Hg^2O, SO^3) est un sel blanc très-peu soluble. On l'obtient par double décomposition, ou en chauffant du mercure avec de l'acide sulfurique.

Le deutosulfate (HgO, SO^3) est blanc, moins soluble dans l'eau encore que le précédent. On l'obtient en chauffant dans une cornue 2 parties d'acide sulfurique à 66 degrés pour 1 partie de mercure.

Si l'on traite à plusieurs reprises ce sel par l'eau bouillante, on le décompose en sulfate avec excès d'acide, et en sous-sulfate jaune ($3\,Hg\,O, S\,O^3$), qui est le *turbith minéral* des anciens, ainsi nommé parce que sa couleur le fait ressembler à la résine du *Convolvulus turpethum*.

Les proto- et deutosulfates de mercure sont employés pour la préparation des chlorures de mercure. Le *turbith minéral* ou deutosulfate est usité en médecine.

Acétates de mercure.

Il existe deux acétates de mercure : le proto-acétate et le deuto-acétate.

Le proto-acétate ($Hg^2O, \overline{A}$) est un sel blanc d'un aspect nacré, qui noircit à la lumière. Il est inodore, et n'a que peu de saveur. Il se décompose par la chaleur et n'est que peu soluble dans l'eau, qui le partage en mercure métallique et en acétate de deutoxyde. On l'obtient en décomposant une dissolution de proto-azotate de mercure par une dissolution d'acétate de potasse, de soude ou de chaux. Il est employé en médecine.

Le deuto-acétate ($\overline{Hy O A}$) est blanc et sous forme de lames transparentes : il est facilement décomposé par la lumière et par la chaleur. Il est très-soluble dans l'eau. On l'obtient en faisant dissoudre le deut-oxyde de mercure dans l'acide acétique et laissant cristalliser. Il a été employé en médecine ; mais, en raison de l'altération qu'il éprouve si facilement, on lui préfère le proto-acétate.

Tartrates de mercure.

Il existe aussi deux tartrates de mercure.

Le prototartrate ou tartrate mercureux ($Hy^2O, \overline{T} Aq$) est un sel blanc d'un aspect micacé, sans odeur et d'une saveur légèrement mercurielle. Il est altérable par la lumière, par la chaleur : insoluble dans l'eau, mais soluble dans un excès d'acide tartrique. On le prépare par double décomposition, en versant une dissolution de tartrate de potasse dans une dissolution d'azotate de mercure légèrement acidifiée.

Le deutotartrate ou tartrate mercurique ($\overline{Hy O, T} Aq$) est en poudre blanche légère : il a une saveur métallique assez prononcée : il est inaltérable par la lumière, et presque insoluble dans l'eau. On l'obtient en versant de l'acide tartrique dans une dissolution d'acétate mercurique. L'usage des tartrates de mercure est aujourd'hui abandonné en médecine.

Cyanure de mercure.

Le cyanure ou hydrocyanate de mercure est un
sel blanc, lourd et opaque, qui cristallise en prismes
rhomboïdaux. Il a une odeur de cyanogène et une
saveur métallique, brûlante, désagréable. Il est décomposable par la chaleur. Ce caractère permet de
le distinguer de tous les autres composés de mercure.
Introduisez une très-petite quantité de ce sel préalablement bien desséché dans un petit tube ; fermez
celui-ci avec du liége et chauffez à la lampe ; le cyanure se décompose, le mercure se volatilise, et il
reste au fond du tube un petit charbon noir, qui
brûle avec une belle flamme rose, en dégageant l'o-
deur de l'acide prussique. Le cyanure de mercure est
soluble dans l'eau et dans l'alcool.

On le prépare en mêlant intimement ensemble
4 parties de bleu de Prusse, 3 parties d'oxyde de
mercure que l'on fait bouillir avec 40 parties d'eau
distillée. Après l'ébullition, on filtre, et l'on reprend de nouveau le résidu non dissous par l'eau.
On filtre de nouveau, on évapore, et on laisse cristalliser. Le sel ne doit être recueilli que s'il est incolore et en beaux cristaux. Voici la théorie de l'opération : Le bleu de Prusse contient du proto et du
deutocyanure de fer, qui sont décomposés par l'oxyde
de mercure. Il se forme du cyanure de mercure, du
protoxyde et du deutoxyde de fer, qui sont séparés
par les lavages. M. Liebig et, après lui, M. Dominé,
ont encore indiqué le procédé suivant : On prend :

On fait bouillir pendant un quart d'heure, et l'on filtre. On évapore à siccité, à une chaleur très-modérée, et l'on reprend la masse à l'ébullition par l'alcool à 90 degrés (36 degrés Cartier), qui dissout le cyanure de mercure, qui laisse le cyanure de fer et le sulfate de potasse.

Le cyanure de mercure est d'un grand usage comme réactif. On prépare un cyanohydrargyrate d'iodure de potassium en mélangeant le cyanure de mercure et le bi-iodure de potassium. Ce composé est usité contre les affections syphilitiques.

Fulminate de mercure $(HyO)^2, 2\,CyO$.

Le fulminate de mercure est le résultat de l'action de l'alcool sur l'azotate acide de mercure. On le prépare généralement, en faisant dissoudre 1 partie de mercure dans 12 parties d'acide azotique à 38 ou 40 degrés de Baumé, en ajoutant, peu à peu, à la dissolution 11 parties d'alcool à 85 ou 88 degrés centésimaux.

Ce composé est inodore; il a une saveur styptique et métallique. Il est sans action sur les papiers réactifs. Il détone violemment par le frottement ou par un choc contre un corps dur.

Il est employé à la fabrication des amorces ou capsules fulminantes. À cet effet, on le mêle avec du nitrate ou du chlorate de potasse et du charbon en poudre, matières qui ont pour objet de soutenir la combustion et d'atténuer la violence de l'explosion du fulminate.

Amalgames de mercure.

Le mercure forme des amalgames avec la plupart des métaux, à l'exception de ceux dont le point de fusion est très-élevé, tels que le fer, le manganèse, le nickel, le cobalt, le chrome. L'amalgame d'étain sert pour l'étamage des glaces; l'amalgame d'or, pour la dorure; l'amalgame de bismuth, de plomb et d'étain, pour les injections les plus délicates des pièces d'anatomie. Trop souvent on introduit du bismuth et du plomb dans le mercure; mais la fraude est facile à découvrir, parce qu'alors les globules métalliques ne sont plus sphériques, mais allongés; ils *font la queue,* selon l'expression reçue, et comme il a été dit plus haut.

L'amalgame de mercure et d'étain a été employé comme vermifuge; mais il est inusité aujourd'hui.

II. — *Histoire pharmaceutique du mercure.*

Chez les anciens, le mercure a été réputé poison avant d'être employé comme médicament. « Pris à l'intérieur, dit Dioscoride, il a des propriétés pernicieuses; par son poids, il déchire ou corrode les parties internes.... *Vim autem habet perniciosam dum voratur, suo enim pondere interna perrodit.* » Cependant, dès les temps les plus reculés, le cinabre a été employé comme topique astringent, concurremment avec le sulfure d'antimoine et avec l'hématite (sulfure de fer). « Il est plus efficace que l'un et l'autre de ces agents, dit l'auteur que je viens de citer; il resserre ou ramène davantage le sang sur lui-même. » Dioscoride ajoute qu'on se sert du cinabre uni au cérat pour réprimer ou brûler les papules ou bourgeons développés au dehors (1).

Les Arabes ont étendu cette pratique et, les premiers, ils ont appliqué les composés mercuriels aux maladies cutanées et pédiculaires, aux ulcères et surtout à la lèpre, cet antique fléau de l'Orient. Jusqu'à la fin du xv⁰ siècle, toutefois, c'est-à-dire jusqu'à l'invasion de la syphilis en Europe, les mercuriaux n'ont été employés qu'à l'extérieur.

Mais, à cette époque, le mal américain, aussi appelé le *mal de Naples* et le *mal français*, se montrant partout, on dut, en trouvant des analogies entre la syphilis et la lèpre, appliquer à la maladie nouvelle le remède qui avait servi contre l'ancienne, et déjà même contre les maladies cutanées en général. Assez longtemps encore, on n'employa le précieux médicament qu'à l'extérieur, et les médecins même en abandonnèrent l'usage aux charlatans et aux chirurgiens. Mais enfin, l'expérience parlant plus haut que la prévention, et Berenger de Carpi (premières

____

(1) DIOSCORIDE, ouv. cité, t. I, p. 776, ch. CIX, vers la fin, et chap. CX.

années du xvie siècle) venant à régulariser la méthode dite des frictions, la voie fut ouverte à d'heureuses innovations.

Mathiole, le commentateur de Dioscoride, est l'un des premiers qui ait osé employer le mercure à l'intérieur. Il fit usage de l'oxyde rouge. Il fut suivi dans cette pratique par les médecins chimistes de l'école de Paracelse. Enfin, Van-Swieten mit en vogue le deutochlorure, et depuis lors, on peut dire que le mercure fut administré sous toutes les formes et par toutes les voies, d'abord contre la maladie syphilitique, ensuite contre un grand nombre d'affections de nature diverse. Que l'on consulte nos trop nombreuses pharmacopées, et spécialement la *Pharmacopée universelle* de Jourdan, il n'est pas moins de huit cents formules magistrales pour l'administration des préparations de mercure. Je vais les passer en revue rapidement.

Mercure métallique.

En raison de sa pesanteur spécifique, le mercure a été employé dans les cas de hernie, et surtout de convolvulus, pour déplisser l'intestin et le ramener à son état normal. Mais l'expérience a fait voir que les invaginations ont presque toujours lieu de haut en bas, de manière que la partie supérieure de l'intestin se replie dans l'intérieur; par conséquent, la pression exercée sur les parois de l'intestin ne peut en rien remédier à cette disposition. En 1842, le Dr Pinjon, de Saint-Étienne, a rapporté une observa-

tion d'après laquelle un empoisonnement aurait été
l'effet d'une pareille médication employée très-irra-
tionnellement (1).

On a administré comme anthelmintique l'eau dite
mercurielle simple, et que l'on obtient en faisant
bouillir 1 partie de mercure dans 2 parties d'eau.
Les expériences de Wiggers, répétées par M. Soubeiran, ont montré, en effet, que, par l'ébullition,
l'eau dissout une petite quantité de mercure. Cette
eau, quoi qu'on en ait dit, a donc une certaine activité. En général, quand on emploie le mercure métallique, on le divise ou on l'éteint en le mêlant
avec quelques matières étrangères, du sucre, du sirop ou des mucilages.

On a ainsi combiné le mercure avec de la gomme,
du miel, des conserves, de la graisse, pour en faire
des mixtures, des tablettes, des bols, des pastilles,
des pilules, des trochisques, des marmelades, des
dragées, des onguents, des pommades, des emplâtres, remèdes appropriés tant à l'usage interne qu'à
l'usage externe. Je dois dire quelques mots de l'onguent gris ou napolitain et de l'emplâtre de Vigo
cum mercurio.

L'onguent gris ou napolitain est double ou simple : il est dit double quand la graisse et le mercure
sont mélangés à poids égaux: il est simple, au contraire, quand, à 2 proportions d'onguent double
on a ajouté 3 parties de graisse. Si l'on a remplacé

____

(1) Cette observation est consignée dans le *Traité de Toxicologie*
de M. Orfila, t. I, p. 598, 4ᵉ édit., 1843.

les 3 dernières parties d'axonge par du cérat, le composé prend le nom de cérat mercuriel.

Le digestif mercuriel est composé de 1 partie d'onguent napolitain double, mélangé avec 1 partie de digestif simple. Le mercure y entre donc pour un quart de la masse (1).

L'emplâtre de Vigo est composé comme il suit : emplâtre simple, 625; cire jaune, 32; résine de pin, 32; gomme ammoniaque, 10; oliban, 10; bdellium, 10; myrrhe, 10; poudre de safran, 6; mercure, 192; axonge préparée, 24; térébenthine, 32; styrax liquide, 96; essence de lavande, 1. Le mercure forme donc à peu près le sixième de la masse.

Oxydes de mercure.

Les oxydes de mercure entrent dans la composition de l'*eau phagédénique*, que l'on prépare en faisant bouillir du protochlorure ou du deutochlorure de mercure avec de l'eau de chaux. Il se forme du chlorure de calcium et du chlorohydrargyrate de chaux solubles dans l'eau, et un précipité d'hydrate de protoxyde ou de deutoxyde de mercure, qui donne à la liqueur une coloration brune, jaune ou rouge.

---

(1) Le digestif simple est composé de :

Térébenthine	2
Jaune d'œuf	1
Huile d'hypericum	Q.S.

L'huile d'hypericum est le résultat de la digestion de 1 partie de fleurs sèches d'hypericum (*millepertuis*) dans 8 parties d'huile d'olives.

L'eau phagédénique n'est employée qu'à l'extérieur pour le pansement des ulcères vénériens ou scrofuleux.

Le deutoxyde de mercure ou précipité *per se* forme la base de plusieurs pommades réputées utiles dans les maladies des yeux. Les pharmacopées donneront les formules des pommades de Saint-Yves (deutoxyde de mercure, oxyde de zinc, camphre, cire, beurre frais), du Régent (deutoxyde de mercure, acétate de plomb cristallisé, camphre, beurre lavé à l'eau de rose), et de Desault (précipité rouge, tuthie préparée, alun calciné, acétate de plomb cristallisé, sublimé corrosif, pommade rosat).

Sulfures de mercure.

Des sulfures de mercure, le bisulfure seul est employé en médecine; il fait la base des bols rouges (cinabre, conserve de roses), de la poudre tempérante de Stahl (cinabre, sulfate et nitrate de potasse), et de la pommade antiherpétique d'Alibert (cinabre, camphre, cérat). Il est employé pour fumigations.

L'éthiops minéral ou sulfure noir de mercure (mélange de soufre et de cinabre, et quelquefois de mercure métallique) est employé comme vermifuge. On l'administre uni à du sucre ou à du chocolat, etc.

Chlorures de mercure.

Les chlorures de mercure sont les principales préparations pharmaceutiques de ce métal.

Le protochlorure, composé insoluble, est usité sous diverses formes : en poudre, en pilules, en pommades. On peut l'administrer à doses assez élevées; toutefois, il faut se rappeler qu'il a produit quelquefois des accidents graves, et même l'empoisonnement. M. Mialhe a montré, par un grand nombre d'expériences, qu'au contact ou en présence des chlorures alcalins, le protochlorure insoluble peut être transformé plus ou moins complétement en deutochlorure soluble. D'après les travaux de ce chimiste, toute préparation mercurielle serait ainsi, dans l'économie, convertie plus ou moins rapidement en deutochlorure, qui, se combinant lui-même aux chlorures alcalins et à l'albumine du sang, constituerait un composé triple, soluble, susceptible de parcourir tout le torrent de la circulation. D'après ces données, M. Mialhe a proposé, pour remplacer les diverses préparations mercurielles, une liqueur mercurielle qu'il a appelée *normale*, et qui est composée comme il suit :

Eau distillée................	5oo grammes;
Sel marin....................	1 gramme;
Sel ammoniac..	1 gramme;
Blanc d'œuf...	n° 1;
Deutochlorure de mercure...	3o centigr.

Le deutochlorure, composé soluble, est administré en solution, en pilules, en pommades, en trochisques. Dans l'emploi que l'on en fait, il faut distinguer avec soin les préparations dans lesquelles

il entre à l'état de deutochlorure, et celles, au contraire, où il a subi une décomposition partielle, si ce
n'est totale. Dans le premier cas, c'est un agent actif
des plus redoutables ; dans le second, il se prête peut-
être mieux et plus sûrement aux actions thérapeutiques. Il reste, en quelque sorte, dans les conditions
de la liqueur mercurielle normale de M. Mialhe.

Comme préparations qui contiennent le deutochlorure ou sublimé corrosif à l'état pur ou sans altération, il faut noter, en première ligne, la liqueur
de Van-Swieten qui, d'après le Codex, est composée
selon la formule suivante :

$$
\begin{array}{llr}
\text{Sublimé corrosif} \ldots\ldots & 1 \text{ gramme;} \\
\text{Eau distillée} \ldots\ldots & 900 \\
\text{Alcool rectifié} \ldots\ldots & 100
\end{array}
\left.\begin{array}{l}\\ \\ \end{array}\right\} 1000\,(1).
$$

---

(1) En donnant cette formule de la liqueur de Van-Swieten, les
auteurs du dernier Codex (1839) font la remarque suivante : « En
conservant cette formule qui se trouve dans le dernier Codex, nous
devons faire remarquer que les doses indiquées par les diverses pharmacopées pour la liqueur de Van-Swieten fournissent une solution
qui contient un demi-grain de sublimé corrosif par once ou $\frac{1}{1152}$
de son poids seulement, tandis que celle-ci renferme $\frac{1}{1000}$, c'est-à-
dire environ un dixième en sus. »

N'y a-t-il pas de graves inconvénients à modifier ainsi de vieilles
formules? Dix grammes de la liqueur du Codex actuel ou une
demi-cuillerée à bouche contiennent 1 centigramme ou un cinquième de grain de sublimé corrosif. Or, règle générale, il convient de n'administrer le deutochlorure de mercure qu'à doses
très-fractionnées, $\frac{1}{10}$ à $\frac{1}{4}$ de grain. Une cuillerée à bouche de la liqueur de Van-Swieten du Codex équivaut donc à $\frac{1}{4}$ de grain de sublimé. Et c'est par cuillerées qu'on indique trop communément de
prendre cette liqueur ! Avis aux praticiens.... et aussi aux malades.

Comme on emploie le deutochlorure de mercure
non moins pour l'usage externe que pour l'usage
interne, on ne peut trop prévenir qu'il faut se défier
des injections et des bains dans lesquels entre ce
composé. Qui voudrait répondre de la quantité de
sublimé qui peut être absorbée, soit par suite d'une
injection, soit par suite d'un bain?

Mais le plus souvent, dans les préparations magistrales, le sublimé éprouve une altération ou une
modification qui en éteint les propriétés toxiques.
Uni aux extraits de plantes, à l'albumine, au gluten,
aux sirops composés même, le sublimé corrosif est
en partie transformé en protochlorure, ou réduit en
mercure métallique. Cette transformation ne s'opérant qu'avec le temps, il peut advenir que certaines
préparations mercurielles, telles que des pilules
par exemple, soient plus actives, quand on les emploie récemment préparées, que lorsqu'on en fait
usage après un certain temps. M. Guibourt s'est assuré que des pilules majeures d'Hoffmann (sublimé,
mie de pain, eau distillée), préparées depuis un temps
assez long, contenaient tout à la fois du protochlorure insoluble et du deutochlorure soluble. Les pilules dites de Dupuytren (sublimé, 2; extrait d'o-
pium, 4; extrait de gayac, 8) éprouvent aussi, surtout avec le temps, une décomposition manifeste.

Chlorures ammoniaco-mercuriels.

Les deux composés de ce nom, l'un soluble et
l'autre insoluble, sont employés en médecine sous

les noms de sels Alembroth, soluble ou insoluble. On a intérêt de se servir du sel soluble quand on veut avoir des dissolutions très-concentrées. C'est ainsi que l'on fait usage, de préférence, de ce sel pour préparer les bains de sublimé. Le deutochlorure projeté dans une baignoire tombe au fond et ne se dissout qu'imparfaitement. Le chlorure ammoniaco-mercuriel donne le moyen d'obtenir une dissolution concentrée qui se mêle à l'eau du bain, sans y produire de précipité.

La liqueur de Gowland, que l'on emploie contre le prurigo, et comme cosmétique dans certaines affections cutanées, a la composition suivante :

Amandes amères. . .   90 grammes;
Eau distillée. . . . . . .   500 grammes;
Sublimé corrosif. . . . . .   80 centigrammes ;
Sel ammoniac. . . . . . .   2 gram. 40 centigr.

On fait une émulsion avec les amandes amères; on y ajoute le sublimé corrosif et le sel ammoniac que l'on fait dissoudre dans une petite quantité d'eau.

Iodures de mercure.

Les iodures de mercure sont employés en pilules, en pommades, en teintures. Comme médicaments, ces composés réunissent les propriétés énergiques des éléments dont ils sont formés. Ils sont aujourd'hui très-employés: il en est de même de l'iodure double de mercure et de potassium.

Bromures de mercure.

Le protobromure et le deutobromure de mercure
ont été essayés en médecine, et ils paraissent avoir
respectivement les propriétés des proto et deuto-
chlorures, mais ils sont maintenant à peu près inu-
sités.

Sels de mercure.

Les sels de mercure sont peu employés en médecine. Le nitrate acide est usité comme caustique.
Une liqueur qui contient un mélange de protonitrate et de deutonitrate de mercure en dissolution
dans un excès d'acide, sert à préparer la pommade
citrine ou l'onguent citrin, ainsi appelé à cause de
sa couleur jaune. Le mercure soluble d'Hahnemann
est un protonitrate de mercure ammoniacal, obtenu
en versant, goutte à goutte, de l'ammoniaque dans une
dissolution très-étendue de protonitrate de mercure.
On l'emploie en pilules et en sirops.

L'acétate de mercure forme la base des dragées de
Keyser. La liqueur de Pressavin, ou eau végéto-mer-
curielle, est une dissolution d'oxyde de mercure dans
la crème de tartre.

Cyanure de mercure.

Le cyanure de mercure, en sa qualité de sel soluble qui n'est pas décomposé par les matières organiques, pourrait être employé au même titre que
le deutochlorure ; mais il serait plus actif encore et

ne devrait être administré qu'avec prudence, si ce
n'est avec une extrême réserve. M. Parent a recommandé un cyanure qu'il a nommé basique, et qui se
prépare en faisant digérer dans l'eau 100 parties de
cyanure de mercure et 22 parties d'oxyde de mercure. On a employé, contre des maladies syphilitiques rebelles, un composé résultant de la combinaison de 1 partie de cyanure de mercure et 1 partie
d'iodure de potassium, qu'on a nommé *cyano-hy-
drargyrate d'iodure de potassium.*

Les médecins ayant toute latitude pour composer
leurs formules, on conçoit que je n'ai pu reproduire
ici que les plus usitées ; mais chacune des variétés a,
pour ainsi dire, un type auquel elle se rapporte.
Le type connu, il est facile de saisir ou d'apprécier
tout ce qui s'y rattache ou en dérive.

CHAPITRE II.

Effets du mercure sur l'économie animale ; exemples d'empoisonnement. —Signes de l'empoisonnement pendant la vie. — Altérations pathologiques sur le cadavre.

I. — *Effets du mercure sur l'économie animale :
Exemple d'empoisonnement.*

Pour se faire une idée exacte des effets du mercure (1) sur l'économie animale, il faut distinguer

---

(1) Il est entendu que je prends ici le radical pour les composés.
C'est une abréviation de langage. J'ai fait ainsi en parlant de l'arsenic et de l'antimoine. Je ferai de même à l'égard de tous les métaux.

les cas où il a été pris à fortes ou à faibles doses. A fortes doses, il agit localement ou par contact, irrite, enflamme, corrode les tissus organiques; à faibles doses, il pénètre dans l'organisme par absorption, et tue sans laisser, au moins nécessairement, des traces visibles de son action. Il en est ainsi, on l'a vu, pour l'arsenic. Les deux poisons, en effet, ont entre eux de grandes analogies; mais ils présentent aussi des dissemblances, et ce sont ces dissemblances qu'il faut tout d'abord essayer de faire ressortir.

Premièrement, l'arsenic est à peu près insapide; les préparations mercurielles ont une saveur prononcée, styptique, très-désagréable. Dans une des observations que je rapporterai plus loin, on verra qu'une personne qui but, par accident, un liquide contenant du sublimé en dissolution, le rejeta vivement et avec aversion.

Secondement, à doses faibles et comparables, l'acide arsénieux n'agit pas aussi rapidement que le sublimé corrosif. Ce n'est qu'après six ou huit heures que se manifestent les premiers effets de l'arsenic; c'est beaucoup plus promptement, si ce n'est presque immédiatement, que le mercure produit son action. Cette différence peut tenir à deux causes : le plus ou moins de solubilité des deux composés; la nature propre de chaque élément toxique.

Troisièmement, à moins d'être pris à forte dose, l'acide arsénieux ne produit, sur les parties qu'il touche, avant d'arriver dans l'estomac, aucune érosion, déchirure ou tuméfaction sensible. Les composés mercuriels, outre la sensation qu'ils causent, laissent quelquefois après eux, dans la bouche et dans la gorge, des traînées aphteuses, des ulcérations ou une tuméfaction douloureuse.

Quatrièmement, dans l'empoisonnement par les composés d'arsenic, il y a rarement des vomissements de sang ; par suite de son action plus corrosive, le sublimé entraîne des vomissements de cette nature, et même des superpurgations dyssentériques.

Cinquièmement, l'arsenic, en paralysant l'action nerveuse, ralentit ou suspend la sécrétion et l'émission de l'urine. Le mercure produit le même effet : mais, de plus, il irrite la vessie et l'urètre, et fait naître des besoins d'uriner factices et douloureux.

Sixièmement, enfin, l'absorption du mercure donne lieu à des phénomènes spéciaux : la salivation, la tuméfaction des gencives, le tremblement mercuriel, l'ébranlement des dents, que l'arsenic ne produit jamais.

Ces traits de dissemblance indiqués, voici quelques observations qui montreront l'ordre dans lequel se manifestent les symptômes propres à caractériser l'empoisonnement par le mercure.

Première observation.—Un homme de trente ans, pressé par la soif, but avec avidité un liquide qui se trouvait être une dissolution alcoolique de sublimé corrosif, dont un de ses amis faisait usage contre la syphilis.

La *saveur horrible* de cette boisson lui fit rejeter ce qu'il avait dans la bouche ; mais il en avait avalé

une gorgée. Immédiatement, il éprouva un *resser-*
rement spasmodique à la gorge, des *douleurs atroces*
dans la région épigastrique. Bientôt après, il eut des
vomissements de matières verdâtres, des *selles ré-*
pétées, mais non encore sanguinolentes.

Deux heures après l'empoisonnement, voici en
quels termes l'auteur de l'observation rend compte
de l'état du malade :

« Décubitus sur le dos, face rouge, gonflée, animée ; les yeux sont étincelants, d'une grande mobi-
lité, la pupille resserrée, la conjonctive légèrement
injectée ; les lèvres sèches, gercées, de couleur naturelle ; la langue peu humectée et enduite d'une couche jaune.

» Le patient accuse des *douleurs atroces dans*
toute l'étendue du canal digestif, principalement
au pharynx ; *l'abdomen* est *tuméfié, sensible*, surtout à la pression.

» Le pouls est *irrégulier, petit* et *serré* (112 pulsations par minute).

» La chaleur de la peau est intense et âpre ; la
respiration gênée.

» *L'urine est rare, rendue avec difficulté et rouge.*

» Les membres sont le siége de crampes aiguës. »

Dans les vingt-quatre heures, il y eut de nouveaux vomissements et des *selles sanguinolentes* ;
mais, dès le lendemain, les symptômes se calmèrent ; il ne resta à l'épigastre qu'une douleur qui
persista six à sept jours, terme au delà duquel le malade fut entièrement rétabli.

Deuxième observation. — Une jeune fille avala,

après avoir soupé, à 11 heures du soir, 4 grammes de sublimé dissous dans de la bière. Quelques minutes après, on la trouva à genoux, poussant de longs gémissements et se tordant sur elle-même.

Elle accusait un *sentiment de brûlure dans. l'estomac, le long de l'œsophage, à la gorge et à la bouche.* Cette douleur fut bientôt suivie de *vomissements.* On administra, comme vomitif, 2 grammes de sulfate de zinc, et comme contre-poison, des blancs d'œufs battus dans de l'eau tiède et dans de l'eau de gruau.

Quatre heures après l'empoisonnement, les *vomissements sont devenus sanguinolents;* les selles sont abondantes, *brunâtres, extrêmement fétides;* le *pouls est petit, serré* (100 pulsations par minute); la face exprime une grande anxiété. La malade reste dans une sorte d'assoupissement, dont elle est retirée de temps en temps par des douleurs aiguës.

Il y a *suppression des urines, gonflement de l'urètre, sensibilité de la vessie.* On pratique le cathétérisme sans amener d'urine. En vain a-t-on recours aux émollients et aux diurétiques, on n'obtient qu'un soulagement momentané.

A la fin du second jour, le *ptyalisme est abondant,* l'*haleine fétide,* les *dents ébranlées,* les *gencives douloureuses.* Insensiblement, *les forces de la malade s'épuisent;* le cathétérisme renouvelé ne fait point couler d'urine; la mort arrive avant la fin du troisième jour.

L'ouverture du corps ne fut faite que trop tardivement pour bien apprécier la nature des lésions organiques produites par le poison (1).

Troisième observation. — Le 6 mai 1840, un jeune homme de quinze ans boit, par mégarde, un peu moins d'un verre d'une liqueur dont il ignore le nom. Aussitôt, *vomissements de matières muqueuses et sanguinolentes ; soif très-vive ; goût désagréable dans la bouche ; sentiment de brûlure dans la gorge, qui se propage le long de l'œsophage, dans l'estomac et les intestins ; constriction de l'œsophage, des muscles profonds du cou, pendant les tentatives de déglutition ; ventre contracté, douloureux à la pression. La langue, la muqueuse buccale, les gencives, sont ridées et comme brûlées par une substance corrosive. Pouls faible, rapide, irrégulier ; figure pâle, contractée ; peau couverte de sueur visqueuse.*

La nature des symptômes et les renseignements que l'on donne au médecin lui font penser que ces accidents sont dus à une solution concentrée de sublimé. Il administre quelques décigrammes d'oxyde de zinc dans du lait, et des blancs d'œufs.

Le 7, *vomissements continuels de matières bilieuses mêlées de caillots de sang ; selles de même nature ;* symptômes d'une inflammation intense du

---

(1) M. Orfila a reproché à l'auteur de cette observation de n'avoir pas eu recours à la saignée : « On a de la peine à concevoir, dit-il, qu'on n'ait pratiqué aucune saignée. » (*Toxicologie*, t. 1er, p. 517, édit. de 1843.) De bonne foi, la saignée en pareil cas aurait-elle pu être utile ?

tube intestinal; traits abattus, livides; peau couverte
de sueur froide; pouls fréquent, à peine perceptible.
Le soir, assoupissement.

Cet état de collapsus dura jusqu'au 9. Dans la soirée, *l'éréthisme mercuriel se déclara;* la salivation
était modérée. Le malade parut tomber dans un état
typhoïde, et succomba le 12 mai, cinq jours et
dix heures après l'intoxication. Pendant tout ce
temps, *la sécrétion urinaire fut suspendue.* L'examen chimique de la liqueur démontra que c'était
une solution alcoolique de sublimé : ce sel y entrait
pour un huitième.

Autopsie. — Vive inflammation avec ulcération de
la bouche, de l'œsophage, de l'estomac; la muqueuse intestinale, généralement ramollie, offrait
des ecchymoses nombreuses; vessie contractée. Les
autres organes sains. (*London medico-chirurg. Re-
view;* avril 1840.)

Je regrette de n'avoir point à placer ici un exemple d'empoisonnement lent ou chronique par le mercure : mais je n'en ai point rencontré dans les
auteurs. On conçoit d'ailleurs combien il serait difficile de produire un empoisonnement lent, au
moyen d'une matière qui détermine des symptômes
aussi significatifs que *la salivation, l'inflammation
ou la tuméfaction des gencives, l'ébranlement des
dents,* et en un mot ce que les Anglais ont nommé
l'éréthisme mercuriel. Ces symptômes seraient au
nombre des signes qui révéleraient la nature de la
maladie.

Dans les observations que j'ai citées, l'empoisonnement a été produit par le sublimé corrosif. Il importe d'étudier comparativement, et aussi par des exemples, les effets du mercure lui-même ou des autres composés de ce métal.

Mercure métallique.

Par lui-même, le mercure métallique est-il un poison ; en d'autres termes, et pour parler selon le Code, le mercure métallique est-il une *substance capable de donner la mort?* La question s'est produite devant les tribunaux, et les experts consultés se sont prononcés en sens divers. Des faits cliniques, et un certain nombre d'expériences sur les animaux, semblent montrer que du mercure à l'état fluide a pu être avalé en assez grande quantité, sans aucune conséquence fâcheuse.

Presque jusqu'à nos jours, les chirurgiens n'ont-ils pas administré le mercure à l'état de métal, et pour réduire le volvulus et les hernies étranglées, et pour combattre les coliques dites de *miserere* et des constipations opiniâtres, et pour dissoudre et entraîner des pièces de monnaies engagées dans le tube intestinal? Voyez les auteurs, et spécialement Ambroise Paré : ils abondent en faits de ce genre. Le mercure a pu ainsi être administré jusqu'à la dose de plusieurs livres, sans donner lieu à des accidents. Fallope dit qu'il est à sa connaissance que des femmes enceintes ont pris *des livres* de mercure pour se faire avorter, et qu'elles n'en ont ressenti aucun mal. Échauffé par l'amour et le vin, la nuit de ses noces, un margrave allemand avala, par méprise, une quantité considérable de mercure ; sa santé n'en fut point altérée.

Au commencement de ce siècle, Gaspard injecta du mercure métallique dans les diverses cavités thoraciques ou abdominales des animaux, sans en observer d'autres effets que des phénomènes d'inflammation simple et non toxique. Le mercure, dans tous les cas, dit cet expérimentateur, n'a agi que comme corps étranger.

Mais, d'autre part, on a recueilli des faits qui sont en opposition avec les précédents.

Zwinger a rapporté l'observation d'un homme qui prit 120 grammes de mercure pour apaiser des coliques violentes, et qui fut atteint de salivation pendant dix jours (1) ; Laborde, celle d'un individu qui en prit 330 grammes dans l'espace de quinze jours, et qui fut atteint de ptyalisme, d'ulcération à la bouche et d'une quasi-paralysie des membres (2).

Le Dr Dover, qui faisait emploi du mercure métallique à hautes doses contre diverses maladies, a déclaré avoir vu ce médicament produire quelquefois des effets fatals. Il cite spécialement le cas d'un acteur qui, dans la convalescence d'une fièvre, ayant pris, en cinq jours, 900 grammes environ de mercure métallique, fut saisi, à la fin de cette période, de maux de tête, de coliques, d'insomnie et de constipation, qui amenèrent la mort au bout de deux jours. A

---

(1) *Acta Naturæ Curiosorum.* Dec. II, anno vi, obs. 231. — CHRISTISON, *op. cit.,* p. 424.

(2) *Journal de Médecine,* t. Ier, p. 3. — CHRISTISON, *id.*

l'autopsie, on trouva la partie inférieure du tube digestif noire et remplie de petits globules métalliques.

Voici un dernier cas que je crois devoir reproduire tel qu'il a été communiqué à M. Orfila, par le Dr Pinjon : Le 23 janvier 1842, la femme Nanta (quarante-deux ans), à la suite d'un violent effort pour soulever son lit, fut prise, dans le bas-ventre, de douleurs vives qu'elle négligea. Le 3 février, la douleur, d'abord limitée, s'était étendue à tout le ventre, lequel était distendu, sonore à la percussion ; constipation opiniâtre, rejet de boissons; pouls petit, serré, fréquent; peau froide, visqueuse. Le cathétérisme n'amène que quelques gouttes d'urine. Le doigt, introduit dans le rectum, constate une tumeur considérable, pesante, douloureuse au toucher. Plusieurs médecins diagnostiquèrent un volvulus avec inflammation vive, et prescrivirent les antiphlogistiques et de légers laxatifs. Le lendemain, même état. Les boissons avaient été rejetées. Un autre médecin ordonna 750 grammes de mercure cru ; 500 grammes seulement purent être ingérés en deux fois. Le 4 février, les douleurs étaient si vives, que la femme voulait qu'on lui ouvrît le ventre pour extraire le mercure. Elle le sentait peser fortement, disait-elle. Abdomen extraordinairement distendu. La malade ne prenait que quelques gouttes d'eau, et ne vomissait plus depuis qu'elle avait avalé le mercure. Persistance de la constipation; pouls imperceptible, peau froide et pâle; anxiété excessive, face amaigrie et douloureusement contractée. La peau, surtout à la face, autour des yeux et du nez, avait

pris une couleur grise, rappelant celle du mercure
métallique ; yeux caves ; mâchoire inférieure et membres supérieurs affectés d'un tremblement léger,
mais continuel. Les gencives, surtout les inférieures, violacées et saignantes, tombaient en lambeaux ;
les dents incisives inférieures avaient toutes disparu depuis deux jours ; une seule des supérieures
restait encore, mais si chancelante, que les plus légers efforts auraient suffi pour l'extraire. L'os maxil-
laire inférieur était à nu dans plusieurs points aux
environs des alvéoles. La bouche exhalait une odeur
fétide, la salivation n'était pas manifestement plus
abondante que dans l'état naturel. Cette femme mourut subitement le même jour ; l'intelligence resta
intacte jusqu'au dernier moment.

Qui ne connaît les effets des vapeurs mercurielles ?
Ces effets sont extrêmement délétères, ainsi qu'on le
voit par les maladies dont sont atteints les Mineurs,
les Doreurs, les Étameurs de glaces, les Constructeurs
de baromètres, de thermomètres, etc. Or, à quel état
se trouve le mercure en vapeurs, alors qu'il produit
ces effets funestes, le ptyalisme et la salivation, le
gonflement des gencives et des glandes salivaires,
le tremblement nerveux dit *mercuriel*, l'amaigrissement, les paralysies et la mort même ? A-t-il été
transformé, d'abord en oxyde au contact de l'air,
puis en deutochlorure, par suite de l'action des
chlorures contenus dans l'économie ? On l'a dit, mais
ne pourrait-il pas tout aussi bien avoir été transformé en sulfure, en cyanure ? Mais qu'importe ?
Il ne faut pas prendre le change sur la question,

Que le mercure métallique soit par lui-même un poison (juridiquement *une substance capable de donner la mort*), ou qu'il le devienne au contact de l'air et de nos organes, comme il est certain qu'il produit et peut produire sur l'organisme des effets pernicieux ou fatals, il faut le ranger parmi les substances capables de donner la mort.

Pour le magistrat qui, selon le degré de culpabilité, doit appliquer tel ou tel article de la loi pénale, il ne reste qu'à apprécier les circonstances de l'action réputée coupable, à savoir, si le mercure a été donné par ignorance, imprudence ou avec une intention criminelle.

Oxydes de mercure.

En 1840, dit Christison, j'ai été consulté par le Juge de la couronne (*Coroner*) au sujet d'une jeune fille qu'on soupçonnait avoir été empoisonnée par le deutoxyde ou précipité rouge de mercure. Elle était morte en douze heures. Les symptômes signalés vers les derniers moments avaient été *de la douleur à la gorge, de la difficulté pour avaler, des vomissements et une excessive prostration.* A l'autopsie, on trouva des taches rouges très-étendues sur la membrane interne de l'estomac. On découvrit le mercure dans les matières extraites du ventricule, ainsi que dans le tissu même des membranes de cet organe. Le fait ne donna pas lieu à une action judiciaire, bien que des soupçons se fussent portés sur l'individu par le fait duquel la

jeune fille était enceinte : l'instruction parut établir
que la jeune fille avait pris d'elle-même le poison,
dans la pensée de se faire avorter.

Le docteur Sobernheim a rapporté l'observation
d'un jeune homme qui mourut après avoir pris
30 grammes de précipité rouge. Au bout de quelques
heures, il éprouva des *douleurs vives dans l'estomac
et dans le ventre,* il eut des *vomissements,* de la
diarrhée. Le lendemain, il ne ressentit plus de douleur, mais son corps devint *froid, livide* et *roide.
Le pouls était imperceptible.* Il expira vers la
trente-troisième heure. On retrouva le poison en
grande quantité dans l'estomac et dans le duodénum;
on en saisit quelques fragments au centre même des
ulcérations qu'il avait produites.

Sulfure de mercure.

L'action du sulfure de mercure est en tous points
comparable à celle du bioxyde ou précipité rouge.

Protochlorure de mercure.

Nous avons ici des questions intéressantes à examiner. Le protochlorure de mercure est-il un poison
par lui-même, ou ne peut-il devenir tel qu'en se
transformant dans l'économie en deutochlorure? On
sait quel emploi fréquent on fait du calomel (protochlorure) en médecine. Ce composé n'est-il qu'un
purgatif doux ; peut-il produire d'autres effets que la
purgation simple : peut-il devenir deutochlorure ou
sublimé en présence des chlorures alcalins de l'éco-

nomie, ou introduits accidentellement avec lui dans le tube digestif? Le médecin toxicologiste aura toutes ces questions à résoudre dans la pratique; il faut leur donner l'attention qu'elles méritent.

Je reprends : Le protochlorure de mercure ou calomel est-il un poison par lui-même? Le protochlorure est insoluble; le deutochlorure est, au contraire, excessivement soluble.

Évidemment, selon les principes que nous avons établis, le protochlorure doit agir surtout au contact ou localement; le deutochlorure tout à la fois au contact et après absorption. A doses égales d'ailleurs, le calomel doit être plutôt un purgatif, le sublimé un agent d'intoxication. Mais l'action purgative ne peut-elle être élevée jusqu'à devenir une cause de mort? Qui en doute? Si on le niait quant à l'action du calomel qu'on administre si souvent et à si hautes doses, voici comme je répondrais : Dans son livre *Des médicaments infidèles et peu sûrs* (*De medicamentis insecuris et infidis*), Hoffmann a rapporté deux cas de mort arrivée par suite de l'administration de 15 grains (1 gramme environ) de calomel; les sujets étaient deux enfants, l'un de douze, l'autre de quatorze ans.

Comme symptômes, tous deux eurent des *vomissements noirs*, de l'*insomnie* et une *grande anxiété*; l'un d'eux eut un *tremblement des pieds et des mains*; ils moururent le sixième jour.

Ledelius, dans les Éphémérides allemandes, a consigné l'observation d'un individu qui périt victime d'une méprise, après avoir pris une demi-once envi-

ron (16 grammes) de calomel. *Des vomissements,
un sentiment de constriction à la gorge, un flux de
ventre* porté jusqu'à vingt évacuations dans la journée, *une prostration excessive et un état de torpeur
général*, tels furent les symptômes qui amenèrent la
mort au commencement du second jour.

Wibmer a emprunté à Vigetius un cas semblable,
où la mort fut aussi produite par 16 grammes de
calomel.

On tient d'Helweg, écrivain du siècle précédent,
qu'un médecin ayant voulu essayer sur lui-même
l'effet du calomel, à dose ordinaire, il ressentit tous
les effets d'un poison irritant, et mourut au bout de
quatre heures.

Que d'autres faits on aurait peut-être à ajouter à ceux-là, si l'on pouvait disposer d'un nécro-
loge médical! Mais la question a-t-elle besoin d'un
tel secours? J'accorde que le calomel n'est qu'un
purgatif, qu'un laxatif même, si l'on veut; qu'on a
pu, d'après le témoignage des praticiens anglais de
l'Inde, l'employer jusqu'à la dose de 40 grammes
par jour contre la fièvre jaune, ou toute fièvre dite de
nature bilieuse (*voir* CHRISTISON, édit. 1843, p. 429) :
le protochlorure de mercure ne peut-il devenir deutochlorure dans l'économie, et agir alors à l'instar
d'un poison qu'entraîne l'absorption? Le fait n'est
que trop présumable, pour ne pas dire trop certain.

M. Mialhe a mis en présence du protoxyde et du
bioxyde de mercure avec une solution de chlorhydrate d'ammoniaque, et au bout d'un certain temps,
il a trouvé, dans le mélange, du deutochlorure de

mercure, ou plutôt du chlorure ammoniaco-mercuriel ou sel soluble d'Alembroth.

De même, il a mêlé à une solution de chlorhydrate
d'ammoniaque, des proto et des deutosels de mercure, et il a obtenu, avec les protosels, une certaine
quantité de sublimé ; avec les deutosels, une quantité
infiniment plus considérable du même composé.

Le mercure métallique lui-même, au contact du
sel ammoniac, a donné à M. Mialhe une certaine
quantité de sublimé corrosif.

Répétées avec le chlorure de sodium ou sel marin,
au lieu du chlorhydrate d'ammoniaque, les mêmes
expériences ont donné les mêmes résultats.

Or, comme les liquides et solides du corps humain
contiennent, d'une part, des chlorures alcalins ; de
l'autre, divers acides, tels que l'acide chlorhydrique
même, comment ne pas conclure que des transfor-
mations identiques à celles de nos expériences,
peuvent se produire dans les actes de l'organisme ?
Ce n'est plus de nos jours que la physiologie décla-
rerait souverainement que les phénomènes de l'organisme sont en désaccord, ou en opposition directe
avec ceux que nous révèle la chimie.

Cyanure de mercure.

Le cyanure de mercure, qui est un sel soluble, est
un poison non moins violent que le deutochlorure
ou sublimé corrosif. Toutefois il faut remarquer que,
comme effet local ou de contact, il a une action
moins corrosive ; cela tient à la composition du sel.
Le principe qui, dans le cyanure, joue le rôle d'acide

est moins irritant que l'élément de même ordre du deutochlorure. Voici d'ailleurs une observation précieuse qui mettra en relief les effets physiologiques et pathologiques du cyanure de mercure : on pourra comparer ces effets à ceux qui sont produits par le sublimé.

Dans la pensée de se suicider, M. X***, qui avait inutilement tenté de préparer de l'acide prussique, avala, d'un seul coup, 13 décigrammes de cyanure de mercure. Immédiatement après, vomissements répétés des matières mêlées de sang, déjections alvines fréquentes et copieuses, douleurs atroces dans tout l'abdomen.

Le malade prend quelques boissons délayantes. Quatre jours après l'accident, M. Kapeler, appelé près de lui, le trouva couché sur le côté droit, et appuyé sur le bras de ce côté ; son visage est sérieux, sa figure animée, les yeux fixes, les conjonctives injectées. Après des instances réitérées, le malade déclare enfin qu'il s'est empoisonné, ainsi que nous venons de le dire.

L'extérieur du corps ne présente rien de remarquable ; céphalalgie atroce ; contractions du cœur fortes, développées et repoussant la main appliquée sur les parois de la poitrine ; pouls médiocrement fréquent, presque lent, mais en même temps plein et dur ; respiration libre, toux légère ; la poitrine résonne parfaitement dans toute son étendue ; les lèvres, la langue, la face interne des joues sont parsemées d'une multitude d'ulcérations recouvertes d'une pulpe d'un blanc grisâtre : la soif est très-vive; les glandes salivaires sont gonflées, tuméfiées; une salive abondante découle sans cesse de la bouche. Cette salive exhale l'odeur particulière à la salivation mercurielle; la déglutition est facile; il y a des nausées, des envies continuelles de vomir, et souvent des vomissements après l'ingestion des boissons dans l'estomac; le ventre est souple, nullement douloureux à la pression; le malade est tourmenté par de fréquentes envies d'aller à la garde-robe, qui sont précédées et accompagnées de ténesme; les selles sont rares; les matières expulsées sont mêlées de sang; l'urine ne coule point. (Vingt sangsues à l'anus, eau de veau pour boisson, lavements à l'eau de son, gargarisme d'eau d'orge et de miel rosat.)

Le lendemain, cinquième jour, même état; application de trente sangsues sur l'abdomen, et cataplasme souvent renouvelé.

Le sixième jour, aucun des symptômes n'a diminué d'intensité : la bouche est dans le même état; les vomissements, les déjections alvines avec ténesme, la suppression d'urine persistent; le ventre est mou, souple, sans douleur à la pression; battements de cœur violents et brusques; le pouls a les mêmes caractères que précédemment. (Saignée du bras de six palettes, eau de veau alternée avec un mélange d'un litre d'eau battue avec deux blancs d'œufs, gargarisme émollient, demi-lavement de deux en deux heures, cataplasme sur l'abdomen, bain à 28 degrés pour le lendemain matin.) Nuit agitée, insomnie; le bain suspend momentanément les angoisses. (Saignée de trois palettes.)

Le septième jour, les contractions sont moins fortes, le pouls un peu faible, la salivation moins abondante, l'état de la bouche est le même, les symptômes
persistent. Même prescription : trente sangsues sont
appliquées sur l'abdomen. Dans le courant du jour,
malgré la persistance des accidents, le malade est
calme, répond aux questions qu'on lui adresse; il
n'accuse aucune souffrance, si ce n'est celle que font
naitre les ulcérations de la bouche; les membres
sont agités de légers mouvements convulsifs.

Le huitième jour, faiblesse générale, syncopes fréquentes, continuation des mouvements convulsifs
dans les membres, assoupissement, réveil facile,
pouls petit, lent, concentré, vomissements moins
fréquents, ventre toujours indolent; la suppression
d'urine continue. On applique des vésicatoires aux
mollets et des sinapismes aux pieds; on y ajoute des
boissons émollientes frappées à la glace, l'application de glace sur l'abdomen, un demi-lavement hui-
leux d'heure en heure. Dans la soirée, pouls lent,
assez serré, extrémités froides: les vomissements
sont remplacés par un hoquet qui fatigue beaucoup
le malade: l'urine ne coule point.

Le neuvième jour, même état, mêmes prescriptions: dans la matinée, prostration extrême, dé-
faillances répétées, hoquet continuel, nulle émission
d'urine, nulles déjections. Peu de temps après être
retiré du bain, à 2^{h}30^m, le malade meurt dans une
syncope.

Voici les lésions pathologiques qu'a signalées l'autopsie : Mâchoires fortement serrées l'une contre

l'autre; la cavité de la bouche exhale une odeur fétide *suí generis*. La face interne des joues et les gencives sont recouvertes d'ulcérations tapissées d'un enduit grisâtre; la langue, beaucoup plus volumineuse que dans l'état de santé, est ulcérée sur ses bords, et couverte d'une couche grisâtre très-épaisse, sèche, âpre au toucher, et difficile à enlever. Le pharynx est sain ; vers le milieu de la longueur de l'œsophage, il existe une tache rose marbrée, de la largeur d'un écu de six francs, plus foncée inférieurement que supérieurement. La cavité du péritoine contient un peu de sérosité jaunâtre. Estomac d'un volume médiocre, sans altération à l'extérieur; intestins distendus par des gaz. La membrane muqueuse gastro-intestinale offre dans l'estomac, vers le petit cul-de-sac et le pylore, une couleur rouge-brunâtre, et vers le cardia et dans le grand cul-de-sac, une rougeur très-foncée, un boursouflement extraordinaire et de nombreuses ramifications vasculaires très-prononcées; dans le duodénum et le jéjunum, elle est très-boursouflée, d'un rouge très-foncé, et même noirâtre dans certains endroits, comme gangréneuse dans quelques autres, surtout près de la valvule iléo-cœcale; la rougeur offre les mêmes caractères dans le cœcum, pâlit dans le côlon ascendant, redevient foncée dans le côlon transverse, pâlit de nouveau dans le côlon descendant pour augmenter ensuite d'intensité dans le rectum. Dans toute la longueur des intestins, la membrane muqueuse est boursouflée, et dans quelques endroits, surtout dans les intestins grêles, elle est granulée, .

comme chagrinée; dans tous les points où elle était ainsi soulevée, on observait une infiltration abondante de sérosité dans le tissu cellulaire sous-muqueux. La vessie, contractée sur elle-même, contenait une très-petite quantité d'urine blanche et laiteuse.

Un chimiste, M. Caventou, analysa le sang et les excréments, mais sans résultat heureux. Le malade ayant vécu neuf jours, il se pouvait que tout le composé mercuriel eût été rejeté par les selles. On sait aujourd'hui (l'observation est de l'année 1823) qu'après un empoisonnement, ce n'est pas dans le sang tout spécialement qu'il faut aller chercher le poison, mais bien plutôt dans les organes parenchymateux, dans le foie en particulier.

Les autres composés mercuriels ne produisent pas d'effets distincts de ceux que je viens de signaler; il serait donc superflu de s'y arrêter.

Pour le mercure, comme pour les autres poisons, quelle que soit la voie par laquelle il pénètre dans l'économie, l'action toxique est la même, plus ou moins rapide selon la rapidité de l'absorption.

Empoisonnements par la peau. — Un enfant, dont on lavait la tête avec une solution de sublimé corrosif pour une éruption du cuir chevelu, fut pris d'une salivation violente et mourut en quelques jours (1).

Un autre enfant à qui l'on avait prescrit des lotions avec le même composé mercuriel, pour une

____

(1) *London medical repository*, XVI, p. 408. — CHRISTISON, *on Poisons*, p. 420; édit. de 1845.

éruption de nature psorique au bras, périt au bout
de deux jours, atteint de fièvre, de symptômes inflammatoires du côté des voies gastriques, et d'une
salivation extrèmement abondante (1).

Pibrac a rapporté trois cas de mort par suite de
l'application du sublimé sur des ulcères. Dans l'un
des cas, l'empoisonnement eut lieu après quelques
jours; dans l'autre, au bout de vingt-quatre heures;
dans le troisième, la nuit même du jour où l'application du poison avait été faite sur la plaie (2).

Plenck parle d'une dame qui périt misérablement,
pour avoir appliqué sur son corps un emplâtre dans
lequel entrait du sublimé corrosif. Les symptômes
qui amenèrent la mort furent de grandes douleurs,
des convulsions, l'enflure de la gorge et la salivation (3).

Un empirique appliqua du sublimé corrosif sur
une petite dureté qu'une dame avait à la cuisse; le
poison produisit une escarre très-épaisse, des douleurs violentes et une tumeur inflammoire du volume
du poing, outre des angoisses, des faiblesses et des
convulsions effrayantes. Ces symptômes furent suivis
d'une salivation immodérée. La complication de tous
ces accidents emporta la malade en quinze jours (4).

Le Dr Guerard, médecin allemand, a observé des

<hr>

(1) *Edin. Med. ind Surg. journal*, VIII, 195.
(2) *Mémoires de l'Académie de Chirurgie*, t. IV, p. 154.
(3) JOSEPHI JACOBI A. PLENCK *Toxicologia*, Art. *Mercurius su-
blimatus corrosivus*, p. 252; *Viennæ*, MDCCCX.
(4) DEGNERI, *Historia medica, de dysenteriá bibliosá contagiosá*,
p. 250, année 1738. — ORFILA, *Toxicologie*, t. I, p. 526; 1843.

effets de ptyalisme après trois bains de sublimé. M. Jules Cloquet a éprouvé des accidents graves, tels que douleurs épigastriques. coliques, gène de la respiration, sueurs froides, ralentissement du pouls, saveur métallique, etc., pour avoir immergé ses mains, à plusieurs reprises, dans une solution alcoolique concentrée de deutochlorure de mercure.

Employé soit en frictions, soit comme simple topique, le mercure détermine quelquefois à la peau une éruption de nature spéciale, à laquelle on a donné le nom d'*hydrargyrie*. Le plus ordinairement, ce sont de simples plaques rouges, séparées les unes des autres par d'étroits intervalles; mais quelquefois l'affection cutanée parait de nature vésiculeuse ou même papuleuse. Des praticiens ont contesté l'existence de cette éruption, ils en ont nié le caractère spécial; mais déjà elle a été observée un assez grand nombre de fois, tant en France qu'en Angleterre, pour mériter d'être prise en considération comme effet ou symptôme de l'intoxication mercurielle (1).

Empoisonnement par les voies respiratoires. —

---

(1) L'hydrargyrie, comme éruption cutanée spéciale, a été signalée pour la première fois en 1804, par George Alley, de Dublin : AN ESSAY ON A PECULIAR ERUPTIVE DISEASE ARISING FROM THE EXHIBITION OF MERCURY. D'autres médecins de la Grande-Bretagne, Thomas Spens, John Mullin, John Pearson, ont confirmé par des observations nouvelles l'opinion de Georges Alley. M. Rayer, le premier en France, appela l'attention sur cette maladie. M. Casenave combattit l'opinion de M. Rayer. Mais un grand nombre de nos jeunes praticiens, M. Briquet. M. Rilliet, M. Barthez, M. Baron. ont publié des observations qui justifient Alley et donnent raison à M. Rayer.

Le Dr Coldstream, de Leith, a rapporté à M. Christison qu'ayant sublimé avec le chalumeau, dans son laboratoire, environ 24 grains de sublimé, lui et plusieurs de ses élèves furent saisis de constriction à la gorge et de céphalalgie. Sur l'un des assistants, le mal alla jusqu'à la défaillance et aux vomissements (1).

Tous les auteurs qui ont écrit sur le mercure ont rapporté l'histoire du vaisseau de 74, *le Triomphe*. Ce bâtiment était entré dans le port de Cadix au mois de février 1810. Un mois après, un vaisseau espagnol, chargé de mercure, vint échouer sous les batteries de la ville, alors au pouvoir des Français. Les chaloupes du *Triomphe* furent envoyées à son secours, et parvinrent à sauver environ cent trente tonneaux de mercure, qui furent transportés à bord du vaisseau et placés dans la paneterie. Le mercure était, à ce qu'il paraît, contenu dans des vessies renfermées dans des barils, qui eux-mêmes étaient placés dans des caisses. Sous l'influence de la chaleur, alors très-grande, et de l'humidité, les vessies se pourrirent rapidement et laissèrent échapper le métal; il se répandit aussitôt dans tout le vaisseau, se mêlant au pain et aux autres provisions, en plus ou moins grande quantité (2). Bientôt après, un grand nombre d'hommes de l'équipage furent atteints d'un ptya-

_____

(1) Christison, *on Poisons*, éd. 1845, p. 421.

(2) On remarqua qu'une montre d'or, des pièces de monnaie d'or et d'argent renfermées dans un tiroir, étaient blanchies par le mercure.

lisme violent. Le chirurgien et le munitionnaire du vaisseau furent des premiers et des plus vivement atteints ; en effet, le mercure coulait constamment dans leurs chambres situées sur le faux-pont, et séparées de la paneterie par une simple cloison de bois. Dans l'espace de trois semaines, à dater du moment où le mercure avait été transporté à bord, deux cents hommes furent affectés de salivation, d'ulcérations de la bouche et de la langue, accompagnées, dans beaucoup de cas, de paralysies partielles et de dérangements d'intestins. On fit voile pour Gibraltar, on purifia le navire par des lavages, on envoya les malades à terre : les provisions, les objets d'équipement et même le lest furent portés à terre. Malgré toutes ces précautions et les lavages réitérés, tous les hommes qui furent occupés à rechanger le fond de cale, et ceux qui travaillaient dans la chambre de l'intendant, éprouvèrent le ptyalisme, et, pendant le retour de Gibraltar à Cadix, les malades se succédèrent rapidement jusqu'au 13 juin, époque où le vaisseau fit voile pour l'Angleterre. Pendant la traversée, les hommes de l'équipage étaient tenus constamment sur le pont : le navire était aéré jour et nuit par les ventilateurs : le pont inférieur restait ouvert autant que possible, et on ne laissait personne coucher dans le faux-pont. Personne n'éprouva de symptômes dans le pont inférieur, et le nombre des malades diminua sensiblement.

Les moutons, les cochons, les chèvres, les volailles, les chats, les souris, un chien et même un serin qu'on avait à bord, succombèrent sous l'influence de la vapeur mercurielle.

J'extrais ce qui suit d'un Rapport général que j'ai fait au Conseil de salubrité et à M. le Préfet de Police, pour l'année 1847 :

« Une industrie qui avait pour objet de retirer, par la distillation, le mercure contenu dans le tain des vieilles glaces et dans les eaux acides des doreurs, s'était établie rue Vieille-du-Temple, dans une petite cour entourée de bâtiments et fermée, au niveau du quatrième étage, par un châssis vitré. La distillation s'exécutait sur un fourneau qui n'était muni ni de cheminée ni de hotte. Les vapeurs, sans issue au dehors, se dissipaient donc, ou plutôt se condensaient dans un espace assez étroit.

» Parmi les habitants d'une maison ayant des jours directs sur la petite cour, trois enfants d'une famille établie au troisième étage, furent atteints de chorée ou de tremblements nerveux ; qu'un médecin n'hésita pas à attribuer à l'action immédiate des émanations mercurielles. Le Conseil dut faire fermer l'établissement.

» Dans une autre localité, une industrie du même genre dirigeait les vapeurs de son appareil distillatoire dans un corps de cheminée commun à plusieurs foyers. Dans une des pièces adjacentes, plusieurs personnes furent prises tout à coup de salivation ayant le caractère d'une affection mercurielle. En recherchant les causes d'une maladie qui s'était développée si instantanément, on découvrit qu'un tuyau de poêle de ladite pièce, dans lequel on n'avait pas fait de feu depuis longtemps, s'ouvrait dans la cheminée donnant passage aux vapeurs mercurielles. On s'empressa de faire boucher une pareille communication, et la leçon ne dut pas être perdue. »

Le D' Scheel a rapporté l'observation d'un individu qui le consulta pour une salivation très-violente, et qui avait tous les caractères d'une salivation mercurielle. Toutefois, on ne fut invariablement fixé sur la cause de cette affection, qu'après la mort de l'individu, en trouvant suspendu à son cou un sac de cuir rempli de mercure. On apprit qu'il portait ce sac depuis six ans, pour se prémunir contre la gale et la vermine; et dans ce long intervalle, il avait sans doute renouvelé plusieurs fois le contenu de sa fatale amulette (1).

Il n'est pas douteux, d'après ces faits et d'autres analogues rapportés par les auteurs, qu'on peut périr empoisonné par les émanations seules du mercure. Cependant, ainsi que l'a fait observer très-judicieusement de Jussieu, ce n'est pas exclusivement à l'absorption des vapeurs mercurielles par les poumons, qu'il faut attribuer les maladies des mineurs ou autres artisans qui manient le mercure : c'est bien plutôt encore à l'absorption du métal par la peau, celle des mains, en particulier, qui sont le siége d'une transpiration très-prononcée. Je laisse ici parler de Jussieu, parce que j'aurai à rappeler son opinion au sujet des ouvriers cérusiers que, par des soins con-

---

1 Christison, on Poisons, p. 400, ed. 1832.

venables, il est possible de préserver des émanations du plomb.

« Une autre erreur dans laquelle on est touchant
la cause des maladies de ceux qui travaillent aux
mines de mercure, est de se figurer que ce soit la
respiration continuelle de la vapeur qui s'en exhale.
On est désabusé de ce préjugé par la comparaison
que l'on fait de l'état des mineurs du bourg d'Almaden, qui travaillent librement aux mines, à celui
des forçats et des esclaves qui y sont contraints.
Ces premiers, par le soin qu'ils ont, à leur retour
des mines, de quitter généralement tous les habits
qui leur ont servi dans le travail, et d'en changer
depuis les pieds jusqu'à la tête, et de souliers surtout, se conservent en santé, et parviennent au
même âge que les autres hommes, au lieu que ces
pauvres malheureux, à qui la misère ne permet pas
de changer d'habits, et qui prennent leurs repas
dans les mines mêmes, où ils touchent leur pain
sans se laver, sont sujets aux enflures des parotides,
aux aphtes, à une salivation et à des pustules ré-
pandues sur leur corps, accidents que l'on voit être
l'effet du contact, ou plutôt de l'entrée des particules
du mercure dans les pores de la peau, tel qu'il arrive à ceux qui sont dans les remèdes mercuriels....

» Ce n'est donc que la malpropreté, l'intempé-
rance dans la boisson, et la continuité du contact
du mercure, qui sont capables de causer à ces mineurs, après une suite d'années de travail, les tremblements dont ils sont atteints, et qui ne sont pas
continuels, mais qui deviennent plus ou moins sen-

sibles lorsqu'on leur imprime, avec plus ou moins
de vivacité, quelques mouvements de surprise ou
de crainte.... Tristes effets, ajoute de Jussieu, du
séjour du sang dans des vaisseaux du cerveau devenus variqueux par le poids de quelques particules
mercurielles qui y ont séjourné, ce qui arrive également à ceux auxquels on a donné du mercure mal
à propos et en trop grande quantité (1). »

*Empoisonnements par les autres ouvertures na-
turelles.* — Est-il besoin de citer des exemples d'empoisonnement par les membranes muqueuses en
général? On sait combien est active l'absorption
par ces voies normales. Breschet a vu la salivation
mercurielle succéder à une seule cautérisation du
col de l'utérus par le nitrate acide de mercure.
M. Trousseau a vu une salivation abondante se manifester à la suite d'une seule injection vaginale avec
une solution de 30 centigrammes de sublimé dans
500 grammes d'eau. Mais, sur ce sujet, déjà le lecteur est suffisamment édifié par ce qui a été dit à l'article de l'arsenic.

II. — *Signes de l'empoisonnement par le mercure.*

Pour me résumer, si je rapproche ici les signes
propres à caractériser l'empoisonnement par le mercure, je trouve :

---

(1) Extrait du Mémoire de de Jussieu, inséré dans l'*Histoire de
l'Académie royale des Sciences*, année 1710, p. 35.

Le goût styptique, métallique, très-repoussant du corps toxique;

L'action caustique qu'il peut produire sur toutes les parties qu'il touche;

Le sentiment d'irritation ou d'ustion qu'il fait naître dans la bouche, dans la gorge, sur le trajet de l'œsophage, à l'épigastre et dans toute la région abdominale;

La fétidité de l'haleine;

La tuméfaction des gencives;

L'ébranlement des dents;

Le gonflement général des glandes salivaires ou autres, le ptyalisme et la salivation;

Les vomissements qui parfois sont sanguinolents;

Les selles qui parfois ont le même caractère, ou qui présentent la couleur noire du sulfure de mercure;

La rareté ou la suppression totale de l'urine;

Le ralentissement de la circulation;

L'oppression des forces;

Le froid général;

Le tremblement mercuriel;

La paralysie des membres;

Les taches ou lividités de la peau.

Dans un tel ensemble de symptômes, qui ne voit le tableau frappant d'un empoisonnement par le mercure? Mais tels de ces symptômes ont une importance et une signification qu'il importe d'apprécier avec rigueur : ainsi la salivation et le tremblement mercuriel.

Salivation mercurielle. — La salivation suit-elle

toujours l'ingestion ou l'absorption du mercure? Ce n'est pas à la physiologie qu'il faut demander l'absolu. Nul médecin ne l'ignore, il est des constitutions réfractaires à l'action de ce médicament. Tandis que tel individu est impressionné par la plus faible dose, tel autre n'éprouve aucune atteinte de la dose la plus forte. Est-ce là une différence qui tient à la faculté d'absorption? Je ne voudrais pas l'affirmer, bien qu'il soit reconnu que le mercure est plus redoutable aux enfants ou aux personnes jeunes, qu'à celles qui sont plus âgées. La chimie, non plus que la médecine, n'a pas décidé si la salivation était l'effet direct ou indirect d'un poison qui agit par lui-même, ou par suite d'une irradiation *sympathique* transmise par les nerfs.

A quelle dose la salivation peut-elle être produite, et après combien de temps se manifeste-t-elle généralement? Tout composé mercuriel, à dose forte ou faible, peut amener la salivation. L'effet est entièrement subordonné à l'idiosyncrasie du sujet, aux conditions physiologiques dans lesquelles il se trouve au moment de l'ingestion du médicament. Quinze centigrammes (3 grains) de sublimé corrosif, pris en trois doses, ont amené un violent ptyalisme (1). Sept décigrammes (15 grains) de pilules bleues, pris en trois doses, une par jour, ont excité une salivation fatale (2).

---

(1) LANCET, 1838-39, 1, 215. — CHRISTISON, *on Poisons*, p. 408.
(2) COLSON, *Archives gén. de Méd.*, t. XII, p. 84. — CHRISTISON, *on Poisons*, p. 408.

En général, la dose toxique étant assez forte, la salivation se manifeste du second au troisième jour. Mais, à cet égard, l'exception est près de la règle. Un composé soluble agit plus rapidement qu'un composé insoluble. Tel sujet est réfractaire, tel autre est extrêmement sensible à l'action mercurielle. Le Dr Bright a rapporté une observation d'après laquelle 2 $\frac{1}{2}$ décigrammes (5 grains) de calomel, administrés dans un cas d'apoplexie, amenèrent, en trois heures, une salivation violente avec tuméfaction de la langue. Il est vrai que le médicament déposé dans la bouche, y séjourna quelque temps avant d'être entraîné dans l'estomac (1).

Au sujet de l'invasion, de la marche, de la durée, de la continuité ou de l'intermittence de la salivation, diverses questions se sont déjà produites devant les tribunaux. Dans le procès de William Patterson, qui était accusé d'avoir empoisonné sa femme, en lui donnant, à plusieurs reprises, du protochlorure de mercure, il s'agissait de savoir à quel moment avait commencé la salivation, quelles en avaient été les phases, etc.; mais le seul témoin qui put être interrogé à ce sujet était un médecin ignorant : il ne put donner satisfaction à la justice.

Dans le procès de miss Butterfield, qui était accusée d'avoir empoisonné son maître, M. Scawen, avec du sublimé corrosif, il était établi par les débats que, vers le milieu d'avril, M. Scawen avait pris

---

(1) *Report of medical cases,* II, p. 337. — CHRISTISON, p. 407.

un remède secret qui l'avait fait saliver. Vers le milieu de juin, il avait eu de nouveau une salivation
violente, dont il était mort. Dans l'intervalle, il
était tout à fait improbable qu'il eût pris du mercure.

La question soumise aux experts était de savoir, si
la salivation première aurait pu se renouveler ou reparaître après un intervalle de deux mois, sans une
nouvelle administration de mercure. L'expert appelé
par l'accusation, chirurgien dont la pratique était
très-étendue, répondit que cela ne pouvait pas être.
Mais l'un des experts appelés par la défense, M. Brom-
field, chirurgien de l'hôpital des Vénériens de Londres, affirma qu'il avait vu souvent la salivation
mercurielle reparaître après une long e suspension;
qu'il était assez commun que des malades, en apparence guéris, fussent repris de ce mal le soir même
de leur sortie de l'hôpital; que, dans un cas, il
avait vu cette récidive après un intervalle de trois
mois, et que, dans l'espace d'une année, un de ses
clients avait été atteint d'une salivation périodique,
à six semaines ou un mois d'intervalle. Un autre chirurgien du même hôpital, M. Howard, déposa dans
le même sens, ce qui amena l'acquittement de l'accusée.

De pareils témoignages seront toujours au service
des défenseurs d'un accusé; mais en parlant selon
la science, ne faut-il pas prévenir que cette périodi-
cité ou ce retour de la salivation mercurielle n'est
qu'une exception, une exception même assez rare,
malgré les exemples qui ont été recueillis par divers

auteurs, particulièrement par Mead, Swediaur, Cullerier, Colson, Louyer-Villermé, et d'autres encore (1)?

Mais comme signe de l'empoisonnement par le mercure, la salivation ne peut-elle faire naître encore des questions d'un autre ordre et d'une grande importance? Toute salivation est-elle l'effet du mercure? La salivation mercurielle a-t-elle des caractères qui lui soient propres? Nous touchons ici à des difficultés réelles. Oui, la salivation peut reconnaître d'autres causes que le mercure; elle est produite par les préparations de cuivre, d'or et d'antimoine, par l'huile de croton, l'opium, la noix vomique, l'acide hydrocyanique; elle peut survenir spontanément; elle peut être le résultat d'une inflammation, d'un ulcère, d'un cancer de la bouche. Un auteur, Quelmalz, l'a observée, comme affection spéciale, à l'état épidémique (2). Mais, en pareil cas, chaque maladie a ses signes, on ne les confondra pas avec un empoisonnement. La fétidité de l'haleine et de la salive a été donnée comme un caractère de la salivation mercurielle; mais on conçoit que ce caractère, tout significatif qu'il soit, n'est pas essentiellement pathognomonique. Le D* Davidson, de Glascow, a avancé que, dans le ptyalisme mercuriel, la

______

(1) Mead's *Medical works*, p. 202. — Swediaur, *Maladies vénériennes*, t. II, p. 251. — *Archives gén. de médecine*, t. XI, p. 254; t. XII, p. 99. — Christison, *on Poisons*, p. 413 et suiv.

(2) *De ptyalismo febrili*, Diss. Inaug. Lipsiæ, in Halleri, *D. sput. de Morb. Hist.*, t. 1er, p. 469. — Christison, *id.*, p. 411.

salive étant dépourvue d'acide sulfocyanique, elle
ne rougit pas par le sesquichlorure de fer; mais à
supposer, comme le fait observer Christison, que la
présence de l'acide sulfocyanique pût être une preuve
que la salivation n'est pas de cause mercurielle, est-ce
que par toute autre cause que l'action du mercure,
la salive ne pourrait pas être dépourvue d'acide sulfocyanique? Disons-le, l'effet n'a de valeur que s'il
peut être rattaché à la cause qui l'a produit. En matière d'empoisonnement, il importe avant tout d'établir par les faits, c'est-à-dire par l'instruction judiciaire, que du poison a été ou a pu être administré
à la victime.

Tremblement mercuriel. — Il en est du tremblement mercuriel comme de la salivation. Il a une
signification propre dans les cas d'empoisonnement
par le mercure, mais autant toutefois qu'on peut le
rattacher au fait, au moins possible, de l'administration d'une préparation mercurielle.

Est-ce soudainement, n'est-ce pas plutôt lentement que se produit ce symptôme, qui paraît le
dernier terme de l'intoxication mercurielle? On
a des exemples où il s'est manifesté tout à fait au
début du mal. Le professeur Haidinger, de Vienne, a
cité le cas d'un fabricant de baromètres qui fut atteint d'un tremblement mercuriel que rien ne put
guérir, pour avoir respiré, seulement pendant quelques heures, des vapeurs mercurielles se dégageant
d'un vase placé sur un poêle. Un ouvrier, qui travaillait avec lui, fut affecté d'une salivation par suite de
laquelle il perdit toutes ses dents. Toutefois le trem-

blement mercuriel se rattache plus spécialement à l'empoisonnement lent ou chronique. En raison des antécédents, il est impossible de confondre ce symptôme avec toute affection similaire se rattachant à une lésion idiopathique ou symptomatique du système nerveux.

III. — *Altérations pathologiques sur le cadavre.*

Je l'ai déjà dit, mais je ne puis trop le répéter, il ne faut pas attacher trop d'importance aux altérations pathologiques en matière d'empoisonnement. Tout au contraire, l'absence sur le cadavre de lésions anatomiques propres à rendre compte de la mort, est une présomption qui doit faire rechercher si une maladie, d'un caractère suspect, n'est pas le fait d'une cause occulte ou d'un poison. Il n'y a que les empoisonnements aigus et violents par le mercure qui donnent lieu à des désordres très-tranchés, et par cela même caractéristiques. En pareil cas, il faut s'assurer si, comme dans l'observation rapportée à la page 123, il ne se trouverait pas de petits grains ou corpuscules de la matière toxique au centre des ulcérations ou corrosions produites par elle.

On l'a vu par les observations qui précèdent, la bouche et la gorge sont ou peuvent être le siége de lésions caractéristiques :

Stomatite générale ou partielle;

Ulcérations aphteuses;

Gonflement des gencives;

Ébranlement des dents;

Rougeur ou tuméfaction de l'isthme du gosier.

Dans un cas spécial qui a fait l'objet d'un Rapport judiciaire, M. Devergie a constaté un épaississement de la langue avec augmentation de volume des cryptes muqueux de ces organes.

Le pharynx, l'œsophage, l'estomac, les intestins peuvent présenter des traces plus ou moins prononcées d'irritation ou d'inflammation. Là où le poison a séjourné, il a pu déterminer une érosion, une ulcération, des points de gangrène. Selon le degré d'ustion locale, on conçoit que les tissus organiques aient pu être ulcérés, corrodés, et qu'autour de la lésion première il se soit fait un travail de phlegmasie éliminatoire. En constatant la nature, la forme, l'étendue des lésions cadavériques, le médecin doit apprécier le travail pathologique qui a dû les produire, afin de se rendre compte si elles sont l'effet de la maladie observée, ou si elles doivent être rapportées à une cause spéciale, la putréfaction par exemple, ou l'action locale d'un agent étranger, d'un poison introduit dans les voies digestives après la mort.

La couleur des matières contenues dans le canal intestinal peut être, sinon un signe, du moins une présomption d'un empoisonnement par le mercure. On n'ignore pas qu'il se produit dans le tube digestif, et pendant la vie, et après la mort, des gaz sulfurés. De même que dans l'empoisonnement par l'arsenic, les matières excrémentielles peuvent prendre la teinte jaune du sulfure d'arsenic; de même dans l'empoisonnement par le mercure, elles peuvent présenter la coloration noire du sulfure de mercure.

Assez fréquemment, dans l'empoisonnement par le mercure, on a trouvé les reins injectés, tuméfiés, la membrane des artères molle et de couleur pourpre, la vessie contractée, rouge et vide. On devra prendre en considération un tel état pathologique qui, s'il n'est pas tout à fait propre à l'empoisonnement, s'y lie bien plus qu'à tout autre ordre d'affections communes.

On a voulu rattacher à l'empoisonnement par le mercure, comme on les avait déjà rapportées aux effets de l'arsenic, les ecchymoses ou taches qu'on rencontre parfois sous la membrane interne des cavités du cœur; mais quels sens peuvent avoir de semblables lésions qu'on retrouve si souvent sur les cadavres? Aucun.

On a cru de même que les composés mercuriels, comme les composés arsénieux, préservaient les corps de la putréfaction. Mais il n'en est rien, et le contraire serait peut-être plus vrai. J'ai fait la remarque, quant à moi, que les animaux empoisonnés par le mercure se putréfiaient rapidement et qu'ils exhalaient une odeur repoussante.

Alors que le mercure a été pris à petites doses, il peut arriver, je l'ai dit, que les altérations pathologiques soient nulles ou impropres à expliquer la mort. Les symptômes n'acquièrent ainsi que plus de signification peut-être, et pour confirmer ou infirmer le diagnostic médical, il reste à l'expert toxicologiste les résultats de l'analyse chimique.

CHAPITRE III.

Applications physiologiques et thérapeutiques : traitement de l'empoisonnement par le mercure.

Quelle idée s'est-on faite en médecine de l'action du mercure sur les corps vivants? J'ai cité plus haut l'opinion de Dioscoride, qui dit que *par son poids, le mercure corrode et déchire les parties internes.* Les médecins grecs et latins ratifièrent, en la répétant, cette sentence de proscription.

« Les corps, dit Geber, qui sont propres à transformer les métaux vils en métaux parfaits, sont des médicaments universels, propres à guérir tous les maux et même à rajeunir les vieillards. »

Les Arabes sont les disciples de Geber, ils ont scrupuleusement recueilli ces paroles. Pour eux, le mercure contient tous les autres métaux, ou il peut les produire : il doit être la panacée propre à transformer le corps humain, à le guérir, à le laver de ses impuretés. De par Avicenne, Rhazès et leurs successeurs, le mercure est employé d'abord contre la lèpre et la maladie pédiculaire, puis contre la gale, et sans doute aussi contre la plupart des maladies de la peau. « *Elleborus insaniam curat .... hydrargyrum scabiem ferinam et lepram.* » dit Zacchias (1).

____

(1) *De venenis et morbis venenosis Tractatus,* Francofurti, 1584. p. 39

Nous sommes au xvie siècle, la syphilis a paru, elle fait d'horribles ravages. Entre la lèpre et cette hideuse maladie, quels traits de ressemblance! Si le mercure guérit la lèpre juive, il doit guérir la lèpre napolitaine. Ne dit-on pas que les deux maladies ont la même origine, ou qu'elles reconnaissent la même cause (1)? Et le fait a fortifié l'idée empirique, le mercure est réellement le remède de la syphilis. Les plus habiles ne croient pas à ce miracle; ils renvoient le mercure aux charlatans, parce que déjà ils ont repoussé l'alchimie de la médecine et qu'ils sont revenus au vitalisme. Mais à ces incrédules, les fanatiques répondent par des doctrines nouvelles, et rajeunissent par un mot les idées de Dioscoride; ils disent que le mercure agit comme *désobstruant*. A ce titre, au temps d'Ambroise Paré, quel usage ne faisait-on pas du mercure contre toute espèce d'obstructions!

Cependant les doctrines changent, Stahl a accrédité celle du phlogistique; le mercure ne serait-il pas un *antiphlogistique*, à moins pourtant qu'il ne soit un phlogistique, autrement dit un *irritant?* Et les deux opinions règnent,... et elles règnent encore, à côté de celle qui veut que ce soit un *hyposthénisant*, à moins pourtant que ce ne soit un *spécifique*,

---

(1) Le lecteur devine que je fais allusion à une opinion de l'époque, qui attribuait la syphilis, comme la lèpre, au crime de la bestialité. Jean Linder disait la syphilis produite par l'accouplement d'hommes avec des singes; Van Helmont, par l'accouplement d'un homme avec une jument atteinte de farcin.

mot éclectique qui répond à tout, sans nous rien apprendre.

A chaque école ses doctrines ou ses systèmes. Si, comme agent thérapeutique, il faut reconnaître au mercure une vertu *spécifique*, n'en sera-t-il pas de même quand, au lieu d'être médicament, il sera devenu poison? Il me semble que la conséquence est rigoureuse.

Quels débats pourtant au sujet de la médication propre à combattre les effets toxiques des composés mercuriels! Ce sont les mêmes que nous avons exposés à l'article de l'arsenic.

Le mercure est un *irritant*, il faut lui opposer les antiphlogistiques; le mercure est un *hyposthénisant*, il faut lui opposer les toniques.

A notre tour, disons aux partisans des doctrines qui se contredisent : Le mercure est un *spécifique*, il faut en combattre les effets selon les règles de l'art, et non d'après des idées théoriques.

Ces règles, nous les avons déjà posées; il faut :

1°. Neutraliser le poison ;

2°. Le faire évacuer ;

3°. Combattre les effets locaux ou généraux déjà produits.

Neutraliser un poison, je l'ai déjà dit, c'est le transformer en une matière inerte, insoluble ou réfractaire à l'absorption. Un grand nombre d'agents chimiques ont été proposés pour réaliser cette indication relativement au mercure. Ce sont :

1°. Les carbonates alcalins et terreux (carbonates de potasse, de soude, d'ammoniaque, de chaux, etc.),	qui, comme on l'a vu, précipitent le mercure de ses dissolutions salines, à l'état de deutoxyde;
2°. Les sulfures alcalins et les eaux minérales sulfureuses,	qui précipitent de même le mercure de ses dissolutions salines, à l'état de sulfure insoluble;
3°. Le protosulfure de fer hydraté,	corps inerte, qui décompose le sublimé, en donnant lieu à du protochlorure de fer et à du bisulfure de mercure, composés insolubles et par eux-mêmes inoffensifs;
4°. Les poudres d'or, les limailles de fer et de zinc,	qui forment avec le mercure des amalgames de nature inerte;
5°. Divers agents de composition organique, tels que le sucre, le quinquina, la poudre de charbon, le lait, le gluten, le blanc ou le jaune d'œuf, si ce n'est l'œuf tout entier,	auxquels on a reconnu, ou cru reconnaître la propriété de transformer les composés mercuriels solubles en composés inertes ou insolubles.

Mille disputes sont nées de la préférence qu'il fallait donner à tel de ces agents sur tous les autres : M. Orfila a vanté le blanc d'œuf, et M. Devergie le jaune; M. Taddei s'est prononcé pour le gluten; MM. Edwards et Dumas pour la poudre d'or ou la limaille de fer; MM. Sandras et Bouchardat pour la limaille de zinc; M. Mialhe pour le protosulfure de fer.

Mais que prouvent ces dissidences, si ce n'est le sens profond et vrai de ces paroles fort anciennes et déjà citées de Gmelin : « Les effets terribles de ce

poison (le mercure) peuvent, il est vrai, *être atté-
nués* par l'emploi des huiles, des mucilages, des alcalis mitigés, de l'eau de chaux : mais ces substances
ne sauraient arrêter les effets du poison, au point de
les conjurer complétement. »

M. Orfila, qui m'a reproché d'avoir imaginé ce
passage de Gmelin, est-il revenu de la trop haute
idée qu'il s'était faite de l'albumine ? Il a écrit, dans
la dernière édition de sa *Toxicologie*, que : « *de*
» *toutes les substances proposées jusqu'à ce jour*
» *comme antidotes du sublimé corrosif, l'albu-*
» *mine*, EMPLOYÉE EN QUANTITÉ CONVENABLE, *est la*
» *plus utile, quoiqu'elle ne neutralise pas complé-*
» *tement les propriétés vénéneuses de ce poison.* »

L'albumine ne neutralise pas complétement le
mercure avec lequel on s'était plu à dire qu'elle
forme un composé insoluble, à proportions définies !
Ces moyens termes ne sont pas admissibles en chimie. De deux choses l'une : ou l'albumine neutra -
lise le mercure, ou elle ne le neutralise pas.

Si elle ne le neutralise pas complétement, bien
qu'*employée en quantité convenable*, selon les expressions de M. Orfila, c'est qu'elle ne le neutralise
pas du tout, ne formant pas avec lui de combinaison
à proportions définies. Malgré de louables efforts, en
effet (MM. Lassaigne, Christison), il n'est nullement démontré que le précipité formé par l'albumine
dans une dissolution de deutochlorure de mercure,
soit un composé binaire albuminoso-mercuriel, ou
ternaire chloro-albuminoso-mercuriel, ainsi qu'on
s'est plu à le désigner. Qui a fait l'analyse de ce

corps binaire ou ternaire? Qui l'a obtenu sous forme de cristaux?

« Pour nous, dit M. Devergie, nous regardons
» l'albumine comme un contre-poison du sublimé,
» en ce sens que l'albumine *atténue* les effets du su-
» blimé. » (DEVERGIE, *Médecine légale*, t. III,
p. 412; éd. 1852.) Voilà le mot de Gmelin prononcé.
On en revient à l'opinion de cet auteur; il ne fallait
pas aller au delà.

Mais au blanc d'œuf, M. Devergie a substitué le
jaune; il a dû donner les motifs de cette préférence.
Voici en quels termes :

« Persuadé que j'étais, dit M. Devergie (1), que
la décomposition du sublimé par les matières végétales et animales n'avait pas lieu au même degré et
dans le même temps pour toutes, j'examinai si le
jaune de l'œuf ne s'emparerait pas plus facilement et
plus rapidement du chlore que ne le faisait l'albumine ou le blanc d'œuf, et je fis l'expérience suivante : 2 grains de sublimé sont pesés et dissous isolément dans 2 gros d'eau distillée; on prend un œuf,
on sépare le jaune du blanc, on ajoute dans chacun
d'eux 2 onces d'eau que l'on mêle exactement, on
verse dans chaque vase un grain de sublimé dissous
et l'on agite. Ces deux mélanges sont jetés sur des
filtres séparés. La liqueur de l'eau albumineuse devient noire par l'addition d'acide sulfhydrique; la
liqueur du jaune d'œuf ne change pas de couleur,

---

(1) *Médecine légale*, t. III, p. 412, édit. 1852.

même après vingt-quatre heures de contact. Une
pile de Smithson est placée dans une autre portion
des deux liqueurs; celle qui a été mise dans la liqueur albumineuse donne du mercure volatilisé dans
un tube. La lame d'or de l'autre pile, qui avait été
placée dans le liquide filtré de jaune d'œuf, a légèrement pâli; mais il a été impossible d'en retirer du
mercure par volatilisation. Ayant traité par l'acide
sulfhydrique le mélange d'eau, de jaune d'œuf coagulé et de sublimé, le coagulum jaune a pris une
teinte grise, et elle conserve cette teinte (l'auteur
a voulu dire sans doute : et cette teinte s'est con-
servée), même après vingt-quatre heures de contact, sans foncer en couleur. Le contact du sublimé
avec le jaune d'œuf modifie instantanément sa couleur; il la diminue d'intensité et il épaissit le mélange. Ces expériences, qui paraissent coïncider
avec les effets obtenus par M. Orfila sur les animaux, prouvent : 1° que le sublimé est bien faiblement masqué par l'albumine; 2° que le jaune d'œuf
doit avoir une supériorité marquée sur l'albumine
comme contre-poison du sublimé.

» Depuis cette époque, M. Orfila a répété nos expériences sur le jaune de l'œuf comme contre-poison. Il admet que le coagulum de jaune d'œuf et de
sublimé contient plus de sublimé que le coagulum
d'albumine et de sublimé; d'où la conséquence, que
le jaune d'œuf que j'ai proposé devrait être préféré
à l'albumine conseillée par M. Orfila. Au lieu de
cela, M. Orfila se borne à dire, *sans rappeler l'o-
rigine de l'emploi du jaune d'œuf :* « Ce fait, in-

» suffisant pour motiver une conclusion rigoureuse,
» est cependant de nature à engager les médecins
» à administrer des jaunes d'œuf délayés dans de
» l'eau en *même temps* que l'on donne l'albumine
» (*Toxicologie*, t. I, p. 545). » De deux choses
l'une : ou le jaune d'œuf neutralise mieux, et il faut
exclure l'albumine, ou c'est le contraire. »

M. Devergie, on le voit, tient à ce qu'on rappelle,
en d'autres termes, à ce qu'on lui rapporte *l'origine
de l'emploi du jaune d'œuf*. Mais le jaune d'œuf
remonte plus haut que M. Devergie; on en trouve
l'emploi recommandé par Gmelin, ainsi que je l'ai
dit, tome I, chap. IV, § II. Mais qu'est-ce que le
jaune d'œuf comparé au blanc? Une matière albu-
minoïde (vitelline), plus une matière grasse (huile
d'œuf). Or, quelles sont les propriétés, quelle est
la composition même de la vitelline?

La vitelline a toutes les propriétés de l'albumine, disent les chimistes (Soubeiran, *Traité de
Pharmacie*, tome II, page 213). Elle en a la composition, à un centième près d'oxygène en plus pour
la vitelline que pour l'albumine, d'après MM. Dumas et Cahours.

M. Gobley, et je crois son opinion fondée, a trouvé
dans le jaune d'œuf plus de soufre et de phosphore
que dans le blanc. Le soufre, le phosphore et la matière grasse peuvent venir en aide à l'albumine ou
à la vitelline; mais est-ce là une raison suffisante
pour séparer dans l'œuf, et avec tant de soin, le
jaune d'avec le blanc ou le blanc d'avec le jaune, et
pour en faire deux antidotes rivaux? Non, et Gme-

lin, qui a mentionné l'emploi populaire du blanc
et du jaune d'œuf, voire même de la coquille (carbonate de chaux), pour combattre ou *atténuer* les
effets terribles du mercure. Gmelin n'a pas songé à
ravir à un empirique innommé la gloire de ces découvertes.

Que dire, après cette critique qui aurait voulu
n'avoir rien de personnel, des autres prétendus antidotes du mercure, tels que le quinquina, le sucre,
la poudre de charbon, le lait, le gluten, etc., dont
on a fait moins de bruit pourtant que du blanc et du
jaune d'œuf? Ce que j'ai dit à propos de l'arsenic,
qu'ils sont des matières enveloppantes qui peuvent
retarder, empêcher l'absorption, mais qu'ils ne neutralisent pas l'action du corps toxique.

La poudre d'or, les limailles de fer ou de zinc,
déjà recommandées par les anciens, les carbonates
et les sulfures alcalins, le protosulfure de fer, me paraissent plus propres à remplir cette précieuse indication. Dans un premier moment, si on les avait
sous la main, il faudrait leur donner la préférence,
sans exclure accessoirement les autres moyens.

Toutefois, la seconde indication commence en
même temps, pour ainsi dire, que la première : il
faut faire *évacuer le poison.*

On en connaît les moyens; ce sont :

La sonde gastrique;

Les vomitifs;

Puis, en dernier lieu, les purgatifs.

Je n'ai pas à insister sur les médicaments propres
à remplir ces indications; tout médecin les connaît.

et d'ailleurs je les ai déjà énumérés dans le cours de cet ouvrage, et spécialement à l'article de l'arsenic, chap. III.

Je passe à la troisième et dernière indication : *combattre les effets locaux et généraux déjà produits.*

Au lit du malade, le médecin ne se préoccupe plus des systèmes; il fait, et il doit faire ce qu'on est dans l'usage d'appeler *la médecine des symptômes.* En matière d'empoisonnement toutefois, il faut tenir compte de la cause de la maladie. A telle heure, à tel moment, tels symptômes dominent qui, peut-être, ne sont que passagers et n'ont pas toute la signification qu'ils paraissent avoir. Les premiers effets du mercure et des poisons métalliques en général, simulent ceux d'une excitation, d'une inflammation locale ou générale. La fièvre typhoïde a tout d'abord aussi les caractères d'une fièvre inflammatoire; mais, avec le temps, ces caractères s'effacent, pour faire place à des phénomènes d'un ordre nouveau et tout opposé. Selon de fausses indications, qu'on ne se hâte donc pas trop d'opposer les antiphlogistiques et la saignée aux effets toxiques du mercure; on le regretterait bientôt. A la réaction inflammatoire, en effet, si le poison n'est pas évacué, peuvent succéder, et assez promptement même, la prostration des forces, l'affaiblissement du pouls, la diminution de la chaleur vitale. La saignée, bien qu'on l'ait dit, ne retire pas le poison qui a pénétré dans l'organisme, et quand même elle en retirerait des atomes, le sang qu'elle soustrait n'est-il pas l'élément essentiel, l'élément qu'il faut ménager, de la résistance vitale ? Rapprocher ou compter les symptômes, ce n'est donc pas assez : il faut en apprécier la signification et la valeur. Des effets de corrosion sont produits par le sublimé, toute l'économie est atteinte : la chaleur de la peau augmente, le pouls s'accélère et s'élève, l'agitation nerveuse est excessive..... La saignée calmera-t-elle ces accidents ? Non ; et si, après cette saignée, le malade paraît moins agité ou même calme, c'est que la saignée lui a enlevé des forces, et l'a jeté plus vite dans cet état de prostration qui suit les premiers effets ou les effets de contact du poison. Faut-il le redire, et qui l'ignore ? la saignée ne favorise-t-elle pas l'absorption ? En général, quoi de plus incompatible avec une cause énervante ou toxique que les évacuations sanguines !

Le poison pourtant peut donner lieu à des phénomènes réellement inflammatoires ; mais contre ces phénomènes, les antiphlogistiques ne peuvent être d'un secours utile que si un excès de réaction a succédé à l'évacuation totale du poison. Alors, en effet, c'est une inflammation simple et consécutive qu'il reste à combattre, et les moyens les plus simples suffisent.

Mais si les signes de prostration sont manifestes, si la chaleur vitale s'abaisse, si l'urine est supprimée, n'est-ce pas aux médications tonique, excitante et diurétique qu'il faut recourir ? Alors, sans doute, il faut plus attendre des forces de la nature que de l'action des remèdes ; mais il faut aider à ces forces et les soutenir par tous les moyens dont dispose la matière médicale. *Ad summos morbos ex-trema remedia*, c'est le suprême effort de la médecine.

Contre la salivation et le tremblement mercuriel, phénomènes consécutifs, il faut avoir recours aux moyens que l'empirisme a fait prévaloir : les astringents d'une part, les évacuants de l'autre. Mais il n'est plus de mon sujet, pour ainsi dire, de m'arrêter à ces indications, toutes du ressort de la médecine pratique.

CHAPITRE IV.

Applications médico-légales : Recherche du mercure avant ou après l'inhumation.

On peut classer sous trois ordres les questions qui se rapportent à l'analyse chimique dans les cas présumés d'empoisonnement par le mercure :

1°. Déterminer la nature d'un composé minéral liquide ou solide;

2°. Déterminer si, dans un mélange de matières inorganiques ou organiques, autres pourtant que celles provenant du corps de la victime, il existe soit du mercure, soit un composé déterminé ou indéterminé de ce métal ;

3°. Rechercher, enfin, le corps de délit ou le poison, soit dans des produits de sécrétion ou d'excrétion morbides, soit dans les débris d'un corps, avant ou après l'inhumation.

Premier ordre de questions. — Telle matière ou tel composé minéral contient-il du mercure?

Les questions de cet ordre sont on ne peut plus simples; elles relèvent de la chimie seule. J'ai fait connaître les composés de mercure. A certains caractères physiques qui ont été signalés, on pourra presque reconnaître plusieurs d'entre eux; mais les caractères chimiques ont plus de signification encore. On les obtient de deux manières : par l'emploi des réactifs, par la réduction du métal.

La matière suspecte est liquide ou solide. Liquide, elle est prête pour les essais; solide, il faut la dissoudre, soit par l'eau, soit par l'acide chlorhydrique et avec l'aide de la chaleur.

Toute solution d'un composé mercuriel donne :

Par l'hydrogène sulfuré,	Un précipité noir (sulfure de mercure);
Par la soude, la potasse et l'ammoniaque,	Un précipité blanc ou d'un jaune rougeâtre (bioxyde de mercure);
Par l'iodure de potassium,	Un précipité rouge écarlate (iodure de mercure);
Par le protochlorure d'étain,	Un précipité blanc (protochlorure de mercure), ou gris sombre (oxyde de mercure et mercure métallique);
Au contact d'une lame de cuivre ou d'or,	Du mercure métallique.

Pour réduire un composé mercuriel solide, il faut l'introduire dans un petit tube à réduction avec du flux noir, ou bien avec de la potasse, de la soude et du charbon, et chauffer jusqu'au rouge. Le mercure se volatilise et vient, à l'état de petits globules, tapisser les parois de la partie de verre non chauffée. Si l'on doit présenter aux magistrats une pièce de conviction, il faut rassembler les petits globules en une seule gouttelette, que l'on emprisonne dans une ampoule de verre soufflée à la lampe (voyez *Pl. II, fig.* 2).

A-t-il été demandé à l'expert de déterminer quelle est la nature du composé mercuriel? il devra, par les réactifs appropriés (et le problème sera toujours simple), rechercher quel est l'acide ou le corps simple combiné au mercure. A-t-il à faire au sublimé corrosif, par exemple? à l'aide du nitrate d'argent, il obtiendra un précipité de chlorure d'argent caractéristique. S'agit-il du cyanure d'argent? il exposera à la chaleur la matière d'épreuve, qui lui donnera l'odeur de l'acide prussique ; et ainsi des autres corps élémentaires ou acides pouvant entrer en combinaison avec le mercure. (*Voyez* les sections des Métalloïdes et des Acides.)

Deuxième ordre de questions. — Existe-t-il un composé mercuriel quelconque ou un composé déterminé de mercure, dans un mélange de matières inorganiques ou organiques, ayant pu servir à la perpétration d'un crime?

Le problème général se complique, ici, d'une première difficulté; le plus souvent il n'y a dans le mélange, par rapport aux matières inorganiques, qu'une très-petite quantité de poison. Supposez, par exemple, du vin, de la bière, du cidre, du lait, du café, du thé, du bouillon, etc., dans lesquels on a

jeté du sublimé ou tout autre composé mercuriel ;
sans nul doute il faudra tout d'abord essayer de
déceler la présence du poison par les réactifs ordinaires, et spécialement par une lame de cuivre ou
d'or. Une simple indication servirait de guide pour
des recherches ultérieures ; mais les épreuves ainsi
faites, fussent-elles négatives, il faudrait se garder
de conclure que le liquide suspect ne contient pas
de mercure. Ne l'ai-je pas dit et prouvé? La présence des matières organiques est un obstacle permanent aux réactions de la chimie minérale; il faut
détruire, et détruire complétement ces matières,
pour rendre aux réactifs leur valeur, en les faisant
agir dans des conditions simples et normales.

Cette opinion n'est pas celle de mes devanciers,
et elle n'a pas encore été adoptée par eux. Voici
comment continue à s'exprimer M. Devergie, dans
la nouvelle édition de sa *Médecine légale*, 1852,
t. III, p. 389 :

« *La matière est liquide et sans dépôt.* — Rendez
la liqueur légèrement acide si elle ne l'est pas déjà,
en y ajoutant quelques gouttes d'acide azotique ;
décolorez par le charbon, concentrez par évaporation jusqu'à siccité, et reprenez par l'éther. Faites
évaporer la liqueur éthérée ; reprenez par l'eau ;
essayez une petite portion du liquide par l'azotate
d'argent et la potasse, afin de voir si l'on a obtenu
du sublimé en nature ; faites séjourner une pile d'or
et d'étain dans une autre portion du liquide, et alors
de deux choses l'une, ou la lame d'or blanchira en
quelques minutes, ou, au contraire, elle ne chan-

gera pas de couleur. Si elle blanchit, c'est encore
une preuve que du sublimé, ou au moins une préparation mercurielle soluble, existe à l'état libre et
n'a pas été décomposée; il y a plus : ce résultat dé-
montrera que cette préparation y existe en quantité
assez notable.... »

Remarquez la conclusion : « ce résultat démon-
trera que cette préparation (le sublimé) existe dans
la liqueur en quantité *assez notable....* » Et si cette
quantité n'est pas assez notable pour que la pile
blanchisse !

« Si la lame ne blanchit pas dans l'espace de quelques minutes, reprend M. Devergie, il faudra la laisser séjourner dans la liqueur pendant vingt-quatre
heures....

» Si l'on n'a pas obtenu les caractères de sublimé,
on mettra en suspension dans une petite quantité
d'eau le résidu du traitement par l'éther, on y fera
passer un courant de chlore gazeux; quand la matière
sera décolorée complétement, on la filtrera, et l'on
y placera de nouveau la pile. L'emploi du chlore,
dans le cas dont il s'agit, a pour but de ramener à
l'état de deutochlorure de mercure les petites portions de sublimé qui auraient pu échapper à l'action
de la pile, et qui, pendant la concentration de la liqueur contenant des matières végétales ou animales,
auraient pu avoir été ramenées à l'état de protochlorure de mercure insoluble.... »

Ai-je besoin de dire ici que, dans de telles conditions, le courant de chlore ne détruit pas les matières
végétales ou animales, qu'il ne peut que les modi-

tier? L'auteur pressent qu'il faut détruire les matières animales, mais le procédé qu'il indique est
insuffisant et trompeur. Je continue la citation.

« *La matière est liquide et avec dépôt.* — En filtrer une petite portion, rendre la liqueur acide,
agir sur elle avec l'azotate d'argent et la pile comme
si elle ne contenait pas de dépôt; et si, malgré le
contact de la pile pendant vingt-quatre heures, on
n'obtient pas de mercure, faire passer un courant
de chlore gazeux; filtrer quand le liquide ne se trou-
blera plus par ce gaz, ce dont on s'assurera en jetant
sur un filtre 8 à 12 grammes de liqueur, et en l'essayant isolément par le chlore, et traiter par la pile. »

On le voit, le procédé est encore ici plus insuffisant, on n'agit que sur une portion de la matière
suspecte. Combien ne faudrait-il pas qu'elle contint
de poison pour en retrouver des traces? Trop souvent, dans leurs livres, les toxicologistes se sont placés dans des conditions qui ne sont nullement celles
de la pratique.

Rappellerai-je qu'un autre que M. Devergie,
M. Orfila, a donné le précepte d'agiter la liqueur,
ou le mélange suspect avec de l'éther, pour recueillir
ainsi le sublimé en nature dans un liquide qu'il suffit
ensuite de faire évaporer?

Les empoisonneurs se chargeraient du soin de
composer des liqueurs dans lesquelles on ne retrouverait pas de mercure à l'aide d'un tel procédé d'analyse. M. Lassaigne a pris la peine de montrer que
d'une liqueur titrée à des millièmes, l'éther n'enlevait
à peine que des dixièmes du poids total du deuto-

chlorure de mercure. Et dans les cas d'empoisonnement, ce sont des dix-millièmes, des cent-millièmes de matière toxique qu'il faut savoir saisir (1) !

Règle générale donc, quand les recherches du chimiste portent sur des mélanges suspects contenant des matières organiques, il faut, si les premiers essais que j'ai indiqués n'ont pas donné de résultat, recourir immédiatement à la destruction des matières organiques par l'un des procédés qui vont être décrits sous le titre suivant.

Troisième ordre de questions. — Existe-t-il du mercure, ou un composé mercuriel dans des produits d'excrétion ou de sécrétion morbide, ou dans les débris d'un corps?

Ici les matières organiques composent la masse des mélanges suspects. La nécessité est absolue, il faut

---

(1) M. Orfila se donne encore raison quand les expériences d'autrui lui donnent tort. Voici comment il interprète les expériences de M. Lassaigne :

« J'avais vu qu'à l'aide de ce procédé (l'agitation avec l'éther), on pouvait facilement extraire du sublimé corrosif de 5 centigrammes de ce corps dissous dans 3456 parties d'eau distillée. M. Lassaigne a constaté depuis : 1° que 0^{gr},500 de sublimé dissous dans 10 grammes d'eau, traité par un égal volume d'éther sulfurique, enlevaient à l'eau les *sept dixièmes* de sublimé ; 2° qu'une liqueur aux quatre millièmes de sublimé ne cédait à l'éther que les trois dixièmes de son poids de sublimé.

« Que penser, après de pareils faits, de l'opinion de M. Devergie, qui veut que l'on rejette l'éther pour *reconnaître* les dissolutions de sublimé étendues d'eau, parce que ce moyen est trop peu sensible? Il ne sera pas difficile de montrer que cette manière de voir est insoutenable... » (ORFILA, *Traité de Toxicologie,* 1843, t. I. p. 558.)

les détruire, pour arriver à saisir des proportions toujours très-faibles d'un composé mercuriel. Plusieurs
procédés ont été proposés à cet effet. Nous avons à
les étudier successivement, pour reconnaître celui
qui se prête le mieux à des recherches délicates et
qui donne les résultats les plus sûrs.

Procédé ancien ou premier procédé. — Quand
par des lavages à l'éther et à l'eau, quand par une
ébullition, dans ce dernier liquide, des matières d'é-
preuve (estomac, intestins, etc.), on n'était pas
parvenu à retirer du mercure, voici le procédé que
l'on conseillait de mettre en pratique :

Opérer dans une capsule en porcelaine la dissolution des matières au moyen d'un solutum de potasse; évaporer jusqu'à siccité à une douce chaleur; introduire le produit sec dans une cornue
munie de son allonge; chauffer graduellement la
panse de la cornue jusqu'au rouge, et au terme de
l'opération, recueillir tous les produits de la distillation. Ces produits, lavés dans l'essence de térébenthine pour dissoudre les huiles empyreumatiques,
étaient mis à déposer dans une capsule en verre, au
fond de laquelle, si la matière suspecte contenait un
composé de mercure, devaient se déposer les globules
de ce métal. Comme perfectionnement à ce défec-
tueux procédé, on avait proposé d'introduire une
lame d'or dans le col de la cornue. Dans le cas de
volatilisation du mercure, la lame d'or devait être
blanchie par le métal. Mais avant la décomposition
ou la combustion des matières organiques, le mercure entre en combinaison avec elles, et les composés

ainsi formés passent à la distillation sans réduction du radical métallique.

M. Christison, le premier, comprit toute l'insuffisance de ce procédé. Il en proposa un autre, qui est fondé sur la propriété que possède le protochlorure d'étain de précipiter le sublimé à l'état de mercure métallique.

Mêlez, dit l'auteur, les matières suspectes avec du protochlorure d'étain, en broyant, au besoin, les parties animales solides avec ce sel. Si les matières d'épreuve contiennent du mercure, *même en petite proportion* (but a very minute proportion), elles prendront une teinte gris ardoisé et se sépareront en deux parties, l'une liquide, l'autre solide.

Réunissez la partie solide et lavez-la sur un filtre; puis, pour la sécher, retirez-la, en prenant le soin de ne pas déchirer les fibres du papier, ce qui nuirait aux opérations ultérieures : le mercure, dans le résidu solide, se trouve ramené à l'état métallique.

Faites bouillir dans un matras, ou mieux dans une capsule de porcelaine, le précipité avec une dissolution modérément concentrée de potasse caustique; continuez l'ébullition jusqu'à ce que toutes les parties solides disparaissent : les matières végétales et animales, ainsi que l'oxyde d'étain qui s'y trouve uni, seront dissoutes, et il ne restera dans le liquide qu'une poudre d'un gris noir qui se précipitera rapidement au fond du vase. Ce dépôt est, en grande partie, du mercure, dont on distinguera les divers globules, soit à l'œil nu, soit avec l'aide d'une loupe.

Pour séparer ce précipité mercuriel, laissez reposer la liqueur, à une température un peu inférieure à celle de l'ébullition, pendant 20 minutes et plus, s'il est nécessaire; remplissez ensuite votre verre avec de l'eau chaude, sans agiter le dépôt. Si vous avez opéré sur des matières animales, une masse graisseuse surnagera à la surface du liquide; enlevez-la avec une cuillère ou du papier à filtre; décantez, et transvasez le dépôt solide dans un tube à réduction. Dans ce tube, lavez de nouveau votre produit solide, jusqu'à ce que les eaux qu'on en sépare ne soient plus alcalines; séchez-le, et enfin sublimez-le pour mieux apercevoir les globules mercuriels.

Par ce procédé, dit M. Christison, j'ai pu découvrir un quart de grain de sublimé corrosif mêlé, soit avec 2 onces de viande de bœuf, soit avec 5 onces de suif frais, ou bien de bière, ou même de thé auxquels on n'avait épargné ni le lait ni le sucre. Bien plus, j'ai pu déceler un dixième de grain du sel mercuriel dans 4 onces de thé, ce qui est la 19200ᵉ partie en poids du mélange.

Découvrir du mercure dans des matières qui n'en contenaient qu'un 19200ᵉ de leur poids, c'était beaucoup sans doute; mais ce n'était pas assez pour les nécessités de la toxicologie. Pour l'arsenic, on l'a vu, on arrive aux 100000ᵉˢ, si ce n'est plus loin.

M. Devergie a proposé le procédé suivant:

Diviser la matière si elle est solide; l'introduire dans une capsule de porcelaine; chauffer modérément de 70 à 80 degrés, en versant peu à peu de l'acide chlorhydrique concentré, jusqu'à ce que la liquéfaction soit opérée. Alors ajouter de l'eau, et faire passer dans la liqueur un courant de chlore, jusqu'à décoloration aussi complète que possible.

Dans la liqueur ainsi préparée, on introduit *trois* ou *quatre petites* piles de Smithson (lames d'étain et d'or superposées), ou bien, on porte la liqueur à l'ébullition, et l'on y met successivement de petites lames d'étain bien décapées.

« On reconnaît, dit M. Devergie, que ces lames se recouvrent de mercure à ce qu'une partie de leur surface devient d'un blanc mat et d'un toucher gras, tandis qu'une autre portion prend une teinte grise noirâtre et acquiert un toucher âpre. On laisse séjourner chacune de ces lames pendant 5 à 6 minutes, et on les retire pour les remplacer par d'autres, jusqu'à ce qu'elles deviennent entièrement d'un gris noirâtre ; alors on les dessèche toutes entre plusieurs feuilles de papier joseph ; on gratte *immédiatement* leur surface de manière à enlever par ce grattage une couche d'étain métallique ; on introduit la tournure d'étain ainsi que la lame d'or de la pile dans un tube fermé, et l'on procède à la volatilisation du mercure en prenant toutes les précautions d'usage (1). »

Rechercher du mercure dans un cas d'empoisonnement, avec *trois* ou *quatre piles* de Smithson, ou bien avec un *nombre indéterminé* de petites lames

____

(1) Devergie, *Medecine légale*, édit. 1852, t. III, p. 592.

d'étain, me paraît un moyen propre à disséminer le métal pour le perdre, plutôt qu'à le concentrer pour l'apercevoir et le saisir.

Tel était l'état de la science au sujet de la recherche du mercure dans les cas d'empoisonnement, quand M. Danger et moi, avons communiqué à l'Académie des Sciences le procédé suivant, qui n'est qu'une modification de celui que nous avons proposé pour la recherche des poisons métalliques en général :

Prenez préalablement la tare de la capsule dans laquelle vous devez opérer : ajoutez-y la matière suspecte, après l'avoir coupée en petits fragments si elle est solide. Si elle est liquide, faites évaporer à 80 degrés environ, et prenez dans votre capsule tarée le poids de la matière séchée.

Ajoutez de l'acide sulfurique à 66 degrés, moitié du poids de la matière solide, et chauffez au bain de sable ou au bain-marie, sans dépasser 80 degrés.

Les matières étant liquéfiées ou dissoutes, retirez la capsule du feu ; placez-la sous une cheminée d'un bon tirage, et ajoutez, par petits fragments, de l'hypochlorite de chaux solide ou liquide : au besoin même, de l'eau distillée, jusqu'à ce que, par l'action du chlore, les matières soient tout à fait décomposées et décolorées.

La carbonisation ainsi terminée, filtrez, lavez à plusieurs reprises par l'eau, et en dernier lieu par l'alcool ; faites concentrer, toujours à 80 degrés, la liqueur ainsi obtenue, et quand elle sera réduite à 60 centimètres cubes environ, introduisez-la dans le récipient R qui fait partie de l'appareil représenté *Pl. II, fig.* 3.

A peu près rempli, le récipient R est renversé dans l'entonnoir E, qui est soutenu par le support articulé S.

Selon l'inclinaison donnée à l'articulation du support, l'écoulement du liquide peut être arrêté, accéléré ou ralenti, au gré de l'opérateur.

Dans la partie évasée de l'entonnoir E, on place le conducteur électro-positif d'une pile à un seul couple de Bunsen, et, dans l'aire du tube capillaire *f*, est introduit le conducteur électro-négatif. L'un et l'autre fil, dans la partie qui touche au liquide, sont en or pur. Les deux pôles doivent être mis presque en contact. Par suite de l'excès de pression sur l'ouverture capillaire du tube *f*, le liquide prend son écoulement goutte à goutte, et on le reçoit dans une capsule C. L'appareil remplissant le rôle du vase de Mariotte ou d'une fontaine intermittente, la pression reste constante, et l'écoulement est régulier au point *g*. Cet écoulement ne doit être ni trop lent ni trop rapide; il nous a paru que, dans les cas ordinaires, il devait être réglé de manière qu'en tombant, chaque goutte de liquide marquât un intervalle de cinq secondes. La pile mise en activité, un dégagement de gaz plus ou moins abondant s'opère aux pôles, indice de l'intensité du courant, et le mercure de la dissolution se dépose sur le fil d'or électro-négatif et le blanchit. Pour s'assurer que cette coloration est due au mercure, il ne reste, après avoir lavé le fil d'or avec l'éther ou l'alcool, pour entraîner les matières grasses ou autres, qu'à volatiliser le métal dans un petit tube de réduction, au moyen de la lampe à émailleur.

En faisant usage du procédé que je viens de décrire, nous avons pu, M. Danger et moi, retirer du mercure, en opérant sur 100 grammes seulement du foie d'un chien empoisonné. Notre appareil décèle très-nettement la présence de ce métal dans une liqueur titrée au 100000ᵉ.

M. Orfila, qui a proscrit la carbonisation par l'acide sulfurique pour la recherche de l'arsenic (1), l'a adoptée pour la recherche du mercure.

Voici comment il conseille d'agir :

« On fait bouillir pendant deux ou trois minutes, dans une capsule de porcelaine, les matières vomies et celles qui ont été trouvées dans le canal digestif, afin de coaguler et de séparer une portion de matière animale; on filtre, et après avoir acidulé la liqueur avec quelques gouttes d'acide chlorhydrique, on y plonge une ou plusieurs lames de cuivre parfaitement décapées. Si ces lames sont ternies au bout de quelques instants, d'une ou de plusieurs heures, qu'elles soient grises ou blanches, on les laisse pendant quelques minutes dans une dissolution d'ammoniaque faible qui dissout l'oxyde ou le chlorure

----

(1) Voici les paroles textuelles de M. Orfila : « Or, comme la méthode d'incinération que j'ai proposée (le procédé de Rapp à peine modifié) ne présente aucun de ces inconvénients, qu'elle fournit facilement de l'arsenic métallique parfaitement pur et autant qu'il est facile d'en obtenir, il n'y a pas à balancer : le procédé de MM. Flandin et Danger doit être proscrit. » ORFILA, *Traité de Toxicologie*, édit. 1843, t. I, p. 407.

de cuivre qui ont pu se former; on les lave avec de
l'eau distillée, on les essuie en les pressant entre
deux feuilles de papier joseph, puis on les coupe en
très-petits morceaux et on les introduit dans un tube
de verre effilé à la lampe.

» Que l'on obtienne ou non du mercure métallique dans la partie la plus rétrécie du tube, on évapore jusqu'à siccité, au bain-marie, la liqueur dans
laquelle ont séjourné ces lames; le produit sec est
alors pesé et introduit dans une cornue de verre tubulée avec le sixième de son poids d'acide sulfurique
concentré et pur; à cette cornue est adapté un récipient qui plonge dans l'eau froide et qui communique, à l'aide d'un tube recourbé, avec une éprouvette à moitié remplie d'eau distillée, et qui est
également entourée d'eau fraîche. On élève successivement la température de la cornue, et bientôt la
matière qu'elle contient noircit et entre en ébullition; on pousse l'opération, à une chaleur modérée,
jusqu'à ce que cette matière soit réduite en un charbon à peu près sec, et par conséquent jusqu'après le
moment où il s'est dégagé des vapeurs abondantes
d'acide sulfureux. On opère séparément sur le charbon et sur les liquides distillés. On fait bouillir le
charbon avec 50 à 60 grammes d'eau régale, composée de 2 parties d'acide chlorhydrique et de 1 partie d'acide azotique concentrés; on cesse de chauffer
lorsque la majeure partie de l'eau régale est évaporée
et que le charbon est à peine humide; alors on traite
celui-ci par l'eau distillée bouillante et on filtre; une
petite partie de la liqueur filtrée, en général inco-

lore ou jaunâtre, est mise en contact avec une ou
plusieurs lames de cuivre parfaitement décapées,
qui ne tardent pas à se recouvrir d'une couche grise
ou blanchâtre si cette liqueur contient du mercure :
on agit sur les lames comme il vient d'être dit plus
haut afin d'obtenir du mercure métallique. On agite
le restant de la liqueur, c'est-à-dire la majeure partie, avec de l'éther sulfurique pur, dans un tube ou
dans un petit flacon, et l'on ne tarde pas à voir deux
couches se former : on sépare la couche supérieure
éthérée à l'aide d'un entonnoir et du doigt, et en
faisant évaporer l'éther à la température ordinaire
ou à une très-douce chaleur, il reste du sublimé corrosif solide facile à reconnaître.

» *Les liquides distillés* contiennent ordinairement
une quantité considérable de sublimé corrosif, par
rapport à celle qui se trouvait dans la matière suspecte ; ils renferment aussi une matière organique,
de l'acide sulfureux, etc. On les réunit et on les fait
bouillir pendant quinze ou vingt minutes, avec de
l'eau régale : puis on fait traverser la dissolution par
un courant de chlore gazeux pendant une heure environ : on filtre la liqueur pour la séparer de quelques
flocons blancs graisseux et albumineux qui ont pu
se former, et on la fait évaporer au bain-marie. Si
la proportion du sublimé est un peu notable, il se
forme vers la fin une pellicule qui annonce que le
sel va cristalliser : cela étant, on laisse refroidir lentement la matière, afin d'obtenir des cristaux dont
il est aisé de reconnaître la nature, et l'on peut encore constater la présence du sublimé dans l'eau

mère. Si la quantité de sublimé est trop faible pour que la liqueur cristallise, on continue à la faire évaporer au bain-marie presque jusqu'à siccité, afin de chasser l'excès d'acide; et, lorsque le produit est refroidi, on en prend environ le tiers que l'on étend d'eau et que l'on met en contact avec une ou plusieurs lames de cuivre, et l'on agit sur les deux autres tiers par l'éther, comme je l'ai dit tout à l'heure à l'occasion du charbon.

» Si toutes ces recherches ont été infructueuses, on opère sur la portion solide des matières vomies et de celles qui avaient été trouvées dans le canal digestif, et qui étaient restées sur le filtre; on la carbonise par le sixième de son poids d'acide sulfurique concentré et pur en vases clos, en suivant la marche qui vient d'être tracée.

» Admettons que l'on n'ait pas retiré du mercure; on carbonise alors l'estomac et les intestins par un sixième d'acide sulfurique pur et concentré; le plus souvent, on se borne à prendre certaines portions de ces viscères, celles qui offrent une couleur grisâtre ou qui sont très-enflammées, et qui ont été évidemment plus attaquées que les autres. Il ne faudrait cependant pas renoncer à traiter les autres portions, si les premières ne fournissaient pas le métal que l'on cherche. Il est préférable d'opérer ainsi de suite avec les tissus du canal digestif, que de faire bouillir ce canal dans de l'eau distillée, pendant une heure ou deux, et de carboniser le décoctum évaporé jusqu'à siccité, parce que, en agissant de la sorte, on courrait risque de volatiliser une partie du su-

blimé que la matière pourrait contenir, et qu'il n'y
a d'ailleurs aucun avantage à avoir une dissolution
aqueuse, les réactifs ordinaires du sublimé n'étant
d'aucun secours pour y déceler ce corps.

» On agira de même sur le *sang*, le *foie*, la *rate*
et les *reins*, si, malgré tant de recherches, on n'est
pas parvenu à constater la présence d'un composé
mercuriel. Pour peu que ces viscères contiennent du
sublimé, on obtiendra du mercure en les carbonisant
par l'acide sulfurique.

» *Quant à l'urine*, il suffira de la filtrer et d'y
faire passer un courant de chlore gazeux bien lavé;
on laissera réagir l'excès du chlore pendant vingt-
quatre heures, puis on filtrera; la dissolution limpide sera évaporée au bain-marie, presque jusqu'à
siccité; le produit, étendu d'eau et légèrement acidulé par l'acide chlorhydrique, sera mis en contact
avec une ou plusieurs lames de cuivre.

» Si l'urine, avant d'être filtrée, avait laissé déposer un sédiment quelconque, on ne devrait pas
négliger de chercher le composé mercuriel dans ce
dépôt, dans lequel il se trouve le plus ordinairement
à l'état de sel insoluble. On traitera ce dépôt par
l'eau régale bouillante, et le solutum sera soumis à
l'action du chlore gazeux, comme il a été dit (1). »

La multiplicité des manipulations ne peut ici que
diviser et faire perdre le poison. La carbonisation et
la distillation dans une cornue munie d'une allonge

---

(1) Orfila, *Traité de Toxicologie*, édit. 1843, t. 1, p. 573.

et d'un récipient, a le même résultat. Les conseils de M. Orfila ne sont donc pas d'un toxicologiste sévère et qui a en vue des applications pratiques.

M. d'Abreu, jeune médecin chimiste très-distingué, a appliqué à la recherche du mercure le procédé de M. Millon, que j'ai décrit à l'article de l'Antimoine, tome II, page 72.

En ce qui concerne la destruction des matières organiques, ce procédé rentre dans le procédé décrit plus haut sous le nom de M. Devergie; mais M. d'Abreu, opérant en vases clos, se place dans des conditions meilleures. Il se contente ensuite de plonger une lame de cuivre dans son liquide d'épreuve. Voici, pour lui, les motifs de cette préférence :

« Malgré tous les avantages que nous venons de reconnaître à l'appareil de MM. Flandin et Danger, nous croyons pouvoir nous en passer parfaitement. A quoi bon, en effet, adopter l'emploi d'un appareil spécial qu'on n'a pas toujours sous la main, de préférence à un moyen très-simple, une lame ou un fil de cuivre, qui est à la portée de tout le monde et qui remplit parfaitement le même but? Ce serait, il nous semble, compliquer inutilement la science.

» La précipitation du mercure ne se fait pas, il est vrai, par ce moyen, aussi promptement que par l'appareil de MM. Flandin et Danger, lorsque la liqueur suspecte est très-pauvre en préparation mercurielle; c'est là une question de temps à laquelle il faut attacher bien peu d'importance (1). »

____

(1) D'ABREU (Francisco Ferreira), *Description d'un nouveau procédé*

M. d'Abreu aurait raison s'*il n'y avait là*, comme il le dit, *qu'une question de temps;* mais, quoi qu'il en dise, je persiste à penser qu'il y a, dans le choix de notre appareil, une question décisive de succès ou d'insuccès. L'action galvanique est un adjuvant utile; et quant à moi, j'ai vu qu'en se privant de l'intervention de la pile, on manquait à séparer le mercure d'une liqueur qui en donnait manifestement quand on faisait usage de l'instrument galvanique.

« A quoi bon, dit M. d'Abreu, un appareil spécial qu'on n'a pas sous la main? » Il se trompe : on fait notre appareil avec une fiole à médecine et un entonnoir, dont il suffit de recourber l'extrémité à angle droit avec la flamme d'une lampe.

Du mercure ayant été trouvé dans des produits d'excrétions ou de sécrétions morbides, ou dans les restes d'un corps, diverses questions peuvent s'élever dans l'instruction qui se rattache à une accusation d'empoisonnement.

A quel état se trouvait le mercure dans les produits d'excrétions ou de sécrétions, ou dans les organes de la victime?

S'y trouvait-il à l'état de composé soluble ou insoluble?

Avant sa maladie ou sa mort, la victime n'avait-elle pas fait usage de préparations mercurielles comme

---

pour la recherche des principaux poisons métalliques; Mémoire présenté à l'Académie des Sciences en 1848. *Paris,* Rignoux, 1849, p. 52.

médicament; et telle de ces préparations qui, comme
le calomel ou protochlorure, s'administre à fortes
doses, n'a-t-elle pas pu être transformée en sublimé
corrosif ou deutochlorure dans les premières voies,
soit au contact d'un composé chloré administré en
même temps, soit en présence des chlorures alcalins
de l'économie?

Administré, au contraire, ou ingéré à l'état soluble, le mercure n'a-t-il pas pu passer à l'état insoluble, au contact des matières protéiques ou albumineuses de l'économie?

Ces questions peuvent devenir capitales dans un
débat judiciaire : il faut les examiner avec soin.

A quel état de combinaison se trouvait le mercure
qu'on a retrouvé dans un mélange de matières organiques?

Si, dans une expérience de laboratoire, vous mê-
liez, ou du calomel, ou du sublimé, à des matières
organiques quelconques, à du lait, à de la bière, à
du thé, à du vin, à de la bile, à de l'urine, à du
sang, etc.; par une analyse attentive, vous pourriez
peut-être, disons mieux, vous pourriez sans doute
reconnaître à quel état la préparation mercurielle a
été ajoutée aux matières étrangères. Il suffirait de
faire sécher au feu ces matières, de les broyer avec
soin et d'agir sur elles, d'abord par l'eau seule et
l'éther, ensuite par les acides. L'eau et l'éther n'en-
lèveraient que le sublimé, et les autres dissolvants
feraient découvrir ultérieurement les composés insolubles de mercure.

Mais dans les cas d'expertise, alors que l'analyse

chimique porte sur des matières de nature complexe,
qui ne contiennent très-vraisemblablement que *des
atomes* d'un composé mercuriel, peut-on se flatter
d'arriver à des résultats certains? Il ne faut pas demander à la science ce qu'elle ne peut pas donner.
Qui ne sait, et on l'a vu dans les chapitres précédents, qui ne sait qu'en présence des matières organiques, des matières animales surtout, les composés mercuriels sont modifiés, changés, de manière
à former des combinaisons spéciales, le plus souvent
de nature insoluble? Du sublimé a été donné comme
poison, en même temps que du calomel a été donné
comme médicament; dans les matières de vomissement, vous ne trouvez du mercure qu'à l'état de
combinaison insoluble : conclurez-vous que tout le
mercure n'a été pris qu'à l'état de calomel, et qu'il
n'y a pas eu d'empoisonnement? Votre conclusion
serait certainement erronée. A l'inverse, il n'a été
pris que du calomel, et par le fait d'une circonstance accidentelle, la présence du sel marin dans
l'estomac, les matières de vomissements ont fourni
à l'analyse du mercure à l'état soluble : direz-vous
que c'est du sublimé, et du sublimé seulement, qui
a été pris par le malade ou par la victime? On voit
que la conclusion encore serait hasardée et fausse.
Espérera-t-on pouvoir déterminer les quantités relatives de mercure et de chlore que l'on a retrouvées
dans les matières d'épreuve, et, par un calcul d'é-
quivalents, décider à quelles combinaisons elles se
rapportent? On oublierait que les matières organiques contiennent des chlorures, et l'on ne se ferait

pas une juste idée des résultats qu'on peut se flatter d'obtenir dans les analyses toxicologiques.

Déterminer si les matières suspectes contiennent une base, *mercure;* un élément ou un acide spécial, le chlore ou les acides chlorhydrique, sulfurique, nitrique, tartrique, etc., c'est là ce que, dans quelques cas, un expert pourra faire; mais lui demander plus, ce serait peut-être, sauf les exceptions, exiger l'impossible. Mais ce que ne révélera pas l'analyse chimique, et les circonstances du crime, c'est-à-dire les effets mêmes du corps toxique, et les témoignages des médecins, pharmaciens ou autres personnes, l'auront le plus souvent appris aux magistrats instructeurs.

On a résolu les deux premières questions, on a pu déterminer que la préparation mercurielle retrouvée par l'analyse chimique était un composé soluble, que ce composé soluble était un chlorure, du sublimé; en conclura-t-on, *avec certitude*, que la préparation mercurielle administrée a été le sublimé lui-même, et non un autre composé de mercure ou même du mercure métallique?

Un médecin ayant prescrit à un enfant douze paquets contenant chacun 5 grains de sel ammoniac, 5 grains de sucre et $1\frac{1}{2}$ grain de calomel, et l'enfant étant mort après avoir pris plusieurs de ces paquets, le pharmacien fut accusé d'avoir commis une erreur dans l'exécution de l'ordonnance. Examinée par des experts, la question fut résolue en faveur du pharmacien et contre le médecin. Peten-Koffer démontra, qu'en présence du chlorhydrate d'ammoniaque et de

l'eau, le protochlorure de mercure se transforme facilement en deutochlorure. Si cette conclusion était
fondée, et il serait difficile de la contredire, quelle
réserve n'est pas commandée à un expert sur l'origine d'une petite proportion de sublimé trouvée
dans les débris d'un cadavre! Dans l'acte de la putréfaction, ne peut-il se former, ne se forme-t-il pas
même très-certainement des sels ammoniacaux qui,
avec le concours du temps, peuvent transformer en
deutochlorure toute espèce de composé mercuriel et
le mercure métallique lui-même? On se rappellera
l'observation que j'ai citée plus haut (page 120), et
qui montre que du mercure métallique a produit un
empoisonnement, en donnant lieu aux mêmes symptômes qu'une préparation mercurielle soluble, que
le sublimé lui-même.

J'arrive à la dernière question : administré ou
ingéré à l'état soluble, du mercure n'a-t-il pas pu
passer à l'état insoluble dans l'organisme?

S'il existe dans l'économie des chlorures qui peuvent transformer les préparations mercurielles insolubles en deutochlorure soluble, de même, et dans
le tube digestif surtout, il se rencontre des sulfures,
ou des gaz sulfurés qui peuvent produire un effet
inverse, c'est-à-dire transformer des préparations
solubles de mercure en sulfures insolubles. Je suppose qu'à la suite d'une accusation d'empoisonnement, l'expert n'ait retrouvé dans les organes de la
victime qu'une préparation de mercure insoluble;
en conclura-t-on que ce n'est pas du sublimé ou
tout autre composé soluble qui a été pris pendant la

vie? Cette conclusion ne serait nullement rigoureuse. Les circonstances commémoratives devraient
ici aider à dévoiler le crime.

Magistrats et médecins, nous ne devons pas l'i-
gnorer, tout témoignage a besoin d'une interpréta-
tion et d'un contrôle. Si la mission du chimiste est
de déclarer qu'il a trouvé le poison ou le radical du
poison dans les restes d'un corps ; celle du médecin
de dire que, dans les effets physiologiques et pathologiques, la maladie de la victime se rapporte à un
empoisonnement par le mercure ; c'est aux magistrats ou aux jurés qu'il appartient, à l'aide des té-
moins ordinaires, d'établir une corrélation dernière
et nécessaire entre l'empoisonnement même et les
actes qui l'ont précédé.

ARTICLE IV.

DU CUIVRE.

Très-répandu dans la nature, le cuivre est un des métaux les plus employés dans l'industrie, dans les arts et dans l'économie domestique. A la portée de toutes les mains, il serait facilement un instrument de crime, si la couleur et la saveur de ses composés n'en trahissaient la présence dans les aliments ou dans les boissons ordinaires. Le métal, en outre, est moins redoutable, comme principe toxique, que l'arsenic et que le mercure. Il n'agit qu'à doses plus fortes et laisse, par conséquent, dans l'économie des traces d'autant plus saisissables de son passage. C'est à ces diverses circonstances, sans doute, qu'on doit de ne le voir figurer qu'au second rang dans les tableaux statistiques des empoisonnements criminels. (*Voir* tome Ier, article *Arsenic*.)

CHAPITRE PREMIER.

Histoire naturelle, chimique et pharmaceutique du cuivre et de ses composés.

Le cuivre est, avec le fer, un des premiers métaux que les peuples anciens aient façonnés à leur usage. L'airain ou bronze, dont parlent les poëtes et les historiens des époques les plus reculées, étaient un alliage de cuivre et d'étain. On sait que cet alliage est la matière qui sert à la fonte des canons.

Ainsi que l'indiquent les noms grec et latin χυπροσ, *cuprum*, le cuivre des anciens était tiré de l'île de Chypre. Aujourd'hui, les mines d'où on l'extrait sont très-nombreuses. En général, elles ont leur gisement dans les terrains primitifs et de transition, ainsi que dans les premiers dépôts de la période secondaire. Assez fréquemment on rencontre des pyrites isolées dans les terrains de transport et d'alluvion.

Dans les mines on trouve le cuivre :

A l'état natif;

A l'état d'oxyde;

A l'état de sulfure (pyrites);

A l'état de carbonate;

combiné avec d'autres métaux, tels que l'antimoine, l'arsenic, le bismuth, l'argent, etc.

A ces produits de la nature, la chimie a ajouté :

Les chlorure, bromure, séléniure, phosphure et arséniure de cuivre;

Et différents sels, tels que les azotates, sulfates, phosphates, arséniates, silicates et acétates, etc., de cuivre.

L'industrie fait emploi de divers alliages, parmi lesquels il faut citer :

Le laiton (cuivre et zinc);

Le bronze (étain et cuivre);

Le packfung argentan ou maillechor (cuivre, nickel, zinc, plomb, quelquefois fer);

Le chrysocale (cuivre et or).

Cuivre métallique (Cu).

Histoire naturelle. — Le cuivre natif ou métallique se rencontre dans la nature sous différents états, connus des minéralogistes sous les noms de cuivre *cristallisé, dendritique, lamelliforme, mamelonné, filiforme.* Il paraît dériver de deux formations différentes : tantôt il fait partie essentielle des roches primitives ou des filons qui les traversent; tantôt il provient de dissolutions de sulfate de cuivre qui coulent dans les mines, et qui sont décomposées par le fer, par les corps organisés ou par les corps combustibles que rencontrent sur leur passage les eaux cuivreuses. Dans ce dernier cas, il se présente sous forme de sécrétions, qui ont fait donner au métal le nom de *cuivre concrétionné* ou produit par cémentation. Les gangues qui enveloppent le cuivre natif sont le quartz, la chaux carbonatée ou fluatée (carbonate et fluate de chaux), la baryte sulfatée (sulfate de baryte), et la prehnite, qui est une pierre dure composée de silice, d'alumine, de chaux et de fer.

Propriétés physiques et chimiques. — Le cuivre est un métal de couleur rouge qui développe, par le frottement entre les doigts, une odeur métallique *sui generis.* Il est ductile et malléable. Il s'oxyde à l'air humide, et se recouvre d'un mélange d'hydrate et de carbonate qu'on appelle vulgairement vert-de-gris. Il est fusible à la température de 27 degrés du pyromètre, ce qui correspond à 788 degrés. En brûlant, il colore la flamme en vert. Ce caractère est très-tranché et très-sensible, surtout si, pour l'obtenir, on trempe préalablement la matière d'épreuve dans une dissolution concentrée d'hydrochlorate d'ammoniaque.

Chauffé au contact de l'air et, à plus forte raison, de l'oxygène pur, le cuivre se transforme successivement en protoxyde rougeâtre et en deutoxyde noir.

Ce métal ne décompose pas l'eau, à chaud non plus qu'à froid. Il est vivement attaqué par l'acide azotique, qui le transforme en azotate de deutoxyde, en dégageant du bioxyde d'azote.

L'acide sulfurique ne le transforme en sulfate que si le métal est à l'état de division extrême, le sulfate formé, qui est inattaquable par l'acide sulfurique, enveloppant le métal et le soustrayant à l'action de l'acide. L'acide chlorhydrique n'agit que très-faiblement, si le métal est à l'abri du contact de l'air. L'acide chloro-azotique le dissout, au contraire, rapidement. Les alcalis l'oxydent au contact de l'air. L'ammoniaque le transforme ainsi en deutoxyde, qui se dissout dans la liqueur et la colore en bleu. Les sels acides, les matières organiques, les graisses l'oxydent en lui cédant une partie de leur oxygène.

Les dissolutions étendues de sel marin le dissolvent facilement; celles qui sont très-concentrées ne l'attaquent pas sensiblement.

Le cuivre du commerce n'est pas pur : il renferme du protoxyde et des matières étrangères, telles que du plomb, de l'antimoine. On obtient le métal pur en le précipitant de ses dissolutions au moyen du fer.

Le cuivre sert à un grand nombre d'usages. On verra plus loin quelles sont les préparations pharmaceutiques auxquelles il sert de base.

Composés de cuivre et d'oxygène.

Le cuivre forme, avec l'oxygène, trois combinaisons principales : le protoxyde, le deutoxyde et le peroxyde.

Protoxyde de cuivre (Cu^2O), ou cuivre oxydulé, cuivre oxydé rouge, cuivre vitreux, ziguéline.

Histoire naturelle. — Le cuivre oxydulé ou protoxyde de cuivre se trouve dans la nature : 1° en masses compactes ou lithoïdes, mais peu volumineuses ; 2° en beaux cristaux octaèdres ; 3° en filaments capillaires ; 4° en poussière fine et brillante. Il recouvre fréquemment, si ce n'est presque toujours, le cuivre natif. Ce n'est guère qu'à côté du métal qu'on trouve cet oxyde. Toutefois, il ne constitue jamais des masses qu'il soit utile d'exploiter.

Propriétés physiques et chimiques. — Le protoxyde de cuivre est rouge ; quand il passe à l'état d'hydrate, il devient jaune orangé. Il est très-fusible. Chauffé au contact de l'air, il se transforme en deutoxyde ; il ne forme avec les acides que des sels instables, qui tendent à se décomposer en sels de deutoxyde et en cuivre métallique. L'acide chlorhydrique le transforme en protochlorure. L'ammoniaque le dissout et forme une dissolution incolore, qui devient bleue à l'air, parce qu'elle absorbe une certaine quantité d'oxygène, qui fait passer le protoxyde à l'état de deutoxyde. Si l'on met dans le liquide bleu une lame de cuivre, la décoloration s'opère insensiblement, le cuivre enlevant au deutoxyde la moitié de son oxygène, pour le ramener à l'état de protoxyde.

On prépare le protoxyde de cuivre, soit en décomposant le protochlorure de cette base par la potasse bouillante, soit en faisant bouillir de l'acétate de cuivre avec du sucre : dans le premier cas, on obtient le protoxyde à l'état d'hydrate jaune; dans le second, on l'obtient à l'état de cristaux octaédriques réguliers. Le protoxyde de cuivre est employé dans les arts pour colorer le verre en pourpre.

Deutoxyde de cuivre (CuO), *cuivre oxydé noir, mélaconise.*

Histoire naturelle. — Le deutoxyde de cuivre ou mélaconise se trouve, mais toujours par petites quantités, dans les mines de cuivre. Il s'y rencontre mêlé aux composés qui l'ont produit en s'oxydant à l'air. Il est à l'état pulvérulent non cristallisé.

Propriétés physiques et chimiques. — Le deutoxyde est brun foncé, presque noir. Il fond difficilement et, à une température assez basse, est ramené, par les corps combustibles, à l'état de protoxyde, ou même est réduit totalement. Exposé à l'air, il en absorbe l'humidité et passe à l'état d'hydrate d'un bleu clair. Mais cet hydrate se décompose facilement lui-même, soit par l'eau, soit en absorbant l'acide carbonique de l'atmosphère. Le deutoxyde de cuivre se dissout dans les acides et donne, par évaporation, des sels qui sont tous d'une belle nuance bleue ou verte. L'ammoniaque dissout ces sels et leur donne une teinte bleue, dite *bleu céleste*.

On obtient le deutoxyde de cuivre, soit en brûlant du cuivre à l'air libre, soit en décomposant l'azotate ou carbonate de ce métal par calcination. L'hydrate cuivrique s'obtient en versant, goutte à goutte, une dissolution d'un sel de cuivre dans une dissolution froide de potasse caustique. On prépare, sous le nom de *cendres bleues*, un produit dont la base est l'hydrate de deutoxyde de cuivre.

Le deutoxyde de cuivre a divers usages : il fournit aux arts un produit qu'on emploie dans la fabrication des papiers de tenture et dans celle du verre. Il est employé en chimie pour analyser les matières organiques, qu'il transforme, à la chaleur rouge obscure, en eau, en gaz acide carbonique et en azote.

Tritoxyde ou peroxyde de cuivre ($Cu\,O^2$).

Le tritoxyde de cuivre est un produit de l'art, sans usages. Il est brun-jaune, et s'obtient en ajoutant de l'eau oxygénée à une dissolution faible d'azotate de cuivre, et y versant ensuite de la potasse en quantité à peine suffisante pour saturer l'acide. Il est nécessaire d'opérer à une température voisine de zéro. Ce composé n'a pas de stabilité.

Composés sulfurés de cuivre.

Le soufre peut se combiner avec le cuivre en diverses proportions. Les deux sulfures qui correspondent au protoxyde et au deutoxyde de cuivre, sont les seuls qu'il importe de connaître.

Protosulfure de cuivre ($Cu^2 S$).

Histoire naturelle. — Le protosulfure de cuivre se trouve dans la nature en masses amorphes, ou en cristaux qui dérivent du prisme tétraèdre. Les minéralogistes en reconnaissent diverses variétés, qui sont pour eux la pyrite de cuivre proprement dite, le cuivre pyriteux panaché, le cuivre spiciforme ou les cuivres sulfurés gris ou noirs. Ces derniers sont des mélanges de sulfure de cuivre avec des sulfures d'antimoine, de plomb, d'argent, de bismuth, etc. On ne confondra pas la pyrite de cuivre avec la pyrite de fer. La pyrite de cuivre est plus verdâtre, elle se laisse entamer par le couteau et ne fait pas feu au briquet. Les caractères chimiques, du reste, ne laisseront aucun doute entre les deux composés.

Propriété physiques et chimiques. — Le protosulfure de cuivre est noirâtre, gris de fer ou de plomb. Il est tendre, fusible à une température assez basse, facilement décomposable par le grillage en présence du charbon. Il est insoluble dans l'eau,

très-attaquable par les acides oxygénants. L'hydrogène seul ne peut le réduire. Il joue dans les combinaisons le rôle de sulfobase.

On le prépare en faisant fondre du soufre avec du
cuivre ou de l'oxyde cuivrique. Il est sans usages.

Deutosulfure (CuS).

Le deutosulfure est un produit de l'art. C'est le
composé formé quand on précipite un sel de deutoxyde de cuivre par l'acide sulfhydrique ou par un
sulfure soluble. Le corps ainsi obtenu est une poudre
d'un brun noirâtre, insoluble à froid dans les acides, dans les alcalis et même dans l'ammoniaque. Il
s'altère à l'air et se transforme en sulfate de cuivre.
Il est sans usages.

Composés du cuivre avec le chlore.

Le cuivre forme avec le chlore deux combinaisons correspondant aux deux premiers oxydes et sulfures de la même base. Toutes deux sont des produits
de l'art.

Protochlorure (Cu^2Cl).

Propriétés physiques et chimiques. — Le protochlorure de cuivre est en cristaux blancs, grenus,
qui s'altèrent promptement à l'air; il se forme alors
du deutochlorure et de l'oxychlorure de cuivre. Il
est fusible, volatil, mais inaltérable par la chaleur.
Il est insoluble dans l'eau, soluble, sans coloration,
dans l'ammoniaque, quand il est à l'abri de l'air; si
la dissolution est mise en contact avec l'oxygène,

elle se colore en bleu, et peut ainsi déceler des proportions même très-faibles de ce gaz.

On prépare le protochlorure de cuivre par divers procédés : 1° en mettant en contact un sel de deutoxyde de cuivre avec une dissolution de protochlorure d'étain (Proust); 2° en faisant passer un courant de chlore sur du cuivre en excès chauffé au rouge; 3° en traitant par l'acide chlorhydrique du cuivre en limaille et du deutoxyde de cuivre; 4° en chauffant du cuivre métallique avec du deutochlorure, etc. Il est sans usages.

Deutochlorure de cuivre (Cu Cl).

Le deutochlorure de cuivre a une couleur brun-jaunâtre quand il est sec; il bleuit ou verdit à l'air en absorbant de l'eau. Il est très-soluble dans l'eau et dans l'alcool. Par la chaleur, il se décompose, perd de l'eau, dégage du chlore, et se transforme en protochlorure. Avec l'ammoniaque, il forme un chlorure double qui est très-soluble, et, par conséquent, très-vénéneux.

On prépare le deutochlorure de cuivre, soit en faisant agir l'acide chlorhydrique sur du deutoxyde de cuivre, soit en décomposant le sulfate de cuivre par le chlorure de calcium. Dans ce dernier cas, on filtre pour séparer le sulfate de chaux, on évapore jusqu'à consistance sirupeuse, et l'on reprend par l'alcool, qui n'entraîne que le chlorure sans toucher au sulfate.

Le deutochlorure et le chlorure double de cuivre et d'ammoniaque ont été et sont encore employés en médecine; mais, en raison de leurs propriétés toxi-

ques, on ne doit en faire usage qu'avec une extrême
prudence.

Autres composés de cuivre.

Les iodure, bromure, phosphure, séléniure et arséniure de cuivre sont sans usages.

Sels de cuivre.

Les sels de cuivre sont à base de protoxyde et de
deutoxyde.

Les sels de protoxyde sont peu stables, et, quand
on les dissout dans l'eau, ils se décomposent en sels
de deutoxyde et en cuivre métallique. Ceux qui sont
solubles donnent, par les carbonates alcalins ou par
les bases alcalines en général, un précipité jaune-
brun ou orangé de protoxyde de cuivre; par l'acide
sulfhydrique ou le sulfhydrate d'ammoniaque, un
précipité brun. Au moyen de l'acide nitrique, on
les transforme, même à froid, en sels de deutoxyde.

Les sels de deutoxyde sont, en général, blancs ou
verts. Ils précipitent de leurs dissolutions :

En bleu, par les alcalis; un excès d'ammoniaque
redissout le précipité, en communiquant à la liqueur
une belle couleur bleue;

En brun ou noir, par l'acide sulfhydrique ou les
hydrosulfates;

En brun marron, par le cyanure jaune de fer et
de potassium (caractère essentiel);

En rouge-brun, par le chromate de potasse;

En gris, par la dissolution de noix de galle ou de
tannin.

En outre, le cuivre est précipité de ses dissolutions, à l'état de métal, au moyen d'une lame de fer,
de zinc ou de plomb. Une indication, propre à reconnaître les plus faibles quantités de cuivre sur la
lame de fer, est l'essai fait, dans la flamme du chalumeau ou d'une lampe à alcool, de la lame de fer
préalablement trempée dans le chlorhydrate d'ammoniaque. La flamme prend alors une coloration
bleue ou verte très-caractéristique.

Carbonates.

L'acide carbonique et l'oxyde de cuivre peuvent
former diverses combinaisons. La chimie a déterminé
les suivantes :

Carbonate de cuivre neutre $(Cu\,O,\;CO^2)$;
Carbonate de cuivre naturel $(Cu\,O,\;CO^2\,2\,HO)$;
Carbonate de cuivre bibasique $(Cu\,O)^2,\;CO^2,\;2\,HO$;
Carbonate sesquibasique hydraté $(Cu\,O)^3,\;(CO^2),\;HO$;
Carbonate de cuivre tribasique $(Cu\,O)^3,\;CO^2\,2\,HO$.

Histoire naturelle. — En minéralogie, ces carbonates portent les différents noms de *cuivre azuré,
azur de cuivre, bleu de montagne, pierre d'Arménie, cendres bleues natives, malachites.*

Propriétés physiques et chimiques. — En général,
ces composés sont d'une belle couleur bleue ou
verte. Ils font effervescence avec les acides, et donnent, avec l'acide azotique, un azotate dont les dissolutions ont tous les caractères ci-dessus indiqués
des sels de cuivre.

Le carbonate de cuivre neutre n'a pu jusqu'ici
être produit artificiellement. Quand on traite un sel

de cuivre par un carbonate neutre, il se dégage de
l'acide carbonique, et l'on obtient le carbonate bleu
bibasique (CuO^2) Co^2 $2HO$. Le carbonate de cuivre
neutre et anhydre se rencontre dans la nature. Les
échantillons toutefois en sont assez rares. Il est d'un
brun noirâtre foncé. Les minéralogistes le nomment
mysorine.

Le carbonate de cuivre bibasique perd 1 équivalent d'eau par la chaleur. Sous cet état, il est employé dans la peinture à l'huile sous le nom de *vert
minéral*. Les cendres bleues artificielles d'Angleterre
sont préparées par un procédé tenu secret jusqu'ici.

Azotate de cuivre $(CuO, AzO^5, 4HO)$.

L'azotate de deutoxyde de cuivre est un produit
de l'art. Il est bleu, déliquescent et soluble dans
l'alcool. Par la chaleur, il se décompose en sous-
azotate vert insoluble et en acide azotique, puis
même se réduit en acide azoteux, oxygène et deutoxyde de cuivre.

On l'obtient en traitant le cuivre par l'acide
azotique.

Sulfate de bioxyde de cuivre (CuO, SO^3, HO).

Le sulfate de cuivre porte dans le commerce le
nom de vitriol bleu, couperose bleue, vitriol de
Chypre.

Histoire naturelle. — On le trouve quelquefois
en cristaux dans les mines de cuivre, mais plus sou-

vent dans les eaux qui traversent les filons de cuivre pyriteux; on le produit en grand, dans l'opération de l'affinage des métaux précieux.

Propriétés physiques et chimiques. — Ce sel est
d'un beau bleu, il a une saveur styptique, il cristallise
en parallélipipèdes obliques. Il s'effleurit à l'air,
perd, à la chaleur de 100 degrés, les $\frac{4}{5}$ de son eau
de cristallisation, et passe, à 200 degrés, à l'état de
poudre blanchâtre anhydre.

Il est soluble dans l'eau, surtout à chaud.

On le prépare, soit en faisant griller à l'air les
pyrites (sulfures) de cuivre, soit en faisant agir directement l'acide sulfurique sur le métal, soit en décomposant (affinage des métaux) le sulfate d'argent
par le cuivre.

Le sulfate de cuivre a de nombreux usages. Il est
employé dans la teinture et pour la galvanoplastie.
Il sert à la préparation de l'encre, des vernis, du
vert de Schéele, et des cendres bleues, etc. En certaines localités, il est employé pour chauler les blés. En
médecine, il est usité comme escarotique et contre
le croup.

Le sulfate de cuivre ammoniacal ($CuO SO^3$),
($Az H^3$, HO, SO^3), 7 HO) est un sel d'une belle couleur bleue. Il a une saveur métallique désagréable;
à l'air libre, il se décompose et prend une couleur
verte. La chaleur le décompose plus facilement
encore, en volatilisant l'eau et l'ammoniaque.

On le prépare en versant de l'ammoniaque liquide
concentrée sur du sulfate de cuivre cristallisé réduit
en poudre, et lavant avec de l'alcool le précipité bleu

qui se forme. Il faut le conserver dans des vases exactement fermés. Il est employé en médecine.

Phosphates, arsénites et arséniates de cuivre.

Il existe dans la nature et l'on prépare dans les laboratoires plusieurs phosphates, arsénites et arséniates de cuivre, sur lesquels je n'ai pas à m'arrêter, ces composés n'étant point employés dans l'industrie ou dans les arts. En minéralogie, les cuivres arséniatés portent le nom d'*érinite*, *liroconite*, *olivénite*, *aphanèse*, *euchroïte*. Il a été question de l'arsénite de cuivre (vert de Schéele $(CuO)^2$, AsO^3) à l'article de l'arsenic.

Silicates de cuivre.

Il existe deux silicates de cuivre : le silicate de protoxyde et le silicate de deutoxyde.

Le silicate de protoxyde est un produit de l'art. On le rencontre quelquefois dans les scories des fourneaux où l'on fond les minerais de cuivre. Il est d'un beau rouge pourpre ; mais au moment où on le prépare, il devient rapidement opaque et se change facilement en silicate de deutoxyde vert. Il est employé dans la peinture sur verre.

Le chimiste ne le confondra jamais avec le chlorure d'étain (*sel d'étain* du commerce), non plus qu'avec le chlorure d'or, qui sont employés aux mêmes usages.

Le silicate de deutoxyde se trouve dans la nature. Il est connu des minéralogistes sous le nom de *dioptase*. Il est sans usages.

Acétates de cuivre.

Il existe plusieurs acétates de cuivre; en voici les formules :

Acétate neutre......	CuO, $C^4H^3O^3$;
Acétate sesquibasique.	$(CuO)^3$, $(C^4H^3O^3)^2$;
Acétate bibasique....	$(CuO)^2$, $C^4H^3O^3$;
Acétate tribasique...	$(CuO)^3$, $C^4H^3O^3$.

Acétate neutre (verdet cristallisé, cristaux de Vénus).

L'acétate neutre de cuivre est d'un vert foncé. Il cristallise en rhomboèdres. Il a une saveur métallique de cuivre. Il est soluble dans l'eau, plus à chaud qu'à froid.

On le prépare en dissolvant du vert-de-gris $(CuO)^2$, $C^4H^3O^3$, $6HO$ dans l'acide acétique. Il est employé dans la teinture en noir sur laine.

Acétate bibasique (vert-de-gris du commerce).

Ce sel se prépare en grand dans le Midi en mettant des lames de cuivre en contact avec du marc de raisin. Le marc de raisin fermente, son alcool se transforme en acide acétique, et cet acide se combine avec le cuivre oxydé sous l'influence de l'oxygène de l'air. Traité par l'eau, l'acétate de cuivre bibasique ou vert-de-gris se décompose en acétate sesquibasique qui se dissout, et en acétate tribasique qui est insoluble.

Les verts de Schéele, de Vienne, de Schweinfurt sont, comme il a été dit, des composés d'acide arsénieux et d'acétate bibasique de cuivre.

Histoire pharmaceutique du cuivre. — Il n'est qu'un petit nombre de compositions magistrales auxquelles le cuivre serve de base. A l'extérieur, on emploie comme cathérétique ou escarotique, le sulfate, le sulfate de cuivre ammoniacal et l'acétate de cuivre.

Voici la formule d'une pommade au sulfate de cuivre :

℞ Sulfate de cuivre....   2 à 8 parties ;
   Beurre frais........   100 parties;
   Camphre...........   1 partie.

Le cathérétique, appelé *pierre divine,* a la composition suivante.

   Sulfate de cuivre............   24
   Alun....................   24
   Nitrate de potasse..........   24
   Camphre en poudre   1

On prépare des collyres en dissolvant cette pierre divine dans l'eau.

L'eau céleste, également employée en collyre, est composée de :

   Sulfate de cuivre cristallisé.   5 centigr.
   Ammoniaque liquide......   Q. S.
   Eau distillée ....   30 grammes.

L'onguent de cuivre ou onguent vert, employé

contre les ulcères vénériens, se compose de :

> Acétate de cuivre............   1
> Onguent basilicum............ 15

L'onguent ægyptiac, très-employé dans la médecine vétérinaire, est formé de :

> Miel......................... 14
> Vinaigre.....................   7
> Acétate de cuivre............   5

A l'intérieur, le cuivre ne doit être employé qu'avec réserve et prudence. C'est habituellement du sulfate que l'on fait usage en dissolution dans l'eau distillée.

Des expériences récentes et nos propres recherches tendent à montrer qu'en s'échappant par les voies respiratoires, et en produisant une expuition salivaire ou bronchique, le cuivre peut contribuer à l'atténuation comme à l'expulsion des fausses membranes qui constituent le croup.

Les pilules de Gerbier, vantées autrefois contre le cancer, avaient pour base l'acétate de cuivre. Des auteurs, et en particulier Cullen, avaient cru le cuivre utile contre certaines affections, telles que l'épilepsie, l'hystérie, la phthisie même; mais le temps n'a que trop montré que c'était là une illusion.

CHAPITRE II.

Effets du cuivre sur l'économie animale; exemples d'empoisonnement. — Signes de l'empoisonnement pendant la vie; altérations pathologiques sur le cadavre.

I. — *Effets du cuivre sur l'économie animale; exemples d'empoisonnements.*

Il en est du cuivre comme de l'arsenic, de l'antimoine et du mercure : il produit sur l'économie des effets locaux ou de contact, et des effets généraux ou d'absorption. Les physiologistes qui ont étudié les premiers l'action de ce métal sur les animaux, auraient pu faire cette distinction. Ils avaient vu que si les composés de cuivre sont ingérés dans l'estomac à doses assez fortes pour tuer, ils produisent l'irritation, l'inflammation, l'ustion des tissus; que s'ils sont injectés à la dose de 5 à 10 centigrammes dans les veines, ils tuent sans lésions anatomiques apparentes; que s'ils sont appliqués à la même dose dans une plaie sous la peau, ils déterminent en même temps et des effets d'ustion sur les parties touchées, et des effets toxiques plus redoutables encore sur l'organisme tout entier. Mais les expérimentateurs n'étaient préoccupés que de la pensée de savoir sur quel système d'organes agissait le poison. Relisez les conclusions qu'ils ont formulées (1). Le cuivre, ont-ils dit, détruit l'irritabilité musculaire et la contrac-

---

(1) Voir la Dissertation inaugurale de Brouard, année 1802.

tilité du cœur..... Le cuivre paralyse le système
nerveux.

Cependant, tout en signalant cette action physiologique, ils ajoutaient, en voyant les désordres produits par l'application directe du corps toxique : Le
cuivre irrite, enflamme les tissus ; c'est un poison
irritant.

Nous reviendrons sur les doctrines : fidèle à la marche déjà suivie, étudions d'abord, dans quelques observations cliniques, quels sont les symptômes propres
de l'empoisonnement par les composés de cuivre.

Première observation. — « Il y a environ dix années, dit Drouard dans la Dissertation citée, lorsque
je commençais à me livrer à l'étude de la médecine
par celle de la pharmacie, je pris par ignorance à
peu près 4 grammes d'un mélange de vert-de-gris,
de miel et de vinaigre, improprement appelé *onguent ægyptiac*. Je sortais de déjeuner assez copieusement. Un quart d'heure après, j'eus *des rapports
cuivreux* et *un crachement continuel*, ce qui fit reconnaître l'empoisonnement. On m'administra une
potion huileuse, et on me fit boire du lait ; deux à
trois heures après, j'éprouvai un *grand mal de tête,
avec soif* et *des coliques assez violentes ;* mon ventre se tuméfia si rapidement, que je fus obligé de
relâcher la ceinture de ma culotte ; des *évacuations
copieuses* se déclarèrent! Un médecin appelé con-
seilla des boissons mucilagineuses et des lavements
émollients ; les selles continuèrent en petite quantité, avec *ténesme* et *perte de forces ;* elles ne cessèrent que vers le huitième jour, où commença ma

convalescence. Après cet accident, j'ai conservé pendant longtemps une telle aversion pour le cuivre, qu'il me suffisait, pour avoir des nausées, de sentir ce métal. »

Deuxième observation. — « H***, ouvrier bijoutier, âgé de quarante-quatre ans , plongé dans la misère la plus profonde, résolut de s'empoisonner, et avala , le 23 juin 1812, à minuit, environ 16 grammes de vert-de-gris délayé dans une petite quantité d'eau. Dans la journée du 22 et du 23, H*** avait pris pour toute nourriture une soupe à l'oseille. Un quart d'heure après avoir bu le poison, il eut des *coliques atroces*, des *vomissements abondants* et des *déjections alvines copieuses :* ces symptômes persistaient encore à 5 heures du matin, heure à laquelle il entra à l'Hôtel-Dieu. On lui administra de l'eau de gomme, du lait et des lavements émollients. Trois heures après son arrivée, il présenta l'état suivant : visage triste, abattu; yeux profondément cernés; langue humide; bouche pâteuse, anorexie; *crachotements; renvois de vert-de-gris ; soif très-intense; pouls petit,* régulier, donnant 80 pulsations par minute (même traitement). A $2^h 30^m$, nouveaux *vomissements de matières verdâtres foncées.* A 4 heures, il se manifesta un *ictère.* Pendant la nuit, coliques légères, continuation des vomissements; trois selles qui amenèrent un peu de soulagement et le sommeil. Le lendemain (deuxième jour de l'accident), *jaunisse très-intense ;* expression de calme; langue grisâtre, bouche pâteuse, avec un *goût de vert-de-gris :* cessation des vomissements et des rapports cuivreux; abdomen rétracté, très-peu sensible à la pression; pouls régulier, développé; chaleur de la peau naturelle; tête lourde, légère surdité (eau de Vichy avec du petit-lait, deux lavements émollients). Le malade eut, dans la journée, quatre selles de matières grisâtres. Le 26 (troisième jour de l'accident), continuation des mêmes symptômes, malaise général, soif vive, urine trouble, d'un rouge foncé avec un sédiment jaunâtre (même traitement). Le 27 (quatrième jour), diminution marquée de tous les symptômes, retour de l'appétit, faiblesse générale (continuation des mêmes moyens, bouillon, vermicelle). Le 16 juillet, l'ictère était dissipé, et le malade était en pleine convalescence (1). »

Troisième observation.— « Une femme et sa fille mangent de la choucroûte, que leur domestique avait laissée une couple d'heures dans un vase de cuivre ayant perdu de son brillant. Peu de temps après dîner, *douleurs d'estomac, nausées, anxiétés, éructations, vomissements de matières vertes, amères, aigres, astringentes;* puis, *douleurs abdominales avec diarrhée;* ensuite, *convulsions intermittentes* qui devinrent bientôt continues; et, enfin, *insensibilité.* La fille succomba en douze heures, et la mère une heure après (VILBERG) (2). »

Quatrième observation (Empoisonnement lent). — Une femme de chambre empoisonna sa maî-

---

(1) Observation communiquée par le Dʳ Picquet de la Houssiette.
(2) GALTIER, *Toxicologie.* 1845, t. I, p. 698.

tresse en mettant, tous les jours, une pièce de billon dans le chocolat au lait qu'elle était chargée de lui apprêter.

La maladie simula une affection gastro-intestinale chronique avec paroxysmes aigus.

Signes de l'empoisonnement par le cuivre.

En reprenant les effets pathologiques relatés dans les observations qui précèdent, on trouve comme signes propres à l'empoisonnement par le cuivre :

Le goût de la matière toxique et ce que Drouard a appelé les *rapports cuivreux ;*

Le crachotement, qui, lorsqu'il est porté à un point extrême, constitue une sorte de salivation ou de flux bronchique ;

Les vomissements de couleur verdâtre ;

Les évacuations alvines de couleur brune plus ou moins foncée (sulfure de cuivre) ;

La céphalalgie ;

L'ictère ;

La dyspnée ;

L'accélération, puis l'irrégularité et la petitesse du pouls ;

La soif ;

La dépression des forces ;

L'abaissement de la chaleur vitale ;

Les convulsions ;

La paralysie des membres.

En comparant ces signes avec ceux qui caractérisent les empoisonnements par l'arsenic, par l'antimoine ou par le mercure, on verra qu'il en est de

communs, tels que les vomissements et les évacuations alvines, la dépression du pouls et des forces,
l'abaissement de la température vitale, etc. Mais,
pour un esprit attentif, il en est aussi de spéciaux et
qui peuvent avoir une grande valeur : ainsi, le goût
métallique du poison, ou ce que Drouard a appelé
avec tant de justesse *les rapports cuivreux ;* ainsi, le
crachotement, le flux salivaire ou bronchique, que
j'ai vu très-abondant sur les animaux; ainsi l'ictère
qui a été observé *assez souvent* dans l'empoisonnement par le cuivre, et qui, non plus que la céphalalgie, n'a pas été signalé par les auteurs dans les
empoisonnements par les autres métaux; puis enfin,
comme caractère négatif, le libre cours des urines
opposé au ténesme de la vessie, à la difficulté d'uriner, à la suppression même de la miction urinaire
dans les cas d'empoisonnement par l'arsenic et par
le mercure.

On en fera la remarque, ici la miction urinaire
s'opérant librement, les urines ne contiennent pas
de cuivre : il ne faudrait donc pas prendre le résultat
négatif d'une analyse chimique des urines pour une
présomption contraire à l'empoisonnement. Nous
l'avons dit ailleurs, pour éclairer le diagnostic d'un
empoisonnement pendant la vie, ce sont les matières
des vomissements et des évacuations alvines qu'il
faut de préférence soumettre à l'analyse.

Tous les composés de cuivre ne sont pas toxiques
au même degré. Il est une distinction à faire entre
les composés solubles, tels que les acétates, le sulfate,
le nitrate, etc., et les composés insolubles, tels que

les oxydes, les sulfures et les carbonates, etc. Les
composés solubles exercent sur l'économie une action
prompte; les composés insolubles n'agissent que plus
lentement, par suite d'une décomposition ou transformation au contact des liquides organiques. Quant
au cuivre métallique, on ne le regarde pas généralement comme un poison, ou comme une substance
capable de donner la mort; cependant il me semble
que cette décision est contestable, ou qu'elle ne doit
pas être rendue en termes trop absolus.

Observation. — « Des étudiants en médecine s'é-
taient imaginés de traiter une hydropisie ascite avec
de la limaille de cuivre incorporée dans de la mie
de pain. Ils en administrèrent d'abord 3 centigrammes qui ne firent point d'effet sensible; ils augmentèrent la dose par degrés, et allèrent jusqu'à
20 centigrammes par jour. Les urines devinrent
très-abondantes, l'enflure était sensiblement dimi-
nuée, et tout annonçait une convalescence prochaine,
lorsque le malade se plaignit de ténesme; des vomissements survinrent; il éprouva des coliques atroces;
son pouls était petit, concentré, lorsque je fus appelé.
Je lui fis boire beaucoup de lait; je prescrivis la saignée, et le maintins plusieurs heures dans un bain
à diverses reprises. Les symptômes se calmèrent, et
par le moyen du lait d'ânesse, qui fut pris pendant
longtemps, le malade recouvra sa santé et son embonpoint (1). »

---

(1) Portal, *Observations sur les effets des vapeurs méphitiques
chez l'homme,* 6e édit., p. 437.

On a cherché à atténuer la signification de ce fait mais il a été recueilli sans idée préconçue : il faut en tenir compte.

Contradictoirement, il est vrai qu'il existe dans les annales de la chirurgie, divers exemples attestant que des pièces de cuivre ont été avalées, et qu'elles ont séjourné un certain temps dans le canal intestinal, sans donner lieu à des accidents ; mais des pièces de monnaie ne sont pas du cuivre en limaille, elles ont pu rester inattaquées dans certaines circonstances, et auraient pu être attaquées dans d'autres, au contact d'agents propres à les oxyder. Qu'on se rappelle ce qui a été dit dans le chapitre précédent, au sujet du cuivre métallique. Il est certain que le métal s'oxyde, puis se transforme en sel (vert-de-gris artificiel) au contact des matières organiques, et spécialement au contact des matières grasses. D'après Eller, si l'on fait chauffer de l'eau dans un vase en cuivre en y ajoutant du chlorure de sodium (sel marin), on constate dans la dissolution la présence d'un composé soluble de cuivre. Il en est de même, et le résultat est plus saillant encore, si au lieu d'un composé alcalin, l'eau contient un acide, tel que l'acide acétique, le vinaigre ordinaire. Que l'on ne fasse donc pas, pour le cuivre, une exception qui n'a pas été faite pour l'antimoine, pour l'arsenic et pour le mercure. Selon la lettre et l'esprit de la loi pénale, tous ces métaux sont, au même titre, des *substances capables de donner la mort*. Qui voudrait affirmer qu'on ne pourrait pas tuer un homme en lui faisant prendre chaque jour des parcelles impalpables de cuivre. J'ai cité plus haut l'observation d'une femme qui fut empoisonnée au moyen d'une pièce de billon mise chaque jour dans son chocolat. Supposez du cuivre en nature porté chaque jour dans l'estomac : l'effet ne serait-il pas le même ?

Pour tous les poisons, on a vu que quelle que fût la voie par laquelle ils pénétraient dans l'organisme, les effets toxiques étaient les mêmes. Il n'y a pas d'exception à faire pour le cuivre.

On connaît les maladies de nature toute spéciale dont sont atteints les artisans qui travaillent le cuivre : elles portent le nom de *coliques métalliques* ou de *coliques de cuivre* : ce sont de véritables empoisonnements.

On admet généralement que ces affections sont l'effet d'effluves pulvérulentes qui, dans les poumons, dans les voies digestives (avalées avec l'air), ou au contact de la peau, sont facilement transformées en composés solubles, et sont ainsi entraînées par l'absorption ; et il est impossible, peut-être, de s'en faire une autre idée. Pour revenir à la question traitée plus haut, quel témoignage à opposer à l'opinion de ceux qui soutiennent, d'une manière trop absolue, que par lui-même le cuivre n'exerce aucune action toxique ? Le cuivre absorbé n'est plus à l'état de métal, disent-ils : il est oxydé, converti en sel au contact de l'air et des matières organiques. Eh ! qu'importe : si cette transformation s'opère si facilement, le métal même n'est-il pas un corps capable de donner la mort ? L'empoisonnement produit par les poussières, ou effluves du cuivre, est de ceux qu'il

faut rapporter à la catégorie des empoisonnements
lents. Patissier, dans son *Traité des maladies des
artisans*, dit que les ouvriers qui travaillent le cuivre ont une physionomie tout à fait remarquable,
que leur teint est d'un jaune vert, les yeux et la
langue de même couleur, les cheveux verdâtres, les
excréments, les urines, les crachats imprégnés de la
même couleur, laquelle se communique aux vêtements mêmes par la transpiration. Il ajoute qu'ils
sont généralement petits, maigres, comme rac-
courcis, et que leurs enfants deviennent rachitiques.
Eux-mêmes ont une vieillesse précoce, et à quarante ou cinquante ans ils sont déjà décrépits (1).

Les ouvriers, dit M. Gurney-Turner, qui emploient le cuivre, dans un état extrême de division
pour application propre à imiter l'or sur porcelaine
et sur papiers peints, sont sujets à une affection spéciale des parties génitales avec éruption dans les
poils du pubis. A cette affection se joint la perte
de l'appétit, des nausées, de la constipation, de la
douleur et de la sécheresse à la gorge, une irritation
des fosses nasales, de l'insomnie, et une coloration
verte très-remarquable des cheveux et de tous les
poils du corps (2). Dans de tels effets, qui ne voit
l'influence du cuivre agissant au contact et par absorption?

---

(1) Patissier, *Traité des maladies des artisans*, page 78.
(2) *London medical Gazette*, 1838-39, 1, 195, 697. — Christison,
on Poisons, 1845, p. 468.

II. — *Altérations pathologiques sur le cadavre.*

Les altérations pathologiques sont en rapport avec les effets produits par le poison pendant la vie. Si les préparations de cuivre ont été ingérées à fortes doses dans l'estomac : si elles ont donné lieu à des douleurs épigastriques aiguës, à des coliques violentes : si la mort est arrivée dans la période aiguë de l'empoisonnement, les lésions anatomiques seront nécessairement très-tranchées : elles auront leur siége dans le tube digestif spécialement, et présenteront l'aspect ou l'apparence de lésions qu'on rapporte généralement à l'inflammation. Ici, ce seront de simples rougeurs ou des arborisations vasculaires ; là, des ramollissements. des érosions, des ulcérations ; ailleurs, des taches ponctuées ou gangreneuses, des perforations d'une ou de plusieurs des membranes qui forment le tube digestif. Dans les replis de ces membranes, au centre des ulcérations ou des taches gangreneuses, dans les matières de l'épanchement pelvien, on pourra trouver des parcelles indissoutes du composé toxique. La nature de la maladie, le crime, seront ainsi immédiatement révélés.

Au contraire, si le poison a été donné à petites doses, ou par fractions répétées ; s'il n'a produit que des effets obscurs, latents : si la mort n'est survenue qu'après un temps assez long, nulle altération peut-être, et vraisemblablement même, ne sera constatée sur le cadavre. Mais cette absence de lésions propres à expliquer une maladie et une mort suspectes, n'aurat-elle pas une grave signification? On se rappellera comment agissent les composés de cuivre : au delà de l'action de contact, ils produisent des effets d'absorption, et ces effets sont les plus redoutables. La maladie s'est manifestée par les symptômes que produit un corps toxique; on a retrouvé ce radical toxique dans les organes de la victime; qu'importe qu'il n'ait point *irrité*, *corrodé* le tube digestif : il a agi par suite de l'absorption; c'est à cette action que doit être rapportée la mort, qui ne s'explique pas par une autre cause.

Entre ces extrêmes, on conçoit qu'il y ait divers intermédiaires : je n'ai pas besoin de m'y arrêter. Je dois noter, toutefois, que comme signe anatomique de l'empoisonnement par les composés de cuivre, on peut trouver une couleur spéciale aux mucosités ou aux matières contenues dans le tube digestif. Ainsi, dans la première partie de l'intestin grêle, ces mucosités pourront être verdâtres, couleur ordinaire des sels de cuivre; dans les gros intestins, les matières pourront être noires, par suite de l'action de l'hydrogène sulfuré sur le composé toxique.

Dans quelques cas, les auteurs ont noté la couleur jaune ou ictérique de la peau, et cette couleur leur a paru s'étendre jusqu'aux membranes du tube digestif. Diverses autres lésions, mais qui, selon nous, n'ont rien de réellement caractéristique, ont été encore rapportées à l'action des composés de cuivre. Ainsi, on a dit que dans cette espèce d'empoisonnement le sang était noir, fluide, peu coagulable; que

les poumons présentaient des signes de congestion,
d'engouement; que les centres nerveux étaient le
siége de congestion sanguine ou séreuse; mais il
n'y a rien dans ces lésions qui puisse caractériser un
empoisonnement. Tout au contraire, elles pourraient servir à expliquer la mort par toute autre
cause que par le poison.

CHAPITRE III.

Applications physiologiques et thérapeutiques; traitement de l'empoisonnement par le cuivre.

Par anticipation, dans le chapitre précédent j'ai
fait mention de l'opinion des physiologistes modernes au sujet de l'action toxique du cuivre.

Le cuivre épuise et détruit l'irritabilité musculaire
et la contractilité du cœur, ont-ils dit; le cuivre paralyse le système nerveux; le cuivre est un irritant.

Les anciens avaient parlé autrement. Pour eux,
le cuivre était un *escarotique* et un *réfrigérant*.

L'école italienne s'éloigne moins de l'opinion des
anciens que de celle des modernes, quand elle dit
que les composés de cuivre doivent être rangés dans
la classe des *hyposthénisants*.

Cependant la doctrine la plus accréditée, celle
que l'on professe généralement, c'est que le cuivre
est un *irritant*. En effet, ne produit-il pas des lésions
analogues à celles qui résultent de l'inflammation?
Il est vrai; mais ne sait-on pas aussi que, comme

l'arsenic et comme le mercure, le cuivre tue sans déterminer de lésions organiques apparentes? Où est l'irritation en pareil cas? Elle est dissimulée, répondent les partisans du système; le cuivre détruit immédiatement alors l'irritabilité et la contractilité du cœur. La preuve, c'est que sur les animaux empoisonnés par ce métal, et que l'on ouvre immédiatement après la mort, les muscles ne donnent aucun signe de contractilité (1). Un irritant qui détruit l'irritabilité et la contractilité! Par excès de stimulus sans doute. Et c'est pour cette raison que l'école italienne a dit que c'était un hyposthénisant. On voit la contradiction.

Quand, par les affinités simples, les chimistes ne peuvent s'expliquer certains phénomènes réguliers, précis, ils invoquent une cause spéciale, qu'ils appellent *catalyse* ou *action de présence*.

En matière de poison, alors qu'on voit la pénétration d'un corps étranger produire dans l'économie vivante des effets qui coïncident avec cette pénétration même, pourquoi ne pas invoquer simplement cette même cause d'une *action de présence*? Si l'expression n'explique rien, elle ne préjuge rien, et c'est là l'essentiel peut-être. Voyez où conduisent les systèmes: si le cuivre est un poison irritant, il faut en combattre les effets par les antiphlogistiques et la saignée; si c'est un réfrigérant ou un hyposthénisant, il faut lui opposer le traitement excitant ou tonique.

---

(1) *Voir* ORFILA, *passim,* et spécialement t. Ier, p. 617, 3e alinéa.

Avouons-le : alors qu'on disait d'un poison . du cuivre spécialement. qu'il détruisait l'irritabilité et la contractilité du cœur, c'est qu'on ignorait qu'il fût absorbé, porté dans la circulation. et qu'il agit immédiatement sur les principes constituants du sang. Ouvrez les livres de toxicologie, les auteurs s'y demandent sans cesse si le poison n'agit pas *à travers les nerfs*, *along the nerves*, pour rappeler une expression du savant professeur Christison.

Au sujet des composés de cuivre, voici comment s'exprime encore M. Devergie dans la dernière édition de sa *Médecine légale*, qui date de l'année 1852 (1) : « Il ne parait pas que ces poisons soient absorbés ; au moins. leur contact avec le tissu cellulaire de la cuisse d'un chien ne développe qu'une phlegmasie locale très-intense. mais à laquelle le chien ne succombe pas, quoique la dose de la substance vénéneuse ait été portée à DEUX GROS. » Il est vrai que M. Devergie dit une page plus loin (page 599) :

« Les préparations cuivreuses sont d'ailleurs absorbées, portées dans la circulation, car on les retrouve dans le foie, la rate, les reins. le sang, dans les cas d'empoisonnement. Mais il a été impossible jusqu'à présent de retrouver des sels dans l'urine. »

Qu'implique cette contradiction, au moins apparente, dans laquelle tombe M. Devergie ? Dans certains cas, le cuivre est-il absorbé ; dans d'autres, ne l'est-il pas ? Je répondrai que si, en effet, on essaye d'empoisonner un chien en lui mettant jusqu'à DEUX

---

1 DEVERGIE. *Médecine légale*. t. III. p. 598.

GROS d'un sel de cuivre dans le tissu cellulaire de la cuisse, il est possible qu'on ne produise qu'une plaie énorme, qu'une escarre profonde, à la suite desquelles l'animal ne succombe pas ; mais que si l'on diminue la dose de poison, et que l'on se contente de mettre dans une ou dans plusieurs plaies sous-cutanées, quelques grains du composé toxique, l'animal succombera, et même assez promptement. Dans le premier cas, l'altération pathologique locale aura été elle-même un obstacle à l'absorption ; dans le second, cette absorption aura eu lieu, et la mort en aura été la conséquence. L'absorption, je le répète donc encore, l'absorption du poison et non les effets d'irritation ou d'inflammation locale qu'il produit, voilà le danger réel, voilà la maladie contre laquelle il faut invoquer toutes les ressources de l'art.

Or, qu'il s'agisse du cuivre comme d'un autre composé métallique, les indications à remplir sont les mêmes ; il faut :

1°. Neutraliser et faire évacuer le corps toxique ;

2°. Combattre les effets généraux consécutifs à l'absorption.

Pour neutraliser les composés de cuivre, possède-t-on des agents spéciaux ? Ici encore on a vanté l'albumine, mais sans pouvoir établir qu'elle formât avec le radical toxique, ou avec son oxyde, un composé spécial, défini, réfractaire aux fluides organiques.

On a indiqué, comme agents propres à transformer un sel de cuivre soluble en sel insoluble :

Les alcalis étendus ;

Les eaux sulfureuses ;

Le protosulfure de fer ;

Le sucre.

On devra, sans nul doute, recourir à ces neutralisants chimiques, mais sans oublier qu'il n'est pas moins impérieux, et qu'il est plus sûr peut-être, de faire rejeter le poison par les vomitifs, ou de l'extraire au moyen de la pompe gastrique.

Mais je n'ai pas à m'arrêter à ces indications déjà données, et je m'attache seulement à discuter l'opportunité de telle ou telle médication dans la période avancée d'un empoisonnement, dans celle qui est le résultat d'une absorption.

Se bornera-t-on à la médication antiphlogistique, y ajoutera-t-on la médication diurétique? On a vu, et je crois avoir contribué à établir ce fait qui n'a point été contesté, on a vu, dis-je, que, dans l'empoisonnement par le cuivre, le principe toxique ne s'élimine pas par l'urine, qu'il a tendance à s'échapper par une sorte de flux salivaire ou bronchique, qui, chez l'homme, détermine des crachements sans cesse répétés. Il est de principe, en médecine, qu'il faut provoquer les crises morbides par toutes les voies que la nature elle-même cherche à s'ouvrir. Si réellement le cuivre s'échappe par la salivation ou le flux bronchique, n'est-ce pas à provoquer, à entretenir cette salivation ou flux critique que le médecin devra surtout s'appliquer? Sur les animaux, j'ai fait la remarque qu'un excès de calorification aidait à cette sécrétion : il me paraît donc utile de placer le malade dans les conditions les plus propres à exciter la transpiration pulmonaire. Des aspirations de vapeurs aromatiques, l'application de bouteilles chaudes autour du corps, pourront être d'un secours utile. Et comme, par la déglutition, le poison peut être ramené dans l'estomac et dans le tube digestif, les vomitifs, les purgatifs répétés (traitement empirique de la Charité pour les coliques de cuivre et de plomb) me paraissent un traitement secondaire encore très-rationnel.

J'innove, me dira-t-on, et cette thérapeutique nouvelle n'a point été sanctionnée par la pratique. Il est vrai; mais de quelle utilité seraient les expériences sur les animaux, si elles ne devaient conduire à des applications sur l'homme? Au lit du malade, a-t-on trop de moyens entre lesquels puisse choisir un médecin prudent? Je n'exclus, quant à moi, aucune des médications qui, tour à tour, ont été peut-être trop exclusivement vantées. Selon les cas, si je voyais prédominer la réaction, j'emploierais les antiphlogistiques; si je la croyais insuffisante, j'aurais recours aux toniques : *inter utrumque tene, sic tutius ibis.*

CHAPITRE IV.

Applications médico-légales : Recherches chimiques du cuivre avant ou après l'inhumation.

Nous sommes arrivés aux métaux fixes; moins de difficultés vont se présenter pour les séparer des matières organiques auxquelles ils peuvent être unis. Qui ne sait, qui ne devinerait au besoin, qu'il suffit de brûler les matières organiques pour retrouver, soit dans le charbon, soit dans les cendres, un métal que l'oxygène oxyde et que le feu ne volatilise pas? Aussi, le procédé propre à séparer le cuivre de toute espèce de matières organiques étrangères est-il aussi simple que sûr.

Il consiste à incinérer ces matières à feu nu dans une capsule ou dans un creuset de porcelaine; à traiter les cendres par un acide qui transforme le métal cherché, ses oxydes ou ses carbonates, en un sel soluble; à évaporer l'excès d'acide; à reprendre par l'eau, et à agir sur le liquide comme sur une dissolution simple contenant un composé de cuivre.

Mais, par une complication nouvelle et inattendue, voici qu'on rejette ce procédé pour la recherche du cuivre dans les organes du corps humain, parce que, dit-on, ce procédé conduit à *mettre à nu* (c'est l'expression de M. Devergie) le cuivre, non pas normal, mais *constitutionnel* ou *naturellement contenu* dans le corps de l'homme. Les mots ont leur valeur : nous tenons à conserver les textes même de l'auteur de la découverte du cuivre et du plomb *constitutionnels*.

Dans l'opinion de M. Devergie, en effet, il y a une très-grande différence entre du cuivre *normal* et du cuivre *constitutionnel*; on a pu contester l'existence du cuivre *normal*, mais on ne peut nier l'existence du cuivre *constitutionnel* ou *naturellement contenu* dans le corps de l'homme. Quelle est donc la différence entre ces deux espèces de cuivre? Pour

M. Devergie, elle est de la plus haute importance, et la voici :

Du cuivre *normal* serait du cuivre indispensable à l'existence, ou, si l'on veut, à la santé ; du cuivre *constitutionnel* ou *naturellement contenu* dans le corps de l'homme serait du cuivre non indispensable à la vie ou à la santé.

En langage ordinaire alors, ce serait du cuivre *accidentel* ou *accidentellement* et non *naturellement* contenu dans le corps humain. Si M. Devergie voulait ainsi modifier son opinion, tout débat cesserait ; mais non, il tient à son idée, et aux termes dans lesquels il l'a rendue : il y a du cuivre *constitutionnel* dans le corps de l'homme, il y en a *toujours*, il y en a des *proportions diverses*, selon les âges et selon les sexes. Il reproduit son opinion, sans y rien retrancher, dans la nouvelle édition de sa *Médecine légale*, publiée en 1852.

Si telle est l'opinion de M. Devergie, et il vient de nous dire qu'il y persistait (1), nous prenons la liberté de ne pas la partager. En commun avec M. Danger, nous avons fait plusieurs analyses portant sur divers organes d'individus morts par suite d'affections traumatiques, sans y rencontrer les parcelles les plus minimes de cuivre ; nous avons fait plus : durant neuf mois nous avons mêlé à la nourriture ordinaire d'un chien de forte taille, des doses graduées d'acétate ou de sulfate de cuivre ; ces doses

---

(1) DEVERGIE, *Médecine légale*, 1852, t. III, p. 580 à 597.

ont pu être portées jusqu'à 10 centigrammes par vingt-quatre heures, sans que l'animal en éprouvât aucun effet. Durant les deux cent soixante-treize jours qu'a duré l'expérience, le chien a pris $25\frac{1}{2}$ grammes de sels cuivreux, c'est-à-dire une quantité suffisante pour tuer au moins cinquante chiens de même force et de même taille que lui. Or, d'une part, ainsi que nous l'avons dit dans le Mémoire lu à l'Académie des Sciences le 24 juillet 1843, jamais les urines de l'animal ne nous ont fourni de cuivre; de l'autre, après que le chien a été sacrifié, il n'en a été trouvé non plus ni dans ses viscères, ni dans ses muscles, ni dans ses os, qui ont été scrupuleusement examinés.

M. Devergie dit qu'il n'a pas fait une expertise médico-légale sans avoir retrouvé le cuivre et le plomb constitutionnels (1). Dirai-je que le contraire

___

(1) DEVERGIE, *Médecine légale*, 1852, t. III, p. 582. Voici les paroles de M. Devergie :

« Depuis l'époque de mes recherches, il n'est pas une analyse
» médico-légale que j'aie faite, soit seul, soit avec d'autres chi-
» mistes, où je n'aie pas retrouvé le cuivre et le plomb toutes les
» fois que l'analyse a porté sur des individus qui avaient été peu
» de temps malades. »

Je ne veux pas rappeler à M. Devergie que j'ai fait avec lui des expertises médico-légales dans lesquelles nous n'avons trouvé ni cuivre ni plomb. Que veut dire la réserve de M. Devergie. « Toutes les fois que l'analyse a porté sur des individus qui avaient été peu de temps malades? » Voudrait-il dire que les individus qui sont longtemps malades, ne m'ingèrent plus, ils n'absorbent plus de cuivre? Mais le cuivre qui pénètre dans l'organisme s'élimine donc assez rapidement? Pourtant, d'après d'autres passages de son livre, M. Devergie le retrouve partout et toum'est arrivé? Hippocrate dit oui, et Gallien dit non. Mais oui et non ne résolvent pas la question. J'accorde à M. Devergie qu'il a trouvé, que d'autres avec lui ont trouvé du cuivre et du plomb dans les cendres provenant de la combustion des matières organiques ; mais après et avec lui, qui a retrouvé *constamment* ces métaux dans le sang ou dans les organes du corps humain ? Ce n'est pas M. Chevallier, qui dit les avoir et ne les avoir pas rencontrés.

Sur une question trop débattue et qui n'est plus qu'une querelle de mots ou d'amour-propre, édifions-nous par quelques détails historiques fidèles. Après avoir fait l'histoire de l'arsenic normal, je dois reprendre de même l'histoire du cuivre et du plomb constitutionnels : les deux découvertes se lient. J'en emprunterai tous les détails, qui de la sorte ne seront pas suspects, à MM. Devergie et Orfila. Les deux célèbres toxicologistes ont écrit l'un et l'autre, dans leur *Toxicologie,* un paragraphe intitulé : *Du cuivre et du plomb naturellement contenus dans le corps de l'homme.*

« Vauquelin, dit M. Orfila, paraît être le pre-
» mier chimiste qui ait trouvé le cuivre dans le sang
» incinéré ; mais comme il s'était servi d'un vase de
» métal pour faire l'expérience, il crut, A TORT,

---

jours. Comment allier encore ces contradictions, au moins apparentes ?

Dans un Mémoire fameux, lu à l'Académie de Médecine, M. Orfila disait aussi : « Loin de me rétracter, je déclare encore que le bouillon de bœuf peut contenir de l'arsenic. » Est-il donc si difficile de dire : J'ai pu me tromper? *Errare humanum est....*

» que le cuivre provenait du vase et non du sang...
» (remarquez cet A TORT. qui déclare Vauquelin
» trop prudent). En 1830. M. Sarzeau publia, dans
» le *Journal de Pharmacie*, tome XVI, un travail
» sur la présence du cuivre dans les végétaux et dans
» le sang. *Il est naturel de penser,* disait-il, *que
» les matières animales en contiennent ; il se trouve
» nécessairement dans les muscles, les os, dans
» toute l'organisation.... »*

IL EST NATUREL DE PENSER, disait M. Sarzeau ; ce chimiste n'avait donc pas fait les recherches nécessaires pour émettre une opinion affirmative. D'autres seront moins prudents ou plus téméraires.

« Toutefois, continue M. Orfila, il est vrai de
» dire que, bien avant M. Sarzeau, Gahn, Meissner
» et Vauquelin avaient déjà retiré du cuivre de cer-
» tains végétaux. En 1832, M. Perretti annonça
» l'existence du cuivre dans les vins. Un an après,
» M. Boutigny retirait ce métal du blé et d'un grand
» nombre d'autres substances. En 1837, M. Bou-
» chardat le trouvait dans les moules ; enfin.
» MM. Hervy et Devergie en retirèrent quelques
» traces, en 1838. des cendres de plusieurs organes
» de l'économie animale, provenant d'hommes ou
» de femmes de divers âges. ayant péri, soit de mort
» subite. soit de suspension : ils constatèrent en-
» core sa présence chez un enfant nouveau-né à
» terme (1). »

---

(1) ORFILA, *Traité de Toxicologie,* 1843. t. Ier, p. 643.

Cette dernière phrase a blessé M. Devergie ; justice ne lui a pas été rendue, affirme-t-il.

» Cette phrase, dit M. Devergie (1), vient à la
» suite d'une exposition amplifiée des travaux
» des chimistes qui nous avaient précédés; elle
» est suivie de celle-ci : En 1840, après *avoir*
» *reconnu* que le sang, le foie, le canal diges-
» tif, etc., de l'homme contenaient du cuivre,
» j'indiquai, dit M. Orfila, un procédé pour
» distinguer le cuivre *provenant* d'un em-
» poisonnement, du cuivre *naturellement* con-
» tenu, etc. »

« Est-il possible d'être à la fois, et plus *souverai-*
» *nement injuste, et plus partial!* Et d'abord pour-
» quoi cette inversion de nom dans les auteurs de la
» découverte? Ensuite, loin de nier les travaux qui
» ont précédé les nôtres, nous reconnaissons leur
» antériorité; mais quelle portée avaient-ils eue en
» médecine légale, quelles applications en avait-on
» faites? Évidemment aucune. Ouvrez les éditions
» du *Traité de Toxicologie et de Médecine légale*,
» de M. Orfila ; avant notre découverte, y trouverez-
» vous un mot du cuivre et du plomb *naturellement*
» contenus dans les organes du corps de l'homme?
» Cela est si vrai, que le jour où je vins annoncer
» ma découverte à l'Académie de Médecine, M. Or-
» fila.... »

J'abrége.... M. Orfila est accusé d'avoir voulu

---

(1) DEVERGIE, *Médecine légale*, 1852, t. III, p. 590.

prendre à M. Devergie la découverte du cuivre *constitutionnel,* comme il avait tenté d'enlever à M. Couerbe la découverte de l'arsenic *normal.* Cependant le mot était changé; M. Devergie n'avait voulu rien devoir à M. Orfila. Il lui accordait l'arsenic normal ; comme lui, il en *avait reconnu* l'existence; mais il lui laissait le mérite de la découverte, et ne revendiquait qu'un mérite parallèle, la double découverte, pour un autre et pour lui, *du cuivre et du plomb constitutionnels.*

« Au moins, s'écrie M. Devergie, cette décou-
» verte à deux a-t-elle été durable! et, malgré la ré-
» futation qu'en ont voulu faire MM. Danger et
» Flandin, elle est restée dans la science avec la
» sanction de tous ceux qui ont étudié la question.
» Il y a plus : l'attaque de MM. Danger et Flandin
» à l'Institut n'a fait qu'en démontrer la véracité
» (M. Devergie a voulu dire l'exactitude); car, pour
» prouver que le cuivre et le plomb n'existent pas à
» l'état naturel dans tous nos organes, ces chi-
» mistes ont employé la carbonisation par l'acide sul-
» furique, procédé qui leur avait servi à démontrer
» l'inexactitude de la découverte de MM. Couerbe et
» Orfila pour l'arsenic normal, soi-disant décou-
» verte faite *en même temps.* On n'obtient pas le
» cuivre et le plomb quand on se borne à carboniser
» les tissus par l'acide sulfurique. »

Je regrette d'avoir à le rappeler à M. Devergie, qui ne devrait pas l'ignorer : pour rechercher le cuivre et le plomb dans les tissus organiques et dans le sang, MM. Danger et Flandin ne se sont pas bornés

à carboniser les matières par l'acide sulfurique, ils
les ont incinérées, en recourant à l'oxygène même
pour mieux consumer le charbon. Sans le vouloir
peut-être, M. Devergie prête un nouveau crédit à
notre procédé de carbonisation par l'acide sulfurique. Cette carbonisation ne fait pas saisir le cuivre
constitutionnel, et elle fait découvrir le cuivre criminel ! Quelle bonne fortune pour les chimistes chargés d'expertises dans les cas d'empoisonnements !

Mais n'abandonnons pas la question. M. Orfila,
lui aussi, avait un procédé pour séparer successivement l'arsenic poison et l'arsenic normal ; M. Devergie avait adopté et sanctionné ce procédé, que
depuis... il a répudié sans doute. Quelle différence entre le procédé que vantait naguère M. Orfila
pour ne pas attaquer l'arsenic normal, et celui que
conserve encore M. Devergie pour ne pas atteindre
le cuivre constitutionnel ? M. Orfila disait : N'atta-
quez les viscères que par l'eau ou l'eau acidulée, vous
ne dissoudrez que l'arsenic poison et non l'arsenic
naturel aux tissus. M. Devergie dit : Avec l'eau,
avec l'acide acétique, ou l'acide sulfurique même
(qui *pourtant brûle* les matières animales), on
ne transforme en corps soluble que le cuivre criminel, et non le cuivre et le plomb constitutionnels.

Où se trouve la différence ? En ce point seulement
que, *par exception à son principe,* M. Orfila décou-
vrait de l'arsenic dans du bouillon de bœuf, c'est-
à-dire dans des matières traitées seulement par l'eau ;
tandis que M. Devergie n'a pas à se reprocher sem-

blable contradiction : il n'a jamais dit qu'il ait trouvé
du cuivre dans un bouillon quelconque.

Mais ce qu'il n'a pas dit, Meissner et Sarzeau
l'avaient dit pour lui, car ils avaient annoncé avoir
trouvé du cuivre dans du bouillon préparé avec une
grande quantité de viande, le bouillon du Val-de-
Grâce et celui de la Compagnie hollandaise.

Un Rapport était intervenu à ce sujet devant
l'Académie des Sciences (séance du 19 mars 1832),
Rapport qui, sans condamner absolument l'opinion
de Meissner et Sarzeau, ne la sanctionnait pourtant
pas (1).

---

1) Voici en quels termes s'exprimait le rapporteur, l'illustre
M. Chevreul :

« Le cuivre est-il un des éléments essentiels des matières organiques? C'est une opinion difficile à admettre, même en regar-
dant comme exacts les résultats de M. Meissner et de M. Sarzeau ;
car les quantités de cuivre indiquées par ce dernier dans le *quinquina gris*, la *garance*, le *café*, le *froment* et le *sang de bœuf*, sont
très-petites. D'un autre côté, nous avons reconnu que des
échantillons de viande de bœuf, de veau et de mouton, pris
par nous-mêmes sur des animaux récemment tués, examinés
absolument de la même manière que les échantillons des boucheries, qui nous avaient donné du cuivre, ne nous en ont point
offert.... »

Avec une urbanité toute académique, la Commission ajoute :

« Nous ne prétendons pas dire que les matières organiques
analysées par M. Meissner et M. Sarzeau contenaient *accidentellement* du cuivre, par la raison que nous n'avons pas examiné
les mêmes matières que celles qui ont fixé leur attention, et, en
outre, que nous avons opéré sur des quantités plus faibles
que celles qui ont été analysées par M. Sarzeau ; ce que nous
voulons établir, c'est que des viandes de boucherie peuvent
donner à l'analyse une quantité sensible de cuivre, qu'on ne
retrouve pas dans des échantillons différents des mêmes sortes
de viandes, qu'on a préparées avec plus de soin qu'on n'en apporte

Dès et avant 1832, Meissner et Sarzeau avaient trouvé du cuivre dans le bouillon de bœuf. C'est une initiative que n'a pu leur enlever M. Devergie, et c'est un bonheur pour lui, car il se serait trouvé dans l'obligation de se contredire, comme M. Orfila, attendu que le cuivre annoncé par Meissner et Sarzeau est le cuivre un instant perdu, mais retrouvé par M. Devergie, et appelé par lui *constitutionnel*, ou cuivre *naturellement contenu* dans le corps de l'homme.

M. Devergie triomphe contre nous que l'Académie, *dans un Rapport spécial*, n'ait pas ratifié notre opinion, ce qui implique, dit-il, qu'elle a embrassé la sienne. M. Devergie ne lit pas les Comptes rendus de l'Académie des Sciences; il y aurait vu qu'après notre communication, l'honorable M. Chevreul revendiqua en ces termes la priorité de l'opinion dans laquelle M. Devergie voit une *attaque* contre ses travaux :

« Après cette communication de MM. Danger et
» Flandin, M. Chevreul dépose sur le bureau un
» Rapport relatif à l'examen du bouillon de la Com-
» pagnie hollandaise, qui fut lu, le 19 mars 1832,
» à l'Académie et imprimé par son ordre.

» On y voit, pages 16, 17, 18 et 33, que M. Che-
» vreul a combattu l'opinion de ceux qui considé-
» raient le cuivre comme un des principes essentiels
» des végétaux et des animaux. Il s'est fondé : 1° sur
» la très-petite quantité de cuivre qu'il a trouvée

» en général dans les boucheries. » (*Comptes rendus de l'Académie des Sciences*, séance du 19 mars 1832.)

» dans certains échantillons de matières végétales
» et animales; 2° sur ce que d'autres échantillons
» de ces mêmes matières, choisis et préparés soi-
» gneusement par lui, n'ont pas donné à l'analyse
» de trace sensible de ce métal, quoiqu'il ait opéré
» sur 200 grammes. » (*Comptes rendus hebdo-
madaires de l'Académie des Sciences*, séance du
24 juillet 1843.)

L'Académie s'était, à ce qu'il paraît, par le Rapport de 1832 de M. Chevreul, suffisamment prononcée
contre l'assertion de Meissner et de Sarzeau; quelle
nécessité pour elle de se montrer plus sévère envers
M. Devergie et d'autres qui ne faisaient que reproduire une opinion condamnée?

Il y a une différence, toutefois, et qu'il importe
de signaler, entre M. Devergie et les adeptes de sa
découverte. MM. Orfila, Lanneau, Follin et Barse
n'ont trouvé dans leurs analyses, et *non constamment*, que des traces de cuivre et de plomb. Or,
M. Devergie a été plus loin, il a établi les proportions de cuivre naturellement contenu dans les corps,
selon l'âge et selon le sexe, et ces proportions sont
les suivantes :

Grammes.

Dans l'estomac d'un enfant de 8 ans.	0,005 ;
Dans le canal intestinal d'un enfant de 14 ans..................	0,030 ;
Dans le tube digestif de femmes adultes, de.	0,060 à 0,071 ;
Dans les intestins d'un homme, de.	0,037 à 0,040 (1).

(1) Devergie, *Méd. légale*, 1852, t. III, p. 500.

Dans un cas présumé d'empoisonnement, alors que les recherches ne pourraient porter que sur le cuivre absorbé, serait-on certain de trouver de 0,037 à 0,071 de cuivre? J'en doute.

N'ai-je pas assez pesé mes paroles, quand, devant une cour d'assises, à cette question d'un procureur général : Ne croyez-vous donc pas, monsieur, aux poisons normaux? j'ai répondu : Non, monsieur, et s'il existait des poisons normaux, il n'y aurait pas de toxicologie, et nous, experts, nous ne devrions pas être ici.

D'où provenait, d'où pouvait donc au moins provenir le cuivre trouvé par M. Devergie, quand il incinérait des viscères humains? De mille sources diverses dont je ne vais rappeler que les principales.

Pendant un temps, et l'on fait remonter ce dangereux usage aux années de disette 1816 et 1817, pendant un temps, dis-je, les boulangers ont mis dans le pain, sous le nom d'alun bleu, une petite proportion de sulfate de cuivre. On se proposait, par cette addition, de donner au pain blanc une apparence, un œil bleu, qui le faisait rechercher (1).

______

(1) A ce propos, il ne sera pas sans intérêt de rappeler comment M. Devergie conseille de faire l'analyse du pain pour y retrouver le cuivre. Le voici (*Médecine légale*, t. III, p. 603) :

« On touche le pain coupé par tranches minces, et chaque » tranche isolément, par l'ammoniaque et le ferrocyanure jaune » de potassium, afin d'obtenir des réactions après quelques heures » de contact. Ces réactions sont très-possibles quand le pain est » blanc; elles le sont peu ou pas quand il est bis. A défaut de

Chaque jour, dans nos repas, nous sommes exposés à prendre des parcelles atomiques de cuivre mêlées à nos aliments et à nos boissons. La plupart de nos ustensiles de cuisine sont en cuivre. C'est dans ces ustensiles, souvent mal étamés, que l'on prépare avec l'huile, avec le vinaigre, avec le sel et d'autres condiments, toutes sortes de mets et diverses conserves de ménage. Maintes fois on a constaté la présence du cuivre : 1° dans le vinaigre qu'on transporte avec de petits barils munis de robinets en cuivre ; 2° dans les herbes (l'oseille particulièrement) qu'à Paris on fait cuire en grand chez des marchands spéciaux, dits cuiseurs d'herbes : 3° dans les cornichons, dans les sirops, dans les conserves diverses que vendent les épiciers et les confiseurs.

Dans le cours de ses recherches, M. Devergie ne nous dit pas une seule fois qu'il eût éprouvé ses réactifs, et quand il nous fait l'histoire de sa découverte, on reste surpris du laconisme de son langage ; je répète ses paroles :

« Voici d'ailleurs comment j'ai été conduit à cette
» découverte : autrefois les incinérations dans les
» analyses médico-légales étaient incomplètes, on ne

---

réaction, on carbonise le pain par l'acide azotique, et l'on reprend le charbon par l'eau, qui dissout le sel cuivreux mis à nu. On peut précipiter ce sel par le carbonate d'ammoniaque, pour isoler l'oxyde de cuivre. L'incinération aurait, dans ce cas, l'inconvénient de mettre le cuivre naturellement contenu dans le pain à nu. »

Si, pour la recherche du cuivre en général, M. Devergie fait usage de tels procédés, je m'explique qu'il le retrouve partout, comme je m'expliquerais qu'il ne le retrouvât nulle part.

» lavait pas les charbons à plusieurs reprises pendant
» qu'elles s'opéraient. Je pris cette précaution et
» j'obtins des cendres parfaitement blanches et pri-
» vées de sels solubles dans l'eau, exemptes de la
» vitrification du charbon par les phosphates. Je dé-
» couvris ainsi le cuivre. J'avais alors pour prépa-
» rateur de mes cours un élève fort distingué : c'était
» Hervy, nommé depuis préparateur à l'École de
» pharmacie. Il me fit remarquer, dans des essais
» et recherches nombreuses que je faisais sur les di-
» vers organes, qu'après le traitement des cendres
» par l'eau régale, et lorsqu'on avait évaporé l'excès
» d'acide pour reprendre par l'eau, et mettre en
» évidence le sel cuivreux que j'avais découvert et
» que je retrouvais dans tous les organes, il s'opé-
» rait une décomposition d'un sel soluble par l'ad-
» dition d'eau, qui donnait naissance à un nuage
» blanc (oxychlorure de plomb), et il se mit à re-
» chercher quelle était la nature de ce sel ; il constata
» alors la présence du plomb. Je ne voulus pas m'ap-
» proprier cette dernière découverte, et je dis au
» jeune et malheureux Hervy que la découverte se-
» rait commune, et que j'y attacherais son nom ;
» c'était de la loyauté. Hervy, jusqu'alors peu con-
» nu, en était digne, et m'en sut gré, et dans la lec-
» ture que je fis à l'Académie, je ne séparai pas
» son nom du mien (1). »

Loin de moi la pensée que MM. Devergie et Hervy

---

(1) Devergie, *Médecine légale*, 1852, t. III, p. 591.

ne fussent pas des chimistes sévères dans leurs opérations: mais ici, par exemple, le nuage blanc était-il un indice sûr de la présence du plomb? Je vois bien que l'on *rechercha quelle était la nature de ce sel, et que l'on constata alors la présence du plomb;* mais comment? On ne le dit pas, et cependant les plus minutieux détails n'auraient pas été superflus, pour nous apprendre comment, en calcinant des organes humains, on était parvenu à obtenir des paillettes de cuivre et des globules de plomb pesant, pour le cuivre, de 30 à 71 milligrammes, et pour le plomb, de 25 à 60 milligrammes.

Au sujet des causes d'erreur qu'on ne peut toujours prévoir, il me sera permis d'en citer deux, afin de montrer toute l'attention qu'on doit apporter à des opérations qui doivent trancher des questions graves.

On sait que Berzelius faisait préparer un papier exprès pour ses opérations. Eh bien, dans ce papier Berzelius comme dans le papier ordinaire, on a trouvé et du cuivre et du plomb (1).

MM. Pelouze, Danger et moi, avions été chargés d'une double expertise médico-légale portant sur les restes d'un homme inhumé depuis six ans, et sur le corps d'un enfant enseveli depuis six mois. De l'arsenic en très-petite quantité avait été trouvé dans les débris cadavériques de l'homme, et il n'en avait

---

(1) GAULTIER, *Toxicologie*, t. Ier, p. 667. — CHRISTISON, *on Poison*, p. 156.

pas été découvert dans le corps de l'enfant. Nous cherchions d'autres poisons, quand tout à coup certaines réactions nous font entrevoir le cuivre. Déjà notre opinion se forme; les deux empoisonnements avaient eu lieu à plusieurs années d'intervalle, la même personne était accusée; le premier crime vraisemblablement avait été exécuté avec l'arsenic; le second, sur un enfant, avec un composé de cuivre. Une seconde opération avait confirmé le résultat de la première, quand, par bonheur, nous retrouvons une épingle dans les débris en putréfaction du linceul de l'enfant; cette épingle était profondément attaquée. Comparée à une autre épingle de même force, elle pesait beaucoup moins: nul doute, c'était elle qui avait fourni du cuivre à notre analyse. La personne accusée, avant de connaître le résultat de notre expertise, avait avoué le crime commis sur son premier mari pour convoler en secondes noces; mais elle s'était défendue, en mère, de la pensée d'avoir empoisonné son enfant.

Dira-t-on qu'il n'y a que MM. Danger et Flandin qui aient nié formellement l'existence du cuivre et du plomb constitutionnels dans le corps de l'homme? Non, et je me crois obligé de rendre ici justice à deux chimistes et médecins étrangers qui avaient exprimé la même opinion avant nous, dès l'année 1840. On lit dans les *Annales universelles d'Omodéi* (1), que les docteurs Cattanei di Momo et Platner ont com-

---

(1) *Annali universi Omodei*, anno 1840, vol. XCIV, p. 76.

battu et réfuté l'opinion de MM. Devergie et Hervy par des expériences, dont les résultats ont été contradictoires à ceux qu'avaient obtenus les chimistes français. Les docteurs italiens ont analysé le tube digestif d'un enfant nouveau-né, les poumons, le cœur, le foie et la rate d'un fœtus mort avant terme, les divers organes d'un enfant du sexe féminin mort le vingt-cinquième jour après sa naissance, et qui n'avait encore pris que le lait de sa nourrice, sans y trouver les moindres traces de cuivre ou de plomb. Si MM. Cattanei di Momo et Platner n'ont pas persévéré dans leurs recherches, c'est qu'ils ont cru, sur la foi d'un journal, que l'opinion de MM. Devergie et Hervy avait été condamnée par un Rapport académique.

En résumé, et de l'aveu même de M. Devergie, si, par la carbonisation au moyen de l'acide sulfurique, on n'attaque, on ne découvre pas le cuivre dit *constitutionnel* ou naturellement contenu dans le corps de l'homme, n'est-ce pas à ce procédé aussi simple qu'exact, qu'il faut recourir pour séparer le cuivre de toute espèce de matières organiques? En voici le manuel opératoire.

Carboniser les matières solides (les liquides seraient évaporés dans une capsule tarée pour prendre le poids des matières sèches) par le tiers environ de leur poids d'acide sulfurique à 66 degrés; porter le charbon jusqu'à la température rouge obscur, soit dans la capsule même où l'on a opéré la combustion par l'acide sulfurique, soit dans un creuset de porcelaine neuf; réduire ce charbon en poudre, et le traiter par une quantité d'acide sulfurique suffisante pour l'humecter ; faire bouillir, sans réduire tout à fait à sec, et reprendre par l'eau pour opérer définitivement sur le liquide toutes les réactions propres à faire reconnaître et caractériser le cuivre.

On aurait pu croire qu'il eût été nécessaire, pour mieux attaquer le cuivre, de traiter le charbon par l'acide azotique; mais l'expérience nous a appris que l'acide sulfurique le transformait facilement en sulfate, l'état de division extrême dans lequel il se trouve au milieu du charbon favorisant sans doute l'action chimique de l'acide. Or, ne pas multiplier les réactifs est aussi un avantage dont on doit fortement se préoccuper en chimie légale.

Bien exécuté, ce procédé décèle le cuivre mêlé à des matières organiques, dans la proportion d'un cent-millième. Que demander de plus?

Sur le liquide d'épreuve, l'expert devra opérer toutes les réactions propres à caractériser le cuivre. Elles ont été indiquées plus haut (page 195).

J'aurais terminé cet article si, toujours à propos de ce procédé de destruction des matières animales par l'acide sulfurique, procédé *proscrit* d'abord et qu'aujourd'hui l'on trouve bon à prendre, il ne me fallait répondre à des insinuations déloyales que M. Devergie a empruntées à M. Orfila.

« Suivant M. Orfila, dit M. Devergie, M. Barse
» aurait annoncé et exécuté ce procédé devant
» M. Flandin, à la Faculté de Médecine, durant
» les séances spéciales dans lesquelles M. Orfila fit
» la démonstration de ses découvertes; l'expérience

» fut faite, et le 4 novembre 1840, M. Barse pro-
» posa à la Société de Pharmacie d'employer l'acide
» sulfurique de préférence à l'acide azotique, parce
» qu'il était plus sensible. » [*Journal de Pharmacie*, numéro de décembre 1840 (1)].

Je ne remonte pas à M. Orfila : on sait de quelle hostilité il était animé contre moi. Dans sa défaite, il a pu faire arme de tout, même du mensonge (2). Mais M. Devergie! — lui qui a connu M. Orfila, lui qui a si souvent eu à lui reprocher son *injustice*, sa *partialité*, sa *mauvaise foi* (3), comment a-t-il pu répéter ce qu'il sait, aussi bien que personne, être une accusation mensongère?

M. Barse a exécuté devant moi, à la Faculté de Médecine, le procédé de destruction des matières organiques par l'acide sulfurique!...

M. Barse a proposé à la Société de Pharmacie de faire l'emploi de ce procédé de préférence au procédé par l'acide azotique!...

Veut-on savoir ce que cela veut dire? Au mois d'octobre 1840, au moment où le jugement rendu par la cour royale de Tulle (affaire Laffarge) était porté devant la Cour de cassation, M. Orfila fit, devant une Commission de l'Académie de Médecine et devant un auditoire nombreux, plusieurs conférences dans lesquelles il avait pour but, selon ses

----

(1) DEVERGIE, *Médecine légale*, 1852, t. III, p. 447.

(2) M. Orfila vivait encore lorsque j'ai écrit ce mot; je regrette de ne pas pouvoir l'effacer.

(3) DEVERGIE, *Médecine légale*, passim, et spécialement t. III, p. 501, 1852.

propres paroles, de faire connaître *son nouveau système* de médecine légale, système que j'ai jugé dans l'introduction de cet ouvrage. J'assistai à ces conférences, et j'en rendis compte même dans le *Moniteur universel* des 26 et 27 octobre, 2, 3 et 9 novembre. Dans l'une des séances, il m'en souvient très-nettement, bien que je n'aie pas rappelé le fait dans mes comptes rendus, M. Orfila annonça que M. Barse, pharmacien de Riom, lui avait proposé de traiter directement les matières animales suspectes dans l'appareil de Marsh (la proposition était absurde, mais il faut se reporter au temps).

M. Barse, qui était présent, fut invité à faire l'expérience devant les auditeurs de M. Orfila. Il mit un morceau de la chair d'un animal empoisonné dans un appareil de Marsh, et s'apprêta à recueillir des taches. Mais une quantité énorme de mousse s'éleva, et l'opération ne put être continuée. M. Orfila la déclara impraticable et passa outre.

Il paraît que M. Barse ne se tint pas pour battu, car, dans la séance du 4 novembre, il fit part, de nouveau, de son idée à la Société de Pharmacie. Textuellement, voici en quels termes le procès-verbal de la Société, publié dans le *Journal de Pharmacie*, numéro de décembre 1840, relate le fait :

« M. Jules Barse, pharmacien de Riom, lit une » Note dans laquelle il prétend démontrer que les » matières animales peuvent être traitées directe- » ment par l'appareil de Marsh, lorsqu'on les a » mises préalablement en contact avec l'acide sul- » furique concentré. Il termine en critiquant les

» idées émises par M. Orfila contre l'emploi du
» peroxyde de fer hydraté.

» MM. Chevallier et Thieullen sont chargés de
» faire un Rapport sur ce travail (1). »

Voilà les titres de M. Barse à la découverte du
procédé de destruction des matières organiques par
l'acide sulfurique.

Or, que dit M. Orfila de ce procédé qu'il ne nous
conteste pas en 1843? Le voici :

« Comme la méthode d'incinération que j'ai pro-
» posée ne présente aucun de ces inconvénients,
» qu'elle fournit facilement de l'arsenic métallique
» parfaitement pur et autant qu'il est possible d'en
» obtenir, il n'y a pas à balancer : le procédé de
» MM. Flandin et Danger doit être proscrit (2). »

Qu'en disent MM. Barse et Chevallier dans leur
Manuel de l'appareil de Marsh, publié dans la
même année 1843? Le voici :

« *Carbonisation par l'acide sulfurique.* — Ce
» procédé, sauf quelques modifications importantes,
» que nous signalerons bientôt, a été publié dans
» tous ses détails par MM. Flandin et Danger; il
» est basé sur l'emploi d'un acide qu'on trouve dans
» tous les laboratoires : il diminue le nombre des
» réactifs nécessaires à l'analyse ; il est expéditif.
» Cependant il présente des inconvénients : les cap-
» sules inégales dans leur épaisseur ou qui n'ont

---

(1) *Journal de Pharmacie*, t. XXVI, p. 778. n° de décembre 1840.
(2) ORFILA, *Traité de Toxicologie*, t. 1er, p. 407. édit. de 1843.

» pas toute la perfection des capsules de Sèvres,
» supportent difficilement la température nécessaire
» dans cette carbonisation ; elles peuvent se briser
» et laisser perdre les substances soumises à l'exa-
» men chimique. Quelquefois aussi, lorsque la car-
» bonisation avance, il y a projection de la matière,
» qui est fortement acide, hors de la capsule : l'un
» de nous a failli perdre l'œil par suite d'une pro-
» jection de cette nature (1). »

Que dit, deux ans plus tard, en 1845, M. Barse
qui s'est donné la peine, ou qui nous a fait l'honneur, à M. Danger et à moi, de publier, sous le titre de *Manuel de la Cour d'assises dans les questions d'empoisonnement*, un livre qui n'est qu'une
longue diatribe contre nous deux? Le voici, et ce petit texte est honteusement caché dans une note :

« Relativement au procédé de carbonisation que MM. Flandin et
» Danger se sont attribué dans le monde, voici l'opinion officielle
» de la Commission de l'une des Académies ; je l'extrais du même
» Rapport : Le procédé de carbonisation proposé par MM. Flandin
» et Danger est fondé sur une propriété bien connue qu'a l'acide
» sulfurique concentré, de détruire profondément les matières or-
» ganiques en les charbonnant. Déjà M. BARSE, pharmacien à Riom,
» avait, dans le courant de novembre dernier, proposé l'emploi
» de cet acide pour carboniser le sang suspecté de contenir de l'ar-
» senic, et pouvoir, après ce traitement, l'introduire immédiate-
» ment dans l'appareil de Marsh, afin de prévenir le développement
» de la mousse.... (2) »

M. Barse a-t-il espéré faire prendre le change à

---

(1) CHEVALLIER et BARSE, *Manuel pratique de l'appareil de Marsh,
ou Guide de l'Expert toxicologiste*, 1843, p. 166.
(2) BARSE, *Manuel de la Cour d'assises*, p. 121.

ses lecteurs.' Ce Rapport est de M. Caventou ou de
M. Orfila peut-être. Il n'a pas été accepté par l'Académie de Médecine, qui en a changé toutes les conclusions. Ce Rapport était, à notre égard, aussi mal-
veillant que possible, et cependant, à la suite de la
phrase qui a été laissée suspendue dans la citation
de M. Barse, il était ajouté par M. Caventou :

> « Mais cette méthode de carbonisation n'a reçu toute la perfec-
> « tion désirable que par MM. Flandin et Danger. »

Pourquoi M. Barse a-t-il supprimé ce dernier
membre de phrase, lui qui, en 1841, à propos du
mérite qu'on voulait lui attribuer, m'avait dit, me
parlant à moi-même : « Je n'ai rien à revendiquer
» du procédé de carbonisation par l'acide sulfurique.
» il vous appartient tout entier.' »

Je ne puis et ne veux pas me l'expliquer ; il y a des
faiblesses que je ne sais pas comprendre. Mais ce
n'est pas M. Barse que je mets en cause ici, ce n'est
pas même M. Orfila, c'est M. Devergie. M. Devergie
s'est associé à une honteuse déloyauté : qu'il en su-
bisse la peine. Ce que je viens de rappeler est encore
dans la mémoire des membres des Académies des
Sciences et de Médecine ; mais j'ai dû le rappeler
pour l'édification de tous dans l'avenir :

Continuò sontes ultrix accincta flagello
Tisiphone quatit insultans.... (1)

---

(1) VIRGILII *Æneidos*, lib. VI, v. 571.

ARTICLE V.

DU PLOMB.

Dans un traité des poisons, le plomb doit être placé à côté du cuivre.

Les deux métaux sont de nature fixe.

Ils sont très-répandus dans la nature et partout employés dans les arts, dans l'industrie et dans l'économie domestique.

Dans l'industrie et dans les arts, l'un et l'autre donnent lieu à des maladies de nature spéciale, connues sous le nom de *coliques de cuivre* et de *coliques de plomb*.

Dans l'économie domestique, l'un et l'autre sont la cause d'accidents contre lesquels on ne peut se mettre trop en garde. De ces simples accidents à l'empoisonnement suivi de mort, il y a toutefois un assez grand intervalle. Le plomb, comme le cuivre, ne tue que s'il est ingéré ou absorbé en quantité très-notable, et, en tel cas, le corps de délit ne peut manquer aux recherches de l'expert toxicologiste.

CHAPITRE PREMIER.

Histoire naturelle, chimique et pharmaceutique du plomb.

I. — *Histoire naturelle et chimique du plomb et de ses composés.*

Le plomb est, avec le cuivre, un des métaux que l'antiquité a connus. Il en est question dans les livres de Moïse. Cependant, chez les anciens, on a souvent confondu le plomb avec divers autres métaux, tels que l'antimoine, le zinc et l'étain. Les dénominations latines de *plumbum album* et de *plumbum nigrum* semblent indiquer qu'on a donné le même nom à des composés qui, sans doute, ne se rapportent pas aux mêmes corps élémentaires.

Le plomb se rencontre dans la nature :

A l'état natif;

A l'état d'oxyde, de sulfure et de chlorure;

A l'état de sel;

Combiné avec divers autres métaux, tels que l'antimoine, l'arsenic, le chrome, l'argent, etc.

A ces produits naturels, la chimie a ajouté :

Divers oxydes, sulfures et chlorures;

De nouveaux sels;

Et plusieurs alliages, qui sont d'un grand emploi dans l'industrie et dans l'économie domestique.

Plomb métallique (Pb).

Histoire naturelle. — Le plomb natif est assez rare. On le rencontre en grains plus ou moins volumineux dans les produits volcaniques anciens ou modernes, dans les dolomies, comme aussi dans les gîtes métallifères des terrains primitifs et secondaires.

Propriétés physiques et chimiques. — Le plomb métallique est blanc-bleuâtre; il est tendre, mou, malléable, facile à couper. Quand on le frotte, il répand une odeur métallique *sui generis*. Sa densité est considérable; elle est de 11,445. Il entre en fusion à 334 degrés centigrades; à la chaleur rouge-blanc, il bout et se volatilise. En refroidissant, il cristallise en pyramides à quatre faces ou bien en octaèdres.

A l'air, le plomb se ternit : il se couvre d'une couche de sous-oxyde et, si l'air est humide, d'une couche de carbonate hydraté. Dans l'oxygène, ou dans l'air même, sous l'influence d'une température élevée, le plomb se convertit en protoxyde jaune.

Les acides oxygénants, l'acide azotique et chlorhydrique l'attaquent faiblement. L'acide sulfurique ne produit cet effet que s'il est concentré. Il se forme, dans ces différents cas, de l'azotate, du chlorure ou du sulfate de plomb. L'acide acétique et les alcalis dissolvent et oxydent également le plomb.

Les usages du plomb sont trop connus pour qu'il soit besoin de les rappeler. C'est ici le lieu de dire toutefois que, dans un intérêt d'hygiène publique, on devrait renoncer à l'emploi de ce métal pour les tuyaux de conduite d'eaux ou de liquides potables, tels que le cidre et la bière; pour les comptoirs de marchands de vin, et, en général, pour la construction de vases ou récipients dans lesquels on recueille des liquides oxydants ou de nature à fermenter. Ces sortes de liquides transforment, à la longue, le plomb en composés solubles et éminemment toxiques.

En chirurgie, on fait usage du plomb en lames minces pour le pansement de certaines plaies et des ulcères invétérés ou chroniques. Il faut être en garde

contre les effets toxiques que ce mode de pansement
peut produire.

Composés oxygénés du plomb.

L'oxygène forme, avec le plomb, trois combinaisons nettement déterminées : le sous-oxyde (Pb^2O),
le protoxyde (PbO), le bioxyde, oxyde puce ou
acide plombique (PbO^2). De plus, le protoxyde de
plomb et l'acide plombique peuvent se combiner en
plusieurs proportions et former ainsi plusieurs composés qu'on appelle *miniums*.

Sous-oxyde de plomb (Pb^2O).

Le sous-oxyde de plomb est le corps noir qui se
produit à la surface du plomb exposé à l'air humide.
On l'obtient en calcinant l'oxalate de plomb. Chauffé
au contact de l'air, il brûle rapidement et se transforme en protoxyde. Il est sans usages.

Protoxyde de plomb (PbO).

Histoire naturelle. — Le protoxyde de plomb,
plomb oxydé jaune ou massicot, existe-t-il dans la
nature ? On en a trouvé à Breinig, près du Stolberg,
non loin d'Aix-la-Chapelle ; mais un minéralogiste,
M. Noggerath, a pensé que c'était un produit de
fourneaux qui avait été recouvert par un terrain
d'alluvion moderne.

Propriétés physiques et chimiques. — En mouceaux ou en masses, le protoxyde de plomb est jaune; s'il est réduit en poudre, il prend une teinte jaune-rougeâtre. Il est inaltérable à l'air. Il fond à la chaleur rouge et donne, par le refroidissement, une masse à feuillets cristallisés. A une température très-élevée, l'oxyde se réduit en partie. Cette réduction est complète au contact du charbon.

Le protoxyde de plomb n'est pas tout à fait insoluble dans l'eau. De l'eau distillée qui a séjourné pendant longtemps dans un vase de plomb, exerce sur le papier de tournesol une action alcaline, et elle précipite en noir par le gaz acide sulfhydrique.

Le protoxyde de plomb entre en combinaison et forme des sels, d'une part, avec les acides même les plus faibles; de l'autre, avec les alcalis. M. Labillardière a montré que du protoxyde de plomb dissous dans la potasse et abandonné à l'air libre pendant plusieurs mois, donnait des cristaux blancs et transparents (dodécaèdres réguliers), inaltérables même par la chaleur, preuve qu'ils ne contenaient pas d'eau. M. Payen a obtenu le même oxyde cristallisé, en versant un grand excès d'ammoniaque dans de l'acétate de plomb, et abandonnant la liqueur à elle-même pendant plusieurs jours. Les dissolutions de baryte ou de chaux caustique peuvent remplacer l'ammoniaque.

Si l'on verse une dissolution concentrée d'un sel de plomb dans du lait de chaux, préalablement chauffé à l'ébullition, l'oxyde de plomb se précipite sous forme de petits cristaux très-lourds, et d'une belle couleur rouge. On obtient plus facilement ces cris-

taux en faisant bouillir une dissolution concentrée
de soude caustique avec un excès de protoxyde de
plomb, et abandonnant la liqueur au refroidissement. Les cristaux rouges de protoxyde de plomb
restent rouges quand, après les avoir chauffés, on
les laisse refroidir lentement; ils deviennent jaunes
lorsque le refroidissement est brusque. Ainsi le protoxyde de plomb peut se présenter avec des couleurs
très-différentes, et toutes ces variétés se rencontrent
dans la litharge du commerce.

On met à profit la propriété que possède le protoxyde de plomb de se dissoudre dans les alcalis, pour
en faire une pâte avec laquelle on teint les cheveux
en noir. C'est par le soufre contenu dans les cheveux que l'hydrate alcalin de plomb est transformé
en sulfure noir. Le protoxyde de plomb donne aux
huiles des propriétés siccatives, qui le font rechercher pour préparer les huiles usitées dans la peinture.

On obtient le protoxyde de plomb en chauffant
le plomb à l'air, ou en calcinant de l'azotate ou du
carbonate de plomb.

Le protoxyde de plomb est employé en pharmacie
pour la préparation des emplâtres.

Bioxyde de plomb ou acide plombique (PbO^2).

Histoire naturelle. — Le bioxyde ou peroxyde de
plomb, qu'on appelle aussi *oxyde puce*, ne se trouve
dans la nature qu'en fragments disséminés à la surface de diverses gangues, dans les filons de galène,
dans les amas de calamine. Il est alors mélangé avec

le protoxyde et prend le nom minéralogique de *minium*.

Propriétés physiques et chimiques.—Le peroxyde de plomb est de couleur puce. Il est peu stable et, en perdant de l'oxygène, tend toujours à se transformer en protoxyde. Cette transformation a lieu à l'air, à plus forte raison sous l'influence d'une température élevée, et avec l'intervention des corps avides d'oxygène. Il ne se combine pas avec les acides. Ceux-ci, au contraire, le décomposent avec dégagement d'oxygène et formation de sels de protoxyde.

On le prépare en traitant le minium à chaud par l'acide azotique étendu. Cet acide dissout le protoxyde de plomb contenu dans le minium, et laisse l'acide plombique sous la forme d'une poudre brune qu'on sépare par des lavages, et que l'on fait sécher à une température qui ne doit pas dépasser 100 degrés. Ce composé est sans usages.

Miniums. — Litharges.

Dans le commerce et dans les usages domestiques, on ne connaît les oxydes de plomb que sous les noms de *massicot,* de *minium* ou de *litharge*. Il faut préciser le sens de chacun de ces mots.

Le massicot est du protoxyde de plomb qui n'a pas subi la fusion ignée.

Le minium paraît être un composé de protoxyde et de bioxyde de plomb ou acide plombique, non pas à l'état de simple mélange, mais à l'état de combinaison. Dans le minium le plus beau et le plus pur, la combinaison existe entre deux proportions de protoxyde pour une proportion de bioxyde [(PbO)² PbO²]. Mais on trouve plusieurs combinaisons distinctes de ce genre qui se confondent par leur apparence.

Le minium participe donc des propriétés du protoxyde et du bioxyde. Il est décomposé par la chaleur en protoxyde et en oxygène. Il est transformé, à froid, par les acides, en sels de protoxyde et en oxyde puce. Il est ramené à l'état de protoxyde par les corps avides d'oxygène, par l'hydrogène par exemple, qui, si l'on prolonge l'expérience, réduit le protoxyde lui-même.

Dans le commerce, le minium est souvent falsifié au moyen de matières terreuses rouges, telles que la brique ou le peroxyde de fer. On reconnaît la fraude en traitant la matière d'essai par une dissolution d'acétate de plomb qui s'empare du protoxyde, et qui, si le minium est pur, ne doit laisser à l'état insoluble que de l'oxyde puce de plomb, et non de la brique pilée ou du peroxyde de fer. Pour reconnaître cette fraude, MM. Gélis et Fordos ont proposé de faire bouillir pendant quelques instants le minium avec de l'eau sucrée à laquelle on a ajouté une petite quantité d'acide azotique: le minium se dissout entièrement lorsqu'il est pur; s'il est impur, la substance étrangère forme un résidu dont il est facile d'apprécier le poids.

Le minium, qui ne se rencontre qu'en petites quantités dans les gîtes métallifères, s'obtient en chauffant le protoxyde très-divisé à bas degrés environ. Si l'on dépassait cette température, le minium formé se décomposerait. On purifie le produit obtenu au moyen de l'acétate neutre qui s'empare du massicot non combiné avec le peroxyde. Le minerai qu'on appelle *mine orange* ou *minium brut*, lavé par l'acétate neutre de plomb, fournit du minium pur.

Ce composé est employé en peinture et dans l'art de la verrerie. On s'en sert pour colorer les papiers de tenture, la cire à cacheter, etc. Pour les usages de la médecine, il entre dans la composition de quelques pommades ou emplâtres, tels, par exemple, que l'emplâtre de Nuremberg.

Les litharges du commerce sont de composition très-variée. Elles contiennent du massicot, du minium, du carbonate de plomb. On distinguait autrefois la litharge jaune et la litharge rouge, ou la litharge d'or et la litharge d'argent. La différence est due à la présence du minium qui se trouve dans la litharge d'or et qui ne se rencontre pas dans la litharge d'argent. Dans la coupellation des plombs d'œuvre (plombs employés pour la réduction des minerais précieux), la litharge qui se produit la première est noire ou grisâtre; on la nomme *abstrich*. Elle résulte de mélanges de sulfure d'antimoine ou d'autres sulfures ou oxydes métalliques avec les oxydes de plomb proprement dits, mélanges qui se produisent durant la coupellation des minerais qui contiennent d'autres composés que ceux d'argent, d'or ou d'autres métaux précieux. Je signale, en passant, que pour les essais d'argent, il est indispensable que tous les sulfures soient détruits par les plombs d'œuvre

ou par les litharges qu'on emploie à leur désoxyda-
tion ou à la réduction des métaux nobles ; car, tant
qu'il existe des sulfures dans les scories, l'argent n'en
est point complétement séparé.

Sulfures de plomb.

Le soufre peut se combiner en diverses proportions avec le plomb. Mais, comme combinaison stable et bien déterminée, il n'est peut-être que le
protosulfure, composé qui répond au protoxyde.

Protosulfure (PbS).

Histoire naturelle. — Le protosulfure est la galène des minéralogistes, ce minerai assez commun,
d'où l'on extrait tout le plomb qui est versé dans le
commerce.

La galène se trouve dans toute la série des terrains
dits primitifs, de transition et secondaires. Il en
existe diverses variétés : la galène *cristallisée, pseu-
domorphique, globuleuse, stalactite, incrustante,
lamellaire, saccharoïde, terreuse.* Assez souvent
elle est mêlée ou combinée avec d'autres sulfures, le
sulfure d'argent, celui d'antimoine et celui de zinc,
qui porte le nom de *blende.*

Propriétés physiques et chimiques. — La galène a
la couleur du plomb, mais avec moins d'éclat. Elle
cristallise dans le système cubique.

Elle est moins fusible que le plomb ; elle se transforme, par le grillage, en sulfate de protoxyde, en

protoxyde libre et en acide sulfureux. L'acide azotique la transforme de même en sulfate. L'acide
chloro-azotique la dissout. Les alcalis, certains oxydes
et spécialement le charbon, en réduisent le plomb.

Il faut donner le nom de *protosulfure hydraté* au
précipité qui se forme, lorsqu'on traite une dissolution de sel de protoxyde de plomb par l'acide
sulfhydrique ou par un monosulfure alcalin. Ce précipité, de couleur brune, a toutes les propriétés de
la blende proprement dite; il est réductible comme
elle par l'hydrogène, par le charbon et par les alcalis.

Mais quand c'est un polysulfure alcalin que l'on
fait agir sur la dissolution d'un sel de plomb, au
lieu d'un précipité brun de protosulfure, c'est un
sulfure de couleur puce, correspondant au deutoxyde
de plomb, que l'on obtient. Ce précipité, par une
séparation d'une portion de plomb, passe bientôt
toutefois à l'état de protosulfure. Il en est de même
d'autres composés plus sulfurés de plomb de couleur
rouge plus ou moins foncée, qui sont tous instables
et reviennent à l'état de protosulfure noir.

Le protosulfure s'obtient, comme je viens de le
dire, par la précipitation d'un protosel de plomb,
au moyen de l'acide sulfhydrique ou d'un monosulfure alcalin, ou bien en chauffant du plomb avec un
excès de soufre.

La galène, réduite en poudre, est employée, sous
le nom d'*alquifoux*, pour former la couverture des
poteries. Seule, elle produit les vernis jaunes (silicates de protoxyde de plomb); mêlée avec le cuivre,
avec le manganèse, avec le zinc (blende), elle forme

les vernis verts, bruns ou mixtes (silicates divers)
que recherchent les fabricants de poterie ordinaire
ou grossière.

Il existe des chlorure, iodure, phosphure, arséniure et séléniure de plomb, mais ces composés sont
sans usages.

J'ai dit ailleurs que l'arsenic mêlé au plomb, à la
dose de quelques millièmes, était employé pour la
fabrication du plomb de chasse.

Le plomb fait partie de divers alliages. L'alliage
dit *des plombiers* contient parties égales de plomb
et d'étain; celui qui sert à fabriquer les fontaines,
les plats, la vaisselle et autres objets analogues, contient 8 de plomb pour 92 d'étain; celui que l'on
emploie à la fabrication des cuillers, flambeaux,
écritoires, sabliers, etc., contient 20 de plomb et
80 d'étain. Enfin l'alliage dont sont composés les caractères d'imprimerie contient 80 de plomb pour
20 d'antimoine.

Sels de plomb.

Les sels de plomb ont pour base le protoxyde. En
général, ces sels sont incolores lorsque leur acide
n'est pas coloré. Ils ont une saveur sucrée et styptique. La plupart sont insolubles dans l'eau, mais, en
les traitant successivement par le carbonate de soude
et par l'acide acétique ou l'acide azotique, on les
transforme intégralement en sels solubles.

Les dissolutions de sels de plomb donnent :

Avec l'acide sulfurique.........	Un précipité blanc (sulfate de plomb). Ce précipité a quelque analogie avec le sulfate de baryte ; mais on l'en distingue parce qu'il noircit au contact de l'acide sulfhydrique.
Avec l'acide sulfhydrique et les sulfates alcalins.............	Un précipité noir (sulfure de plomb). Le précipité a lieu, alors même que la liqueur contient un excès d'acide. Le sulfure obtenu est insoluble, et dans un excès d'acide sulfhydrique, et dans un excès de sulfure alcalin.
Avec les alcalis et les carbonates alcalins...................	Un précipité blanc (hydrate ou carbonate de plomb).
Avec le cyanure jaune de potassium et de fer..............	Un précipité blanc (cyanure de plomb).
Avec le chromate de potasse...	Un précipité jaune tirant sur le rouge - orange (chromate de plomb).
Avec un iodure soluble.......	Un précipité jaune d'or (iodure de plomb).

En outre, le zinc, le fer et l'étain précipitent le plomb de ses dissolutions salines. Il a été indiqué (*voir* tome I, tableau des essais au chalumeau) que, chauffés au chalumeau avec le carbonate de soude, les composés de plomb donnent, pour résidu dans la flamme de réduction, un globule ou petit culot de plomb métallique.

Les sels de plomb les plus usités et les plus répandus sont l'azotate, le sulfate, le chromate, le phosphate, l'arséniate, le carbonate et les acétates.

Azotate de plomb (PbO . AzO^5).

Ce sel est blanc, transparent, quelquefois cependant un peu jaune et opaque, ce qui tient à ce qu'il est mélangé d'azotate bibasique (2 PbO . AzO^5). Il cristallise en octaèdres. Il est inodore et possède un goût styptique et sucré comme tous les sels de plomb en général. Inaltérable à l'air, il est facilement décomposé par la chaleur. Il décrépite sur le charbon (caractère général des azotates). L'eau froide en dissout 7 parties, l'eau chaude une proportion plus considérable. Il possède, d'ailleurs, les caractères indiqués plus haut des sels de plomb.

On obtient l'azotate de plomb, en dissolvant soit le plomb, la litharge ou le minium, soit le carbonate de plomb (céruse) dans l'acide azotique. Le moyen de l'obtenir pur est de choisir la céruse.

L'azotate de plomb est employé dans la verrerie. M. Berthier l'a appliqué à l'analyse des minéraux qui renferment une base alcaline à l'état de silicate. Quand le silicate ne peut pas être décomposé par les acides, il suffit de le fondre avec de l'azotate de plomb, pour le transformer en un silicate avec excès de base, qui devient alors attaquable par l'acide azotique.

Sulfate de plomb (PbO . SO^3).

Histoire naturelle. — Ce sel se rencontre dans la nature, mais il est assez rare. Il apparaît ordinairement dans le voisinage des sulfures, et semble pro-

duit par une oxydation de ces minerais au contact
de l'air.

Propriétés physiques et chimiques. — Le sulfate de plomb est blanc, grenu, infusible, indécomposable par la chaleur seule et insoluble dans l'eau.
Il est réduit par l'hydrogène, l'oxyde de carbone et
le charbon. Il se dissout notablement dans les liqueurs acides, et surtout dans un excès d'acide sulfurique. L'acide chlorhydrique concentré le décompose en produisant du chlorure; mais, si l'on ajoute
de l'eau, le sulfate se régénère. Les alcalis fixes le
transforment en sous-sulfate. Les carbonates alcalins
le décomposent facilement. Il en est de même de
l'ammoniaque et des sels ammoniacaux. Avec les
sels ammoniacaux, il y a double décomposition. L'a-
cide sulfurique du sel de plomb s'unit à l'ammoniaque, et l'acide du sel ammoniacal s'unit à l'oxyde
de plomb, d'où la solubilité du sulfate de plomb
dans l'azotate, le chlorhydrate, le tartrate, le citrate
d'ammoniaque, etc.

Le fer et le zinc décomposent complétement le
sulfate de plomb par voie humide. Si l'on place une
lame de l'un ou de l'autre de ces métaux dans une
dissolution de sulfate de plomb avec excès d'acide,
le plomb se sépare à l'état métallique.

Le sulfate de plomb s'obtient en précipitant les
sels solubles de plomb par l'acide sulfurique ou un
sulfate soluble. On en produit de grandes quantités
dans les ateliers de teinture, où l'on transforme
l'alun ou sulfate d'alumine en acétate de cette base
au moyen de l'acétate de plomb.

Ce sel est sans usages. M. Berthier l'a soumis à quelques essais pour la fabrication du cristal, et tout porte à croire, dit M. Dumas, que c'est l'application la plus convenable qu'on en puisse faire. M. de Ruolz avait eu l'idée de le substituer à la céruse comme blanc de peinture. Il était à croire qu'en raison tout à la fois de son insolubilité et de l'énergie de son acide, il serait moins facilement décomposé au contact des matières organiques que le carbonate de plomb; mais les essais que j'ai faits à ce sujet n'ont pas confirmé ces espérances.

Je me suis assuré même, qu'employé en frictions sur les animaux (à l'état de pommade, mêlé à de l'axonge), il avait, à la longue, une action toxique. J'ai tué ainsi un chien et j'ai retrouvé le plomb dans le foie. Aujourd'hui c'est le blanc de zinc (oxyde) que l'on paraît vouloir substituer aux blancs de plomb (carbonate et sulfate) pour les usages ordinaires de la peinture.

Chromate de plomb (PbO, CrO^3)
[jaune de chrome].

Histoire naturelle. — Le chromate de plomb se rencontre dans la nature, où il forme divers minerais désignés par les minéralogistes sous les noms de *crocoise* et de *vauquelinite*. La crocoise, plomb chromaté ou plomb rouge, est une substance rouge-orangé, cristallisant en prismes obliques rhomboïdaux de $93°,3o$ et $83'',6o$, dont la base est inclinée sur les faces de $99°,1o$. La vauquelinite ou plomb

17.

chromé est une substance verte ou de diverses teintes. Elle cristallise en petites aiguilles qui semblent être des prismes rhomboïdaux. Elle renferme, avec l'acide chromique, un mélange d'oxyde de cuivre et d'oxyde de plomb.

On sait que c'est en faisant l'analyse de ce minerai que Vauquelin a découvert le chrome.

Propriétés physiques et chimiques.—Le chromate de plomb artificiel ou pur (PbO, CrO^3) est d'un beau jaune. La chaleur le transforme en oxyde de plomb et en oxyde de chrome. Il est insoluble dans l'eau et peu soluble dans les acides; les alcalis le transforment en chromate basique de plomb et chromate de l'alcali employé.

On obtient le chromate de plomb en décomposant l'acétate de plomb par le chromate de potasse.

Il existe dans le commerce plusieurs variétés de chromate de plomb. Elles passent du jaune serin au jaune orangé. Elles renferment plus ou moins de sulfate de plomb et de sulfate de chaux.

On emploie, sous le nom de *jaune de chrome,* beaucoup de chromate de plomb dans la peinture à l'huile et dans les manufactures de toiles peintes. Cette couleur est très-belle et très-recherchée. Elle ne s'altère ni par l'eau ni par l'action du savon sur les étoffes.

Phosphate et arséniate de plomb

$[(PbO)^2, HO, PhO^5]$, $[(PbO)^2, HO, AsO^3]$.

Histoire naturelle. — Le phosphate et l'arséniate de plomb se rencontrent très-souvent ensemble dans la nature. Ils sont isomorphes. Le phosphate de plomb porte en minéralogie le nom de *plomb vert* ou de *polychrome*; l'arséniate, celui de *mimetèse* ou de *plomb arséniaté*, et quand il y a mélange des deux métalloïdes avec le plomb, le nom composé de *plomb phosphaté arsénifère*.

Propriétés physiques et chimiques. — Le phosphate de plomb est de couleur verte, quelquefois jaunâtre, brun ou même violet. Il cristallise en prismes hexaèdres. Il est fusible, décomposable par la chaleur, insoluble dans l'eau et moins soluble dans les acides que beaucoup d'autres phosphates métalliques. Il se dissout néanmoins dans l'acide azotique et est précipité de cette dissolution par les alcalis. De même, il est soluble dans les alcalis et précipité de ces dissolutions par les acides. Il est réduit par le charbon.

Le phosphate de plomb neutre s'obtient en précipitant du chlorure de plomb neutre par le phosphate d'ammoniaque.

Le phosphate de plomb est un minerai assez important pour servir quelquefois à l'extraction du plomb.

L'arséniate de plomb est blanc, pulvérulent, fusible, insoluble dans l'eau, très-attaquable par les acides et par les alcalis. On l'obtient par voie de double décomposition. Il est sans usages.

Carbonate de plomb, céruse ($PbO . CO^2$).

Histoire naturelle. — Le carbonate de plomb se trouve disséminé dans les dépôts de galène. On l'y

rencontre en cristaux adamantins très-brillants, ou
en petites masses compactes, qui portent les noms
divers de *céruse maclée, aciculaire, bacillaire, fi-
breuse, mamelonnée* et *stalagmitique.*

Propriétés physiques et chimiques. — Le carbonate de plomb est blanc, pulvérulent. Il a un goût
styptique très-prononcé. La chaleur le décompose
en acide carbonique et en protoxyde de plomb. Il
est insoluble dans l'eau, un peu soluble dans un excès d'acide carbonique, soluble avec dégagement
d'acide carbonique dans les acides forts. (*Voir* les
caractères généraux des sels de plomb.)

La préparation du carbonate de plomb ou blanc
de céruse se fait en grand dans l'industrie par plusieurs procédés. Les Hollandais exposent des lames de
plomb à l'action de l'acide acétique, en les enterrant
dans du tan ou du fumier. Par suite de la décomposition de l'acide acétique, les lames de plomb se
recouvrent de carbonate. A Clichy, dans la grande
manufacture de M. Broard, on prépare la céruse en
faisant passer un courant d'acide carbonique dans
une dissolution d'acétate de plomb avec excès de
base. On y pratique également le procédé hollandais.

La céruse du commerce n'est pas ordinairement
pure. Elle contient du sulfate de plomb, du sulfate
de baryte, du carbonate de chaux, une petite quantité de charbon et d'indigo.

La céruse est d'un emploi usuel dans la peinture
à l'huile. On sait, et j'aurai occasion de le rappeler,
combien le maniement de cette matière peut être funeste aux ouvriers qui ne prennent pas les précau-

tions nécessaires pour se préserver de son action toxique.

Acétates de plomb.

Les acétates de plomb sont des produits de l'art. Ils méritent une attention spéciale de la part des Toxicologistes, parce qu'ils sont employés en médecine, et que, plus solubles que la plupart des autres composés de plomb, ils sont plus éminemment toxiques.

L'acétate neutre de plomb (PbO, $C^4H^3O^3 + 3HO$) est un sel blanc, d'une saveur d'abord sucrée, puis très-styptique. Il cristallise en prismes triangulaires terminés par des sommets dièdres. Il s'effleurit à l'air et peut devenir anhydre par la dessiccation. Il est soluble à froid, dans 1 ½ partie d'eau. Cette dissolution est neutre ; mais à l'air elle absorbe l'acide carbonique, laisse déposer du carbonate de plomb et prend une réaction légèrement acide, due à une petite quantité d'acide acétique devenue libre. Chauffé avec précaution, l'azotate de plomb, avant de se décomposer, peut se transformer pareillement en acétates basiques $3PbO$, $2C^4H^3O^3$ et $3PbO$, $C^4H^3O^3 + HO$. La dissolution de ces acétates basiques est appelée, en médecine, *extrait de saturne* ou *eau de Goulard*. On l'obtient en faisant digérer 2 parties d'acétate neutre de plomb et 1 partie de litharge dans 3 ½ parties d'eau. On peut considérer cette liqueur comme renfermant un mélange des deux acétates basiques ou sous-acétates $3PbO$, $2C^4H^3O^3 + HO$, et $3PbO$, $C^4H^3O^3 + HO$. Ces dissolutions ont une

réaction alcaline; elles bleuissent le papier de tournesol.

On prépare l'acétate neutre de plomb en traitant
la litharge par l'acide acétique ou vinaigre.

On obtient les acétates basiques ou sous-acétates,
en faisant digérer ou bouillir une dissolution d'acétate neutre avec de la litharge ou de l'oxyde puce de
plomb.

L'acétate neutre est employé en teinture pour
transformer l'alun ou sulfate d'alumine en acétate de
cette base. Il s'en consomme de très-grandes quantités.

Les acétates basiques sont employés dans les analyses organiques pour précipiter les dissolutions
gommeuses, extractives ou albumineuses, etc. La
gomme précipite par ce réactif; le sucre, au contraire, ne précipite pas.

Dans la fabrique de Clichy, c'est l'acétate basique
que l'on décompose par l'acide carbonique pour obtenir la céruse.

Les acétates de plomb sont, sous diverses formes,
fréquemment employés en médecine.

II. — *Histoire pharmaceutique des composés de plomb.*

Plomb métallique. — Le plomb métallique est
employé en feuilles minces pour les pansements des
plaies, ulcères, etc.

Oxydes de plomb. — Les oxydes de plomb, et en
particulier la litharge, sont employés pour la préparation des emplâtres.

Parmi les sels de plomb, la médecine emploie le carbonate à l'état de pommade, de cérat ou d'emplâtre; l'acétate neutre et le sous-acétate sous diverses formes.

La préparation dite *extrait de saturne* est composée avec :

Acétate de plomb cristallisé. . .   3 parties ;
Litharge pulvérisée. . . . .   1 partie ;
Eau distillée. . . . .   6 ou 9 parties.

On dissout l'acétate dans l'eau, on ajoute la litharge et l'on abandonne la dissolution durant quelques jours, en l'agitant de temps à autre. L'oxyde de plomb se dissout dans l'acétate, et le carbonate provenant de la litharge se sépare par décantation.

L'extrait de saturne est ainsi composé d'acétate neutre et d'acétate sesquibasique.

Quand on verse de l'extrait de saturne dans l'eau, le liquide devient laiteux, résultat de la précipitation à l'état de carbonate et de sulfate de plomb, d'une petite portion de l'acétate décomposé par les carbonate et sulfate calcaires de l'eau.

L'eau de Goulard, ou eau végéto-minérale, est composée, d'après le Codex, de :

℞ Sous-acétate de plomb liquide.   16 grammes ;
Eau de rivière . . . .   910 grammes ;
Alcool à 31° Cartier, 80° centés.   64 grammes.

Le cérat de Goulard ou cérat de saturne est com

posé de :

> Cérat de Galien. . . . .   32 grammes ;
> Sous-acétate de plomb liquide. . .   4 grammes.

La pommade dite *de Goulard,* de :

> Cire jaune. . . . .   16 grammes ;
> Huile rosat. . . . .   36 grammes ;
> Extrait de saturne. . . .   8 grammes ;
> Camphre pulvérisé. . . .   0^{gr},25.

On fait usage contre les tumeurs blanches et contre les plaies résultant d'un décubitus prolongé, dans les maladies graves, d'un tannate de plomb, obtenu en précipitant de l'acétate de plomb neutre à l'état de dissolution, par une décoction d'écorce de chêne. On paraît avoir recherché, pour ces sortes de cas, les préparations de plomb les plus astringentes. C'est à raison de leur vertu astringente, en effet, que les préparations de plomb sont employées en médecine.

CHAPITRE II.

Effets du plomb sur l'économie animale : Exemples d'empoisonnement. — Signes de l'empoisonnement pendant la vie. — Altérations pathologiques sur le cadavre.

1. — *Effets du plomb sur l'économie animale : exemples d'empoisonnement.*

Il faut appliquer au plomb ce qui a été dit des métaux précédemment étudiés. Il produit sur l'économie vivante des effets locaux ou de contact, et des effets généraux ou d'absorption. Les effets de contact se manifestent presque soudainement, surtout si le poison a été pris à fortes doses : les effets d'absorption sont consécutifs aux précédents, mais ils peuvent se montrer seuls. Il doit en être ainsi quand le corps toxique a été pris à doses faibles et répétées. Quelques observations cliniques vont mettre en relief ces différences.

Première observation. — Empoisonnement aigu terminé par la guérison.

Une jeune fille, âgée de vingt et un ans, d'une constitution faible et délicate, prit, dans la pensée de se détruire, pour 20 centimes, c'est-à-dire une forte dose, d'acétate de plomb.

Aussitôt, elle fut saisie de *vomissements* et de *douleurs aiguës à l'estomac et aux intestins*. Elle sentit *ses jambes s'engourdir*, dit qu'elle allait mourir, et tomba dans une sorte de *défaillance* ; on la transporta à l'hôpital.

Son visage était pâle, elle avait un cercle noir autour des yeux, *ses lèvres étaient crispées et livides*, la peau chaude et humide, *le pouls petit et filiforme*. À ces symptômes s'ajouta *le hoquet*.

Éclairé sur la nature du poison, le médecin appelé fit injecter immédiatement dans l'estomac, à l'aide de la pompe gastrique, une pinte (un litre et demi) d'infusion de roses de Provins, additionnée de sucre et d'acide sulfurique, dans le but de transformer l'acétate de plomb soluble en sulfate et en tannate insoluble. Après avoir retiré le liquide, on laissa reposer la malade, en lui appliquant des fomentations chaudes aux jambes et aux pieds. Ces moyens eurent le plus heureux succès. Ils firent passer la malade de la mort à la vie, selon l'expression de l'auteur de l'observation. Une heure plus tard, on administra 32 grammes d'huile de ricin, qui produisirent une forte purgation.

Le lendemain, la fièvre était vive, la malade se plaignait d'une douleur aiguë à l'estomac. On lui appliqua des sangsues, puis un vésicatoire ; la guérison suivit cette médication bien entendue (1).

Deuxième observation. — Empoisonnement aigu terminé par la mort.

Le 23 avril 1816, un tambour du 46ᵉ de ligne, très-adonné à la boisson, trouva, dans la chambre d'un de ses camarades, une fiole remplie d'extrait de saturne. Trompé par la saveur douceâtre de cette substance (sucre de plomb), il but d'un trait le contenu de la fiole.

Sans vomissements préalables (l'auteur de l'observation, du moins, n'en fait nulle mention), le malheureux soldat tomba rapidement dans une prostration extrême ; on le porta à l'hôpital.

Là, les personnes qui le virent, notèrent *sa pâleur, son dégoût de toutes choses, son affaissement profond.* Il ne reçut aucun secours efficace, car le lendemain, les symptômes de la veille n'avaient fait

---

(1) *Journal de Chimie médicale,* année 1839, p. 291. L'observation est due à M. Boyrenson

qu'augmenter, et le surlendemain ils étaient au-dessus des ressources de l'art. La constipation durait depuis le commencement de la maladie. Le malade accusait un sentiment d'étreinte et d'étranglement dans les intestins. Il avait des nausées, mais sans vomissements; il expira le quatrième jour.

Ouverture du corps. — La peau est d'un *jaune pâle*, le ventre *dur et contracté*. La partie inférieure de l'œsophage et l'estomac sont *phlogosés*; la muqueuse est comme *macérée* en divers points, surtout vers le pylore. Le duodénum et le jéjunum, la portion ascendante et transverse du côlon, une portion du mésentère et du foie, la rate et le pancréas, sont également le siége d'une *inflammation assez intense*. La vésicule du fiel est remplie de bile (1).

Troisième observation. — Empoisonnement lent suivi de mort (2).

» Thuilier, âgé de vingt et un ans, d'une assez faible constitution et d'un tempérament nerveux, entra à l'hôpital de la Charité le 16 juin 1834, salle Saint-Jean, n° 12, pour se faire traiter d'une hypertrophie du cœur.

» Ce jeune homme avait exercé la profession de peintre, et l'avait abandonnée à deux reprises par suite de coliques dont la dernière avait été légère. Quand il entra à la Charité, il était sous l'empire

---

(1) *Gazette de santé*, numéro du 15 décembre 1820.

(2) J'emprunte, en l'abrégeant, cette observation au livre si riche de M. TANQUEREL DES PLANCHES sur les maladies de plomb ou saturnines, t. Ier, p. 472.

d'idées morales tristes. Le 17 juin, voici quel était son état :

» Peu d'embonpoint, face pâle, et d'une teinte jaune. La région précordiale est légèrement agitée par des battements sensibles à la vue et au toucher; elle rend un son mat à la percussion, dans une étendue de 3 pouces verticalement, et $3\frac{1}{2}$ pouces transversalement. A l'aide de l'auscultation, on reconnaît que les battements du cœur sont forts, et que les bruits qui s'entendent dans presque toute la partie antérieure de la poitrine ont assez d'éclat, et n'offrent aucune modification dans leur timbre.

Tous ces phénomènes sont beaucoup plus marqués à gauche, et surtout entre les cinquième et septième côtes, vers la pointe du cœur. Le malade accuse assez souvent des palpitations, de la dyspnée, une espèce d'étouffement qui revient de temps en temps avec tant de force, qu'il y a suffocation imminente. Il affirme encore qu'il sent ses palpitations s'étendre le long du cou jusqu'au sommet de la tête, et que quelquefois il est tourmenté par des éblouissements et des vertiges, surtout quand il monte un escalier, ou fait un exercice plus fatigant qu'à l'ordinaire. Le pouls est dur, large, plein et régulier; on compte soixante-cinq pulsations par minute; absence d'œdème et de toute autre espèce d'hydropisie.

» L'ausculation et la percussion ne nous font découvrir aucune affection des poumons; il n'y a ni toux ni crachats; vingt-deux inspirations par minute.

» La langue, assez humide, se trouve blanchâtre

dans son milieu. et rosée sur les côtés : les gencives.
dans leur portion la plus voisine des dents. présentent une légère teinte gris-bleu. comme ardoisée : les
dents sont bleuâtres à leur base et jaunâtres à leur
sommet : l'appétit est bon : le malade va généralement une fois par jour à la garde-robe. et toutes les
sécrétions se font comme dans l'état de santé.

» Les autres fonctions n'ont subi aucune altération.

» M. Blache, médecin par intérim du service.
prescrivit d'abord une saignée de trois palettes. qui
modéra un peu les symptômes de l'hypertrophie du
cœur, et surtout les palpitations. Quelques jours
après. on appliqua. à plusieurs reprises. des sangsues.
dont le nombre variait de douze à quinze. Plus tard.
deux nouvelles saignées générales furent pratiquées.
et une douzaine de ventouses scarifiées furent posées
sur la région précordiale : enfin, la digitale fut administrée.

» Ce traitement n'amenant pas une amélioration
assez marquée. M. Heurteloup. qui venait de remplacer M. Blache dans le service. ordonna 3 grains
d'acétate de plomb en pilules, le 8 août 1834; le
médicament ne produisant pas d'effet sensible, le
médecin éleva la dose successivement, et avec toute
la prudence possible, jusqu'à 24 grains. Depuis le
18 août. cette dernière dose fut prescrite tous les
jours jusqu'au 22 du même mois. Alors le malade
commença à s'apercevoir qu'il n'était point allé à la
garde-robe depuis deux jours : quelques vomissements et des coliques survinrent, en même temps
que les membres inférieurs se trouvèrent atteints de

douleurs contusives; on supprima de suite l'acétate
de plomb; néanmoins, les jours suivants, tous ces
symptômes augmentèrent d'intensité, et le malade
se trouvait, le 24 août, dans la position que voici :

» Rétraction assez marquée des parois abdominales; coliques exacerbantes dans tout le ventre, mais
principalement vers l'ombilic, qui ne sont point augmentées ni diminuées par la pression; au moment
des exacerbations, le malade s'agite dans son lit, et
les traits du visage expriment une assez vive souffrance. Constipation; nausées accompagnées de rares
vomissements de quelques cuillerées de matière
verdâtre; langue humide, blanchâtre dans son milieu, et rosée sur les côtés; urines rares et fortement
colorées; douleurs contusives, rémittentes, unique-
ment dans les membres inférieurs, principalement
à la plante des pieds et autour des genoux; quelques
crampes dans les mollets; teinte légèrement jaunâtre
de la face. L'impulsion du cœur se trouve également
plus faible, et les bruits, devenus moins éclatants,
s'entendent dans un espace plus limité qu'au moment de l'entrée à l'hôpital. Le malade ne nous accuse plus ses palpitations, sa dyspnée, ni ses étouf-
fements; enfin il affirme qu'il est singulièrement
soulagé du côté du cœur. Le pouls, assez faible, ne
donne que cinquante à cinquante-cinq pulsations.
Les autres organes, interrogés avec soin, ne nous
offrent aucune modification appréciable.

» Cette série de symptômes fait reconnaître facilement une colique saturnine, qui avait été produite
par l'acétate de plomb. On commence de suite le

traitement de la Charité; six jours suffisent pour
faire disparaître complétement l'affection saturnine.

» A peine la colique fut-elle guérie, que les palpitations, la dyspnée revinrent peu à peu. M. Heurteloup prescrivit alors une saignée générale, qui produisit momentanément un amendement marqué des
symptômes de l'hydropisie du cœur. Vers le 8 septembre, les palpitations, la dyspnée et l'étouffement prirent, sans cause connue, un nouveau degré
d'énergie; plusieurs ventouses scarifiées ne combat-
tirent pas avec beaucoup de succès cette surexcita-
tion. Alors, on revint à l'administration de l'acétate
de plomb, qui fut donné en pilules, d'abord à la
dose de 4 grains. On éleva successivement et par
gradation la dose du médicament jusqu'à 24 grains;
aucun accident ne survenant, on fit un dernier effort contre l'hydropisie, en donnant 30 grains d'acétate par jour, pendant quelque temps (1). Le 26 septembre, quelques douleurs fugaces se firent sentir
dans les membres inférieurs; quelques coliques survinrent également avec de la constipation, et le
malade était dans l'état suivant, le 28 septembre
1834 (2):

» Douleurs extrêmement fortes dans la région ombilicale, qui s'irradient dans le reste du ventre, et
que la compression lente et graduée diminue un peu.

------

(1) « On augmentait la dose du médicament, à cause de son peu
d'effet physique et thérapeutique. » Note de M. TANQUEREL DES
PLANCHES.

(2) « On avait supprimé, depuis deux jours, l'acétate de plomb. »
Note du même.

Ces douleurs deviennent par instants tellement violentes, que le malade, presque furieux, pousse des cris aigus, s'agite et se roule dans son lit, se comprime le ventre avec les deux mains fermées, demande avec énergie qu'on le fasse promptement aller à la garderobe, etc. Les parois abdominales ont éprouvé une rétraction sensible; des vomissements de bile verdâtre, précédés de nausées, surviennent assez fréquemment; quelques gaz s'échappent de temps en temps par la bouche; l'haleine est fétide, *suî generis, saturnine;* l'appétit a disparu, et la soif est modérée; la langue humide et blanche. La face, qui présente une teinte jaunâtre prononcée, exprime la souffrance et l'anxiété; ces derniers caractères se dessinent avec force au moment de l'arrivée de violentes coliques, par des contractions énergiques et comme convulsives de tous les traits du visage. Les membres inférieurs, et principalement les genoux et les cuisses, sont exclusivement affectés de douleurs vives et exacerbantes; quelques crampes se font parfois sentir dans les mollets; la plante des pieds est le siége de picotements et de fourmillements assez douloureux. Les membres supérieurs conservent leur sensibilité normale. Le pouls, assez faible, ne donne que cinquante à cinquante-deux pulsations; la peau a conservé sa chaleur naturelle; les symptômes de l'hypertrophie du cœur ont perdu sensiblement de leur énergie : le malade n'y fait plus attention; les urines, roses et rouges, sont facilement excrétées; les autres fonctions de l'économie ne nous offrent aucun trouble.

» On prescrivit deux gouttes d'huile de croton tiglium, un lavement de séné, et la tisane d'orge miellée. Le malade éprouva quelques vomissements, une demi-heure après l'ingestion de l'huile de croton ; mais il n'y eut point de garde-robes.

» Les accidents, du côté du ventre, persistant et même acquérant encore plus d'énergie, on donna, les jours suivants, quatre, six, huit, et enfin dix gouttes d'huile de croton. A cette dernière dose seulement, il y eut quatre garde-robes dans les vingt-quatre heures.

» La colique, sous l'influence de ce traitement, diminuait sensiblement, lorsque le malade se plaignit, le 10 octobre, à la visite, d'engourdissements et de picotements dans les épaules, et plus particulièrement vers le muscle deltoïde ; un léger tremblement affectait toute l'étendue des membres supérieurs ; le mouvement d'élévation du bras, de chaque côté, était difficile et incomplet. Les symptômes de la colique, quoique beaucoup diminués, subsistaient encore. Alors on eut recours à la limonade sulfurique, qui, continuée pendant trois jours, n'amena aucune amélioration. Le traitement de la Charité ne fit pas non plus disparaître la colique, et ne put pas empêcher la paralysie d'envahir la totalité des membres supérieurs. Le 18 octobre 1834, le malade présentait l'état suivant :

» Malgré tous les efforts de sa volonté, Thuilier ne peut élever les bras, qui restent appliqués contre la poitrine. L'immobilité des fibres musculaires du deltoïde est remarquable, lorsqu'il exécute quelques mouvements de l'épaule encore conservés. On n'aperçoit pas le plus léger frémissement dans tous les muscles des membres supérieurs, quelque effort que fasse le malade. Les articulations du coude, du poignet et des doigts sont dans une légère flexion; l'avant-bras et la main conservent leur position intermédiaire à la pronation et à la supination. Enfin, les extrémités supérieures obéissent passivement et avec facilité à tous les mouvements qu'on leur communique (1).

» Les parties paralysées ont acquis, dans le sens de la flexion, une grande exaltation de sensibilité; la douleur est dilacérante, continue, augmentée par la pression et le mouvement, plus forte la nuit que le jour. Les souffrances sont parfois tellement atroces, que le malade pousse des cris aigus, et qu'elles le réduisent alors au désespoir le plus cruel. Le tact est parfaitement conservé; les poignets et les doigts sont affectés d'un sentiment de pesanteur très-marquée. Enfin, ce malheureux accuse un froid glacial dans ses membres malades; aussi recommande-t-il avec instance qu'on les entretienne chauds.

» On est surpris de la rapidité avec laquelle les parties paralysées maigrissent; les téguments sont flasques, et le relief des muscles a déjà disparu.

» La voix, qui a perdu beaucoup de son timbre habituellement assez éclatant, est maintenant très-faible; l'articulation des mots se trouve gênée, quelquefois même incomplète.

------

(1) « La paralysie commença par envahir les muscles extenseurs, les fléchisseurs, etc. » Note de M. TANQUEREL DES PLANCHES.

» Les membres inférieurs jouissent de toute l'intégrité de leurs mouvements; des douleurs contusives se font sentir dans les genoux, surtout à leur partie interne, aux cuisses et à la plante des pieds. Ces douleurs, qui parfois s'exaspèrent, ne deviennent pas plus fortes par la pression et le mouvement, et ne sont point accompagnées de gonflements, ni de rougeur de ces parties. Quelques crampes sillonnent de temps en temps les mollets.

» Les parois abdominales sont toujours rétractées; des coliques sourdes, assez souvent exacerbantes, se font sentir dans tout le ventre, et principalement vers la région ombilicale; elles n'augmentent ni ne diminuent à la pression de la main. Cependant le malade, au moment d'une colique assez forte, se couche quelquefois sur le ventre pour en modérer l'acuité. Il y aussi de la constipation qu'on ne peut vaincre qu'imparfaitement. La langue conserve toujours le même état; anorexie, et parfois quelques nausées.

» Çà et là on aperçoit quelques grosses pustules d'ecthyma sur toute la surface du corps; la peau offre, en général, une teinte jaune, plus prononcée à la face, dont les traits sont parfaitement affaissés.

» L'impulsion du cœur a repris de la force, et les palpitations reparaissent assez souvent; la dyspnée est également revenue en partie. Le pouls, faible et déprimé, ne donne que cinquante pulsations et n'est point, par conséquent, en rapport avec l'énergie assez marquée des battements du cœur.

» Conservation intacte de l'intelligence; les autres

fonctions de l'économie ne semblent point modifiées d'une manière notable.

» Pour combattre toutes ces affections diverses, on emploie tour à tour, et simultanément, *le traitement de la Charité,* puis l'huile de croton tiglium, la limonade sulfurique, les bains sulfureux, la strychnine, la thériaque, l'opium à la dose de 8 grains par jour, etc. Tout est inutile.

» La paralysie et l'exaltation de la sensibilité, ainsi que la colique, ne font aucun progrès vers la guérison jusqu'au 14 novembre, jour où le malade succomba, en proie aux douleurs les plus atroces, qui ne lui laissaient plus que fort rarement quelques moments de repos, le jour et la nuit; au point que, quelques instants avant sa mort, ce malheureux jeune homme, dans son désespoir, se disait heureux de pouvoir abandonner la vie où il souffrait tant!

» *Nécropsie pratiquée le 15 novembre 1834.*

» Peu de roideur cadavérique.

» *Crâne.* — La dure-mère et l'arachnoïde n'offrent rien qui soit digne de remarque. La dernière de ces membranes se trouve lubrifiée par une assez grande quantité de sérosité, à peu près comme dans l'état normal. On observe quelques granulations sur la pie-mère de la convexité du lobe antérieur droit; du reste, cette méninge ne nous laisse voir ni injection anormale, ni infiltration, etc., absolument rien. La masse encéphalique est assez ferme et d'un blanc grisâtre à l'extérieur; coupée avec beaucoup de soin par tranches minces, elle ne nous présente aucune altération. Les ventricules latéraux contiennent environ une cuillerée de sérosité transparente.

» *Colonne vertébrale.*—La cavité arachnoïdienne de la moelle renferme à peu près deux cuillerées de sérosité transparente. Quelques veines de la pie-mère paraissent sensiblement dilatées. La moelle, examinée avec toute l'attention possible, ne nous offre pas la plus légère altération dans sa consistance, sa couleur et son volume; les racines des nerfs vertébraux ont conservé toutes leurs qualités physiques normales.

» Tous les nerfs des plexus brachial et sciatique, les pneumo-gastriques et hypoglosses, ainsi que les divisions principales du grand sympathique, sont disséqués avec le plus grand soin, sans qu'on puisse trouver la plus légère modification morbide de ces parties, appréciable aux sens.

» Les muscles du bras, de l'avant-bras, de la main et des doigts sont pâles et grêles; il y a un assez grand contraste entre ces muscles et ceux des autres régions du corps, par exemple des membres inférieurs; il n'y a point de différence marquée entre les extenseurs et les fléchisseurs; les muscles du larynx ne nous paraissent pas sensiblement atrophiés.

» La membrane muqueuse de l'estomac présente une légère arborisation vers le grand cul-de-sac, sans ramollissement ni épaississement: l'intestin grêle ne nous laisse voir rien de notable, si ce n'est çà et là quelques traînées d'injection. Le cæcum offre, en quelques points, une injection assez marquée, sans nulle altération.

» Le côlon ne nous semble pas manifestement rétréci; la membrane muqueuse conserve ses caractères physiologiques; on ne trouve rien de particulier dans le rectum et l'œsophage.

» Le foie, d'un assez petit volume, est un peu pâle; il contient peu de sang dans son intérieur.

» Il y a une bonne cuillerée de sérosité citrine dans le péricarde; on ne découvre aucune trace d'inflammation de sa membrane séreuse; le cœur surpasse le volume du poing du sujet; la cavité du ventricule gauche est évidemment dilatée; ses parois, vers la base, ont environ 9 à 10 lignes d'épaisseur; les valvules et les orifices n'ont subi aucune altération; le ventricule droit et les deux oreillettes ne semblent pas sensiblement hypertrophiés. Les gros vaisseaux, et surtout les artères, en général vides de sang, n'ont éprouvé aucune modification dans leur texture.

» Les poumons, crépitants dans leurs deux tiers supérieurs, sont un peu gorgés de sérosité et de sang noir à leur base.

» La rate, les reins, la vessie et les uretères ne nous offrent rien de notable. »

Il n'a sans doute pas été fait d'analyse chimique, car l'auteur de l'observation n'eût point omis de nous le dire. Il faut le regretter. Dans les hôpitaux, n'arrivera-t-on pas à joindre ces investigations à celles de l'anatomie pathologique? La science et la pratique médicale ne pourraient qu'y gagner.

II. — *Signes de l'empoisonnement pendant la vie.*

Si, pour les mettre mieux en relief, je reprends les effets produits sur l'économie vivante par le plomb, je trouve, comme signes de l'empoisonnement par les composés de ce métal :

La saveur douceâtre du corps toxique ;

L'haleine métallique ou d'une odeur *sui generis* exhalée par le malade ;

Le liseré bleu des gencives ;

La sécheresse de la bouche et la constriction de la gorge ;

La lividité et la crispation des lèvres ;

Les douleurs épigastriques et abdominales ;

Les nausées et les vomissements ;

La rétraction des parois abdominales ;

La constipation plus souvent que la diarrhée ;

L'ischurie ou la dysurie ;

L'ictère dit saturnin ;

L'aphonie ;

Le trismus et les convulsions ;

Puis cette variété d'affections du système nerveux, qui appartiennent plus spécialement à l'empoisonnement chronique, et qui sont désignées par les noms d'*arthralgie*, de *paralysie*, d'*anesthésie* et d'*encéphalopathie saturnine*.

Je reviens sur quelques-uns de ces signes pour en apprécier la valeur.

Les vomissements sont un des premiers effets qui signalent un empoisonnement. Nous avons retrouvé ce symptôme, mais sans caractère spécial, dans toutes les espèces d'empoisonnement par les matières métalliques. Ici, l'aspect et la couleur des matières vomies peuvent avoir une importante signification. Dans les expériences que j'ai faites sur les chiens, j'ai toujours vu, après l'ingestion de l'acétate de plomb dans l'estomac, les liquides vomis être *spumeux* et *blancs*, comme si, au contact de l'acide carbonique expiré, ou de celui que contient l'air atmosphérique, l'acétate de plomb était converti en carbonate. La même remarque, mais sans explication du phénomène, a été faite par les expérimentateurs qui m'ont précédé. Ainsi, voici ce que je lis dans le tome Ier de la *Toxicologie* de M. Orfila, 1843, p. 666 et 668 :

« Expérience VII. — On a fait avaler à un petit chien 6 grammes d'acétate de plomb solide. Au bout de cinq minutes, l'animal a vomi sans effort une assez grande quantité de matières blanches mêlées d'aliments.... Dix jours après la première tentative d'empoisonnement, l'animal étant rétabli, on lui a fait prendre à jeun 14 grammes du même sel réduit en poudre fine. Bientôt après, il a vomi des matières blanches, filantes et écumeuses....

» Expérience X. — A 11 heures, on a fait avaler à un chien de moyenne taille et à jeun, 48 grammes d'acétate de plomb solide et parfaitement pulvérisé. Cinq minutes après, l'animal a fait des efforts pour vomir, et il a rendu, à trois reprises différentes, une assez grande quantité de matières blanchâtres ; ces vomissements se sont renouvelés au bout d'une heure. »

Au lit du malade, comme dans un cas d'expertise juridique, on conçoit toute la signification que pourrait avoir un symptôme de cette nature bien constaté.

La sécheresse de la bouche et la constriction de la gorge, aussi bien que la lividité et la crispation des lèvres, sont des effets qui n'ont point été signalés dans les empoisonnements par les métaux déjà étudiés, et qui sont, par conséquent, exclusivement propres au plomb. Quel médecin ne connaît la place qu'occupent, dans la matière médicale, les composés de plomb comme matières astringentes?

La rétraction des parois abdominales, la constipation sont encore des effets du même ordre, et qui appartiennent au plomb. Dans un débat judiciaire auquel j'ai assisté (le procès Pouchon dont il sera parlé plus loin), l'attention fut un moment arrêtée sur la question de savoir si, dans l'empoisonnement par les composés de plomb, il devait *nécessairement* y avoir constipation, ou, au contraire, flux diar-rhéique.

Dans le Mémoire que j'ai publié sur le plomb, en commun avec M. Danger, voici comment nous nous sommes exprimés à ce sujet :

« Bien que ce ne soit pas le propre des composés solubles de plomb de produire la diarrhée, on a pu observer ce symptôme sur des animaux auxquels on avait administré, en une seule fois, des doses consi-dérables de sous-acétate ou de toute autre combi-naison de plomb. C'est un effet que nous avons observé nous-mêmes, mais non pas constamment toutefois. En voici l'explication la plus naturelle peut-être à donner : Selon la quantité de poison qu'un animal a pris, selon les conditions de vacuité ou de plénitude où se trouve le tube digestif, le sel de plomb peut agir, ou comme substance absorbée et combinée avec la muqueuse gastro-intestinale, ou comme corps étranger, en quelque sorte inerte, dont la présence provoque des contractions intestinales, et, par suite, un excès de sécrétions muqueuses. Mais, dans ce dernier cas même, le sel de plomb n'agit pas à la manière des *irritants;* les lésions qu'il produit sont d'une nature spéciale, et si, postérieurement, des symptômes vraiment inflammatoires se manifestent, ils sont l'effet d'une réaction provoquée par une sorte de trouble ou d'atteinte portée à l'organisme, et non l'effet simple, immédiat, du contact ou du passage d'un corps qui n'est pas essentiellement irritant par lui-même. »

Dans la grande collection de faits rassemblés par M. Tanquerel des Planches, sur les maladies de plomb, on ne trouve que rarement, et par exception pour ainsi dire, la diarrhée au nombre des effets produits par les préparations saturnines; la constipation, au contraire, s'y trouve notée comme un symptôme à peu près constant.

Les auteurs les plus anciens, Nicandre, Dioscoride, Avicenne, avaient mis déjà l'ischurie et la dysurie au nombre des signes propres à caractériser l'empoisonnement par le plomb. C'est un souvenir qu'il faut rappeler à ceux qui, de nos jours, par inattention ou par esprit de système, ont nié un fait sur lequel les bons observateurs sont aujourd'hui d'accord.

D'après M. Tanquerel des Planches, l'ictère qui peut être la suite de l'absorption du plomb doit être distingué avec soin de l'ictère ordinaire. Il en diffère, et par sa teinte propre, et par les phénomènes auxquels il se lie ou qu'il accompagne. « Tout médecin, dit l'auteur que je viens de citer, qui aura vu la teinte jaune sale ou terreuse produite par le plomb, ne pourra la confondre avec un ictère vulgaire, dont la coloration penche toujours au vert, quelque léger qu'il soit (1). » Mais l'ictère est-il un phénomène essentiel dans l'empoisonnement par le plomb? Non. M. Tanquerel des Planches dit l'avoir observé cinquante et une fois sur douze cents et quelques cas de coliques saturnines : c'est une fois sur six.

Les paralysies et autres affections spéciales du système nerveux, qu'on a désignées sous les noms d'*arthralgies, anesthésies, encéphalopathies*, sont les derniers termes de l'empoisonnement par le plomb. Quand ces affections se manifestent, il est, pour ainsi dire, impossible de méconnaître la cause de la maladie. Coliques graves et désordres du système nerveux, sans fièvre ou sans inflammation concomittante, voilà, en effet, ce qui dénote le mieux un empoisonnement par les composés saturnins.

Le plomb métallique doit-il par lui-même être ré-

____

(1) Tanquerel des Planches, *Traité des Maladies de plomb*, t. 1er, p. 15 et 227.

puté poison ou matière capable de donner la mort?
C'est la question déjà posée et discutée par nous au
sujet des autres métaux. Nous la résoudrons de la
même manière.

A l'état de métal, le plomb n'entre pas en combinaison avec nos organes ; il n'a pas d'action sur eux.
Mais, comme le cuivre, comme le mercure, comme
l'antimoine et l'arsenic, il se transforme si facilement, sous l'influence des matières organiques, en
oxyde et en sel, qu'il ne doit pas être placé hors de
la catégorie des substances à l'aide desquelles un
crime peut être commis. Les poussières de plomb
proprement dites ne sont-elles pas réputées matières
propres à produire la maladie désignée sous le nom
de *colique métallique?* M. Ruva a vu l'ingestion de
10 grains de plomb de chasse occasionner une colique saturnine bien caractérisée. (*Gazette médicale,*
1838.) [1].

D'une manière générale, les composés insolubles
de plomb, les oxydes, le carbonate, le sulfure, etc.,
ne doivent-ils pas être réputés poisons? C'est une
thèse que, d'après quelques expériences de MM. Dupasquier et Rey, de l'École de Lyon, on a pu soutenir dans le procès Pouchon, alors qu'il s'agissait
d'un empoisonnement aigu ; mais, par une action
lente, les composés insolubles de plomb peuvent
devenir solubles au contact des fluides organiques. Il
me paraît donc que ces composés ne doivent pas être

---

[1] TANQUEREL DES PLANCHES, ouv. cité, t. Ier, p. 69.

classés à part, et considérés comme substances incapables de donner la mort. Voici, d'ailleurs, des
exemples qui prouvent péremptoirement que les
oxydes de plomb, et que les sels insolubles de cette
base peuvent produire des effets toxiques :

« Un homme, à la suite d'une blessure, avait un
vaste ulcère qui datait de quinze ans, et occupait
toute la circonférence de la jambe depuis l'articulation
tibio-tarsienne, jusqu'à 3 pouces environ au-dessus de
la rotule, et que Taufflied fit couvrir de bandelettes
de diachylon gommé ; il y eut amélioration locale
et générale ; mais deux mois et demi après, cet
homme éprouva tout à coup des coliques très-vives,
des nausées, des vomissements, des crampes dans
toute l'étendue des membres abdominaux ; il se roulait dans son lit, en proie aux douleurs les plus vives :
ventre rétracté, insensible à la pression ; constipation depuis plusieurs jours ; pas de fièvre ; soif modérée. Les antispasmodiques et les laxatifs sont employés avec succès, mais les douleurs des membres ne
se dissipent qu'au bout de cinq semaines environ.
A partir de cette époque, amélioration et retour à
une santé parfaite. Quelque temps après, l'ulcère
s'était agrandi, le malade appliqua de nouveau des
bandelettes de diachylon ; quinze jours après, il fut
pris subitement de perte de connaissance ; le facies
était pâle, les traits retirés ; le pouls petit, dur :
quatre vingt-dix pulsations ; le bras gauche complétement paralysé et insensible. La paralysie ne s'étendait pas à la face et aux membres inférieurs du
même côté ; langue naturelle ; ventre rétracté, insen

sible à la pression; respiration naturelle ; douleurs atroces dans le ventre et les extrémités inférieures ; quelques vomissements bilieux ; constipation depuis plusieurs jours. Ces accidents, que les parents du malade avaient pris pour une paralysie, cédèrent en sept jours au traitement de la colique de plomb » (*Gazette médicale*, 1835 ; GALTIER, *Traité de Toxicologie*, 1845, tome Ier, page 697).

« Il a été employé, dit M. Galtier, 44 pieds carrés de sparadrap, qui renfermait environ 10 onces 3 $\frac{1}{2}$ gros d'oxyde plombique, mais cette quantité de poison n'était pas en contact avec la plaie; ensuite, l'oxyde de plomb, formant un composé insoluble avec les acides gras, étant enveloppé par eux, l'absorption a dû être moindre et très-lente. La paralysie du bras, et non celle de la jambe, sur laquelle le poison a été appliqué, prouva que cette maladie n'était point directe, ne résultait pas enfin de l'action locale du poison. »

Je l'ai déjà dit plus haut, sur la demande de mon ami M. de Ruolz, qui croyait pouvoir remplacer avec avantage, dans l'industrie, la céruse par le sulfate de plomb, j'ai fait à un chien caniche, dépouillé de son poil, des frictions avec du sulfate de plomb mêlé à de l'axonge. Les frictions étaient renouvelées toutes les vingt-quatre heures. On employait 1 gramme du sel plombique par friction. Après les sept à huit premières, l'animal ne parut pas souffrir; mais à partir de la dixième, il commença à perdre l'appétit, à refuser de manger. Peu à peu il maigrit, s'émacia même, et mourut à la suite de la seizième friction. Je retrouvai le plomb dans le foie. M. de Ruolz renonça à son projet.

Quelle que soit la voie par laquelle pénètrent les composés de plomb, ils produisent les mêmes effets toxiques. Les deux observations que je viens de citer prouvent que l'empoisonnement peut avoir lieu par la peau, lors même qu'elle est intacte ou pourvue d'épiderme. Je dois le dire pourtant, les opinions sont divisées sur ce point. Dans son ouvrage si complet, et que j'ai déjà plusieurs fois cité, M. Tanquerel des Planches conteste l'authenticité ou la valeur des observations d'après lesquelles divers auteurs ont cherché à montrer que de simples emplâtres à base d'oxyde de plomb, appliqués sur la peau, avaient produit des coliques et autres affections saturnines.

« Quelle confiance, dit M. Tanquerel des Planches, peut-on avoir dans de simples assertions émises par les auteurs des siècles passés, pour prouver que le plomb, en contact avec l'épiderme, peut occasionner la colique saturnine, lorsqu'on les met en présence d'un grand nombre de faits négatifs, observés avec beaucoup de soin par des hommes éclairés, vivant à une époque où tout ce qui tient à l'observation se pratique avec une exactitude et une sévérité d'attention dont un grand nombre de nos devanciers ne se doutaient guère?...

» J'ai essayé de déterminer les accidents de la colique sur deux chiens et un lapin, en appliquant sur leur épiderme diverses préparations de plomb. Après avoir rasé la partie interne des cuisses d'un chien de moyenne taille, se portant parfaitement bien, j'ai frictionné ces parties avec une pommade composée de 1 once de céruse et de 1 once d'axonge. Pendant huit jours consécutifs, j'ai fait des frictions quatre fois par jour dans les parties susindiquées avec la même pommade. Ainsi, 1 gros de carbonate de plomb était appliqué chaque jour sur la peau. L'animal a continué à manger comme à l'ordinaire, et à se porter parfaitement bien. Les parties frictionnées, mises en contact avec une solution de sulfure de potasse, ont noirci.

» Sur un autre chien, j'ai appliqué un emplâtre diapalme de la largeur de la main sur le ventre, qu'on avait rasé préalablement. L'emplâtre fut assujetti à l'aide de bandelettes de diachylon gommé, et de compresses embrassant tout le tronc. Au bout de sept jours, ne voyant aucun accident apparaître, j'ai posé un emplâtre d'onguent de la mère sur la peau de la poitrine également rasée. A la suite de cette application, maintenue pendant douze jours en place, nous n'avons observé aucun dérangement dans la santé du chien.

» Enfin, chez un lapin, des frictions pratiquées sur le dos et à la partie interne des cuisses dépouillées de leurs poils, avec une pommade composée de 1 once de litharge et de 1 once d'axonge, n'ont été suivies de l'apparition d'aucun symptôme de la colique. Ces frictions étaient répétées trois fois par jour ; elles furent continuées pendant douze jours, tant que dura la pommade. A cette époque, les cuisses du lapin, plongées dans une dissolution de sulfure de potasse, devinrent noires (1). »

Voilà des faits négatifs : fort bien ; mais ces faits ne détruisent pas les observations recueillies par Widekind (2), don Brambilla (3), Mœglin (4), Baker (5), etc., et que rejette avec trop d'incrédulité l'honorable M. des Planches. Le fait qui m'est propre est d'autant plus significatif peut-être, que j'expérimentais dans la pensée et avec l'espoir de trouver le sulfate de plomb tout à fait inoffensif.

N'est-il pas toutefois une explication à donner des résultats négatifs constatés dans les expériences de M. Tanquerel des Planches? Les animaux sur lesquels il a expérimenté n'ont pas été soumis pendant assez longtemps à l'action du poison. J'ai fait la remarque qu'après huit frictions, mon chien caniche semblait ne rien éprouver ; que c'est après la dixième seulement qu'il a commencé à être malade. Qui l'ignore, en outre? chez certains sujets, l'absorption cutanée est presque nulle. tandis qu'elle est très-prononcée chez d'autres.

---

(1) Tanquerel des Planches, *Traité des Maladies de plomb*, t. Ier, p. 59.

(2) In *Baldinger. Magazin*, XI. —Tanquerel des Planches, *Traité des Maladies de plomb*, t. Ier, p. 55.

(3) *Mémoires de l'Académie de Joséphine*, t. Ier ; *Vienne*, 1787. —Tanquerel des Planches, *id.*

(4) Thèse de Zeller. — Tanquerel des Planches, *id.*, p. 56.

(5) *Transactions du Collége de médecine de Londres.* — Tanquerel des Planches, *id.*, p. 60.

Si l'on a contesté les effets toxiques du plomb à travers la peau pourvue de son épiderme, on n'a élevé aucun doute sur la possibilité de l'empoisonnement par la peau dénudée et par l'intermédiaire des membranes muqueuses. Ici je me plais à citer le témoignage de M. Tanquerel lui-même :

« Percival, dit-il, rapporte l'observation d'une colique occasionnée par l'application d'eau de Goulard sur un membre brûlé avec de l'eau bouillante. Dans ce topique, il entrait 1 once d'acétate de plomb et 2 parties d'eau. Le même auteur a observé plusieurs autres cas de coliques occasionnées par des topiques où entraient des préparations de plomb; mais, dans tous les cas, les médicaments étaient appliqués sur des exutoires....

» Baker relate un cas de colique de plomb, qui est survenu après l'application d'un onguent, composé de calomel et de préparations saturnines, sur la peau des cuisses dépouillée de son épiderme, à la suite d'une maladie ayant tous les caractères d'un pamphigus....

» M. Duchesne raconte qu'un garçon brasseur, brûlé sur une grande surface par de l'eau bouillante, et pansé avec du cérat de Goulard, éprouva bientôt les symptômes de la colique de plomb. Le cérat simple appliqué seul fit cesser les accidents (1). »

Empoisonnement par la conjonctive. — MM. Tan-

---

(1) TANQUEREL DES PLANCHES, *Traité des Maladies de plomb,* t. 1er, p. 60.

querel des Planches et Sabatier (d'Orléans) ont vu
un homme, chez lequel la colique et l'arthralgie saturnines se sont déclarées, pour avoir fait usage de plusieurs collyres où entraient des préparations saturnines, dans le but de se guérir d'une double
blépharophthalmie chronique. Dans le premier de ces
collyres, un ½ gros d'acétate de plomb avait été introduit dans 4 onces de liquide ; le médicament fut
entièrement employé dans l'espace de cinq jours. Un
second collyre, composé de la même manière, fut
encore dépensé en six jours. Enfin, le douzième jour,
des accidents toxiques se déclarèrent, d'abord, du
côté du ventre ; puis, du côté des membres inférieurs ;
on cessa dès lors l'emploi du collyre. La colique et
l'arthralgie saturnines furent combattues avec succès
à l'aide de l'huile de croton tiglium et de bains sulfureux. L'empoisonnement avait disparu le septième
jour de l'emploi de cette médication (1).

Empoisonnement par la membrane pituitaire. —
M. Degeer, botaniste de Copenhague, grand priseur
de tabac macouba, succombe sans cause connue.
M. Ahrenson ayant appris que ce tabac était quelquefois mêlé à de l'oxyde de plomb pour le colorer,
en fit l'analyse et trouva 16 à 20 p. 100 de minium.
Un jeune médecin, qui prisait aussi de ce tabac et qui
était devenu languissant depuis longtemps, ayant
appris le résultat de l'analyse de M. Ahrenson, en
cessa l'usage, et depuis il s'est parfaitement rétabli (2).

<hr>

(1) TANQUEREL DES PLANCHES, ouv. cité, t. 1er, p. 62.
(2) GALTIER, *Traité de Toxicologie médico-légale*, t. 1er, p. 699.

Il n'est pas sans danger de conserver le tabac dans des feuilles de plomb. Exposé à l'humidité, le tabac peut attaquer le plomb et former, avec cette base, des sels toxiques. M. Chevallier a constaté, et en assez fortes proportions, la présence du plomb dans le tabac ainsi enveloppé.

Empoisonnement par la muqueuse vaginale. — M. Tanquerel des Planches a rapporté l'observation suivante :

« Au mois de janvier 1837, madame A... fut atteinte d'hémorragies utérines qui annonçaient l'arrivée de son temps critique. Cette dame, très-nerveuse et d'une forte constitution, fut mise, d'abord par moi, à l'usage des émollients, de légers minoratifs et des opiacés ; puis, une potion astringente faite avec de l'alun, et des injections composées de la même substance furent administrées, mais en vain ; l'hémorragie continuait toujours son cours. J'eus recours également à une petite saignée du bras, qui ne fut pas couronnée de plus de succès. Je prescrivis alors des injections dans le vagin avec l'eau de Goulard, trois fois par jour. Une demi-bouteille d'eau blanche fut employée dans l'espace de quatre jours. A cette époque, l'hémorragie cessa complétement ; mais madame A... commença à se plaindre de douleurs dilacérantes dans les membres supérieurs, et surtout dans les inférieurs. Les jours suivants, des crampes s'ajoutèrent à ces douleurs, et le ventre devint lui-même le siége de très-vives souffrances. Le 10 janvier, je pus constater l'état suivant :

» Vomissements fréquents, mais difficiles, d'une

matière mucoso-bilieuse; nausées; éructations; borborygmes; hoquets. Constipation depuis trois jours; ventre rétracté et dur. Douleurs de colique à l'épigastre et au nombril, tortillantes, continues, mais revenant par accès, plus fortes. C'est alors que la malade, la figure toute décomposée, pousse des cris lamentables, se couche sur le ventre, se met en double, se serre le ventre avec des mouchoirs, sort de son lit pour se promener dans sa chambre, etc. Aucune position ne la soulage complétement. Des frictions, et même une forte pression, diminuent un peu et momentanément la douleur. La région rénale se trouve être le siége d'une douleur dilacérante, qui revient plus forte avec les douleurs de la paroi antérieure du ventre, et qui, comme elles, diminue par les frictions et la pression. La malade urine sept à huit fois moins qu'à l'ordinaire. Anorexie, ni faim ni soif.

» La matrice, examinée au spéculum, n'offre aucune altération appréciable: la malade n'y souffre pas du tout, et il n'y a pas maintenant le moindre suintement sanguin.

» Les mollets, les genoux et la plante des pieds sont le siége de douleurs dilacérantes, augmentées par le mouvement et diminuées par la pression; elles reviennent aussi, par accès, plus fortes. Quelquefois des crampes se joignent à ces douleurs.... On réussit à calmer le mal au moyen des purgatifs et des sédatifs, de l'huile de croton tiglium, de l'eau de Sedlitz et de l'hydrochlorate de morphine. Mais, sans répétition des injections, la malade, au bout de quinze jours, fut reprise des mêmes accidents, qui ne cédèrent qu'au temps et au traitement indiqué.

» Depuis cette époque, est-il relaté dans l'observation de M. Tanquerel, madame A... a eu plusieurs pertes utérines; mais ces pertes n'ayant point été traitées par les injections d'eau de Goulard, on n'a pas vu se reproduire des accidents pareils à ceux qui caractérisent la colique et l'arthralgie saturnines. Avant la première perte utérine, madame A... n'avait jamais eu d'affections abdominales, non plus que d'autres qu'on pût rapporter à une intoxication par le plomb (1). »

Empoisonnement par la muqueuse pulmonaire. — M. Tanquerel des Planches et de Stanski ont fait périr un chien de forte taille en lui introduisant pendant six jours, matin et soir, $1^{gr},20$ de minium dans la trachée-artère. L'insufflation de la poudre toxique était faite au moyen d'une canule et par une ouverture artificielle. Le septième jour de l'intoxication, l'animal refusa de manger. Les jours suivants, il vomit, devint agité et présenta, en définitive, tous les symptômes de la colique dite *saturnine*. Il mourut dans les convulsions le seizième jour.

L'examen cadavérique ne fit apercevoir aucune lésion anatomique dans les bronches, non plus que dans tous les autres organes. Seulement, dit M. Tanquerel des Planches, tout le paquet intestinal se

______

(1) Tanquerel des Planches, ouv. cité, t. 1er, p. 462.

trouvait comme tassé sur lui-même le long de la colonne vertébrale (1).

Dans le voisinage des mines et exploitations de
plomb, divers observateurs, parmi lesquels Saunders, Stokes et Wilson, ont constaté que les animaux étaient souvent en proie aux coliques dites
métalliques. Les oiseaux ne font pas leurs nids dans
de tels parages, dit Saunders; on ne peut y élever
des animaux de basse-cour. Cet auteur ajoute que,
dans les ateliers de métallurgie du plomb, les ouvriers les plus exposés aux maladies saturnines ne
sont pas ceux qui opèrent la fonte du métal ou qui
travaillent près des fourneaux, mais plutôt ceux
qui, à distance, sont occupés à des travaux moins
rudes. D'où vient cette différence? Elle peut tenir
aux individus, mais elle doit dépendre aussi de l'atmosphère qu'on respire dans telle ou telle partie de
l'atelier. Près des fourneaux, l'air est agité, renouvelé sans cesse par la ventilation; plus loin, il reste
chargé de vapeurs et de poussières qu'on ne respire
pas sans conséquences fâcheuses. Qui n'a pas été
averti du danger d'habiter des appartements nouvel-
lement peints à la céruse? Le Dr Corsin et aussi, je
le crois, Ollivier (d'Angers), périrent victimes de
cette imprudence. En 1836, dit M. Tanquerel des
Planches, lorsqu'un grand nombre de peintres en
bâtiments, d'attributs et de décors, peignaient, avec
des teintes à l'essence, les corniches et boiseries des

---

(1) TANQUEREL DES PLANCHES, ouv. cité, t. Ier, p. 88.

salles du musée de Versailles, des doreurs sur bois, qui ne se servaient pas d'un atome de plomb, étaient occupés dans les mêmes pièces et en même temps que les peintres. Pendant que s'exécutaient ces travaux, on avait ordonné que les fenêtres de chaque pièce fussent exactement fermées. Au bout de quelques jours de ce travail, une odeur de peinture et d'essence de térébenthine insupportable incommoda les doreurs et occasionna la colique de plomb à une douzaine d'entre eux ainsi qu'à plusieurs peintres. L'ouverture des fenêtres de ces pièces fit cesser en partie cette odeur si forte de peinture, et on ne vit plus la colique apparaître chez les doreurs (1).

On sait le nombre de victimes que fait le plomb parmi les ouvriers de diverses professions qui manient les composés de ce métal, et, en particulier, parmi ceux qui sont employés à la fabrication en grand de la litharge, du minium et de la céruse. Dans ces grandes exploitations, est-ce par la respiration, par la respiration seulement, que se produit l'empoisonnement? On l'a pensé et on l'a dit, mais il est à croire pourtant que les poumons ne sont pas l'unique voie, s'ils sont même la voie principale par laquelle pénètre la matière toxique. Dans toute inspiration d'abord, selon que l'a démontré la physiologie, il est introduit, de même que par la déglutition, une certaine quantité d'air dans les voies gastriques. Cet air est de toute nécessité le véhi-

---

(1) TANQUEREL DES PLANCHES, ouv. cité, t. 1er, p. 86.

cule du poison. En outre, les poussières toxiques
sont en contact perpétuel avec la peau, celle du visage, celle des mains, celle du corps lui-même.
Quels vêtements peuvent en garantir d'une manière
absolue? Si l'on remarque que, pendant la vie, ce
ne sont pas les poumons qui sont atteints, mais bien
le tube gastro-intestinal; qu'après la mort, ce n'est
pas dans les poumons, mais bien plutôt dans les intestins, qu'on retrouve les altérations pathologiques,
ne sera-t-on pas porté à en conclure que c'est moins
par les voies respiratoires que par les voies digestives ou par l'absorption cutanée, que se produit
l'intoxication?

Les directeurs de fabrique de blanc de plomb
semblent le savoir et l'avoir appris empiriquement;
car, parmi les recommandations qu'ils font à leurs ouvriers, quelles sont celles qu'ils mettent en première
ligne? De se voiler la face ou de se fermer le nez et la
bouche avec une éponge? Non, mais bien d'éviter l'i-
vrognerie qui prédispose à la faiblesse et, par conséquent, donne prise à l'absorption; de se laver le
corps et les mains avec tout le soin possible, soit
lorsqu'ils vont prendre leur repas, soit lorsqu'ils
cessent leur travail. Autre et dernière considération
à invoquer : c'est que les ouvriers qui travaillent le
plomb ne sont pas plus sujets aux maladies de poitrine que les ouvriers de toute autre profession.
Saunders a même déclaré qu'ils l'étaient moins. En
serait-il ainsi, si le plomb était introduit dans l'organisme par les poumons plutôt que par toute autre
voie, celle de la peau et du tube digestif spécialement?

III. — *Altérations pathologiques sur le cadavre.*

Les altérations pathologiques produites par les composés de plomb peuvent être très-tranchées ou nulles. Elles seront très-tranchées lorsque l'empoisonnement aura été aigu ou prompt comme celui du soldat, dont j'ai rapporté plus haut l'observation, page 268; elles seront ou pourront être nulles, au contraire, lorsque l'empoisonnement aura été consommé lentement, de manière à simuler une maladie chronique des cadres nosologiques, une colique, une anesthésie, une paralysie, une encéphalopathie saturnines.

Très-tranchées, les altérations anatomiques produites par le plomb pourront présenter des caractères d'une grande signification. Ainsi, la membrane muqueuse gastro-intestinale pourra être épaissie, recouverte d'une couche ou d'un enduit blanc-grisâtre qui lui donne l'aspect d'une peau tannée. Là où la pénétration du composé de plomb n'aura été que partielle ou moins étendue en surface, il se sera formé, ainsi que l'a fait remarquer M. Orfila, des traînées ou chapelets de points blancs ressemblant jusqu'à un certain point à des follicules muqueux hypertrophiés, mais s'en distinguant toutefois par leur couleur blanche tranchant sur la coloration sanguine des membranes digestives.

La mort n'ayant pas été prompte et le poison ayant été en partie évacué, les membranes pourront être plus ou moins colorées en jaune, en brun avec

des nuances intermédiaires. Les matières contenues
dans l'intestin seront d'une couleur gris d'acier plus
ou moins foncée. Les organes circonvoisins, le foie
en particulier, participeront quelquefois à ces colo-
rations diverses que l'air et le lavage font disparaître,
vraisemblablement parce qu'elles sont dues à un sulfure de plomb plus ou moins divisé qui, au contact
de l'oxygène, se transforme en sulfate incolore.

Le plus souvent, sur les animaux, j'ai trouvé dans
les poumons des traces d'engorgement ou de congestion qui simulaient des pneumonies partielles, de
petites apoplexies pulmonaires. Mais on conçoit que
de telles altérations sont de celles qui n'ont plus une
signification caractéristique.

Il en est de même de l'état de fluidité ou de coagulation du sang, tout aussi bien que de sa couleur plus
ou moins foncée, effets pathologiques que les observateurs ont constatés et vus manquer, tour à tour,
dans les cas d'empoisonnement par le plomb.

Quant à l'empoisonnement chronique par les composés saturnins, il n'y a d'effets pathologiques propres à le caractériser, que la rétraction des intestins,
c'est-à-dire cet état par suite duquel toute la masse
intestinale, réduite à un petit volume, est appliquée,
avec dépression de la paroi abdominale elle-même,
contre la colonne vertébrale. Les suffusions ou
extravasations sanguines intestinales, les épanchements de sérosité dans le péritoine, dans la plèvre,
dans l'arachnoïde; les lésions mêmes qui se rapportent à l'apoplexie et que M. Mitscherlich, en particulier, a observées dans quelques cas, n'ont rien de

constant, ni d'ailleurs de suffisamment caractéristique (1). J'en dois dire autant du gonflement et du
changement de couleur des glandes mésentériques,
que le Dr Duncas Junior a rencontrés dans un cas
de colique métallique dont le diagnostic ne laissait
aucun doute ; de l'état anémique ou de la décoloration des muscles, signalé, à la suite de quelques
expériences sur les animaux, par le Dr Scloepfer et
sir G. Baker.

A ce sujet, il faut redire avec M. Tanquerel des
Planches, qui est une excellente autorité en fait de
maladies causées par le plomb, que les phénomènes
physiologiques de la colique saturnine ne sont pas le
résultat d'altérations anatomiques spéciales, et que,
si l'on observe, en tels cas, diverses lésions matérielles, elles sont l'effet bien plutôt que la cause de
la maladie.

CHAPITRE III.

Applications physiologiques et thérapeutiques : traitement de
l'empoisonnement par le plomb.

Après l'histoire que nous venons de faire des effets
physiologiques et pathologiques du plomb, conti-
nuerons-nous de dire, avec l'école toxicologique actuelle, que le plomb est un *irritant*, qu'il enflamme,
corrode, gangrène les tissus?

Nous ne sommes plus sous l'empire de la doctrine
dite physiologique, au temps où l'on ne voyait par-

____

(1) *British Annals of Medicine*, t. I, p. 205.— CHRISTISON, *on Poisons*, p. 567, éd. de 1843.

tout qu'inflammation, et par suite, médication antiphlogistique.

Cependant, *sans avoir fait d'expériences sur les
animaux vivants*, les anciens non-seulement avaient
parfaitement saisi quels étaient les effets des composés de plomb, mais ils avaient indiqué avec sa-
gacité les moyens propres à combattre cette intoxication. Remontez jusqu'à Nicandre, le plus ancien
des auteurs dont les livres sur les poisons nous aient
été conservés; voici comment il s'exprime :

Gingivæ rugis et totis undique malis
Insidet, adstringitque : hinc lingua est aspera, et isthmus
Faucibus extremis aret, morboque fatiscens
Æger inexpletum tussit, nec sputa sequuntur.
Huic caput infirmum nutat, tum nausea tristis
Urget, et extremo franguntur membra labore.
Falsa modo antè oculos rerum simulachra videntur.
Nunc sopor algenteis multùm complectitur artus,
Robore defectos, nec córpus, ut antè moventes.
At præbe subitò pinguem quem myrtea succum,
Premadia aut orchas compressa emittit oliva,
Lubrica ut obscœnum virus labatur ab alvo,
Aut lac quod pingui tumidoque ex ubere vacca
Mulsisti, nudum rugis concede revulsis.
Aut malvæ excoctis ramis foliisque tenellæ,
Exple cerussata tenaci viscera potu.
Tritaque Lenæo confundas sesama dulci.
Nec non sarmenti calidis perfundito lymphis :
Et per vimineum, cinerem colato canistrum,
Ut nitida excluso fiat lixivia limo. . . . . (1).

---

1 Nicandri *Alexipharmaca*, vers. 78.

Un siècle plus tard, Dioscoride décrit la maladie saturnine presque dans les mêmes termes, et il conseille, pour dissiper les accidents, de faire vomir, de purger et d'exciter les urines.

Je passe Galien, Arétée et Paul d'Égine, qui ne font que répéter Dioscoride et Nicandre, pour m'arrêter à OEtius. Voici les paroles textuelles de cet auteur :

« Cerusa ob colorem suum latere non potest, accepta enim palatum inalbat, linguamque ac gingivas, in quibus etiam pars aliqua cerusæ reperietur. Infert autem singultus et tusses, linguæque ac faucium ariditatem : frigescunt corporis extrema cum delirio et mentis perculsione, et difficili motu sive torpore. His porrò aqua mulsa exhibenda est aut ficuum et malvæ decoctum, aut lac calidum, aut sesamum tritum ex passo, aut lixivium ex cinere sarmentitio, aut oleum irinum. Omnibus enim oleum largè ammiscere oportet, ab uno quoque vero vomant, facit et scammonia cum aqua mulsa potata (1). »

Les médecins arabes, Rhazès, Haly Abbas, Avicenne, ont partagé les idées des anciens. « Prise intérieurement, dit Rhazès, la litharge produit l'épaississement de la langue, la suppression de l'urine, la constipation, des coliques et la paralysie. » Selon la violence des symptômes, cet auteur prescrit les vomitifs, les purgatifs, les drastiques même. Avicenne a dit plus que ses devanciers : pour lui, l'em-

---

(1) OEtii, *medici, græci contractæ ex veteribus medicinæ Tetrabiblos, etc. Basileæ,* MDXLII, p. 711.

poisonnement peut avoir lieu non-seulement par l'ingestion de la litharge ou de la céruse dans l'estomac, mais par les *émanations de ce métal imparfait;* et il décrit ainsi les effets toxiques : « Épaississement et desséchement de la langue et du gosier; sentiment de pesanteur dans l'estomac et dans les intestins; douleurs, par moments, semblables à celles de l'iléus ou de la passion iliaque; constipation, quelquefois dévoiement; suppression des urines; courte haleine qui va même jusqu'à la suffocation; quelquefois épilepsie et paralysie. » (Lib. IV, fen. VI, Tract. I.) Et plus le mal est violent, dit Avicenne, plus il faut insister sur les purgatifs.

On sait que l'empirisme a conservé cette méthode, qu'elle s'est régularisée même dans le traitement dit de la Charité.

Cependant, et Astruc et Bordeu se sont élevés contre cette ancienne pratique, et l'un et l'autre ont préconisé les antiphlogistiques et la saignée. Mais, dans la pratique, je ne suppose pas que ces idées aient prévalu, bien que plus d'une fois j'aie eu la douleur de voir couvrir de sangsues le ventre de pauvres malades atteints de coliques saturnines; mais, dans ces cas, le plus souvent au moins, la cause de la maladie avait été méconnue : on croyait à des péritonites.

Recherchez, dans les livres modernes, sur quelles observations a été fondée l'opinion que le plomb était un poison irritant, vous verrez que cette erreur s'est accréditée, surtout à la suite d'expériences mal entendues sur les animaux vivants. A quelles

doses étudie-t-on les effets toxiques? Généralement,
on fait avaler aux chiens plusieurs grammes et jusqu'à des onces d'acétate de plomb; et, pour éviter
le vomissement, on va chercher l'œsophage, *on le
perce d'un trou*, par lequel on fait passer le poison,
puis on fait une ligature au-dessous de ce trou. In-
jecte-t-on le poison dans les veines; c'est avec de
l'eau saturée d'acétate de plomb qu'on opère.
Comment s'étonner des désordres anatomiques produits par de semblables opérations, qui ne sont pas
d'un laboratoire d'expériences scientifiques (1)?

Quand on n'a fait prendre aux animaux que des
doses d'acétate de plomb suffisantes pour les faire
périr, sans les mutiler ou les égorger à l'avance, ce

---

(1) M. Orfila a relaté dans la dernière édition de son *Traité de
Toxicologie* les expériences qu'il a faites sur les animaux. En voici
quelques-unes :

EXPÉRIENCE I. — On a injecté dans la veine jugulaire d'un petit
chien faible 65 CENTIGRAMMES d'acétate de plomb du commerce dissous dans 6 grammes d'eau distillée. A peine l'injection était-elle
terminée, que l'animal a fait trois ou quatre inspirations profondes, et a succombé sans donner le moindre signe de douleur
ni de convulsion....

EXPÉRIENCE II. — On a injecté dans la veine jugulaire d'un chien
de moyenne taille et robuste 25 CENTIGRAMMES d'acétate de plomb
dissous dans 8 grammes d'eau distillée....

EXPÉRIENCE III. — On a injecté dans la veine jugulaire d'un chien
de moyenne taille 5o CENTIGRAMMES d'acétate de plomb dissous
dans 8 grammes d'eau distillée....

EXPÉRIENCE VII. — On a fait avaler à un petit chien 6 GRAMMES
d'acétate de plomb solide....

EXPÉRIENCE VIII. — A 1 heure, on a détaché et percé d'un trou
l'œsophage d'un petit chien; on a introduit dans son estomac
48 GRAMMES d'acétate de plomb dissous dans 100 grammes d'eau

qu'il y a de certain, c'est que, pendant la vie, il ne
se produit nuls symptômes qu'on puisse rapporter
à l'irritation ou à l'inflammation, et qu'après la mort,
ou les altérations pathologiques sont nulles, ou elles
ne sont point de celles qui puissent faire dire que
le plomb est un poison irritant.

D'après ces observations, comme d'après l'autorité des anciens auteurs, que l'on bannisse donc de
la thérapeutique de l'empoisonnement par le plomb
la médication dite *antiphlogistique;* et pour les cas
d'empoisonnements aigus, qu'on ait recours, sans
retard, aux neutralisants chimiques, tels que :

----

distillée, et on a lié l'œsophage au-dessous de l'ouverture, afin
d'empêcher le vomissement.

EXPÉRIENCE IX. — On a fait avaler à un petit chien 32 GRAMMES
d'acétate de plomb dissous dans 96 grammes d'eau distillée....

EXPÉRIENCE X. — A 11 heures, on a fait avaler à un chien de
moyenne taille, et à jeun, 48 GRAMMES d'acétate de plomb solide
et parfaitement pulvérisé....

EXPÉRIENCE XI. — J'ai administré à un chien 16 GRAMMES d'acétate de plomb dissous dans 200 grammes d'eau. *L'œsophage et la
verge ont été liés....*

EXPÉRIENCE XII. — J'ai fait prendre à un chien 30 GRAMMES d'acétate de plomb dissous dans 180 grammes d'eau. *L'œsophage et la
verge ont été liés....*

EXPÉRIENCE XIII.— Lorsqu'on introduit dans l'estomac des chiens
20 A 30 GRAMMES d'acétate de plomb dissous dans 180 ou 200 grammes d'eau et qu'on lie l'œsophage et la verge, les animaux meu-
rent au bout de quinze, vingt ou trente heures. Si on les ouvre immédiatement après la mort et qu'on sépare le foie, la rate et les
reins, on pourra s'assurer que ces organes contiennent du plomb
qui provient de l'empoisonnement, et qui par conséquent n'est pas
celui qui existe naturellement dans les tissus animaux. (ORFILA.
Traité de Toxicologie, 1843, t. 1er, p. 663 et suiv.)

La limonade sulfurique, qui transforme les sels
solubles de plomb en sulfate insoluble ;

Les eaux sulfureuses, qui précipitent le plomb à
l'état de sulfure ;

L'iodure de potassium, qui le transforme en iodure plombique insoluble.

Et si l'on n'a pas sous la main la pompe gastrique,
ou les moyens de l'improviser, que l'on fasse usage
des émétiques d'abord, puis des éméto-cathartiques.

Ultérieurement, pour satisfaire à des indications
secondaires, que l'on soutienne les forces du malade
par des excitants et des toniques , sans cesser de recourir aux neutralisants chimiques, et spécialement
à l'iodure de potassium, agent médicamenteux puissant, dont l'absorption et l'élimination sont très-
rapides.

Quant à l'empoisonnement chronique, à celui
qui rentre dans l'une des affections désignées sous
les noms de *coliques métalliques*, d'*arthralgie*, d'*a-
nesthésie*, de *paralysie* ou d'*encéphalopathie saturnines*, il faut les combattre par la méthode empirique que le temps a consacrée, le traitement dit
de la Charité, que, suivant les indications spéciales, le médecin appropriera à l'âge, au sexe, à
la constitution même des malades. Voici cette méthode de traitement, telle que la pratique actuelle
l'a modifiée en la consacrant :

Premier jour. — Eau de casse avec les grains ; tisane sudorifique simple ; lavement purgatif le matin,
lavement anodin le soir ; thériaque , 32 grammes ;
opium , 5 centigrammes.

Deuxième jour. — Eau bénite ; tisane sudorifique simple ; lavement purgatif, lavement anodin ; thériaque et opium.

Troisième jour. — Tisane sudorifique laxative, deux verres ; tisane sudorifique simple ; lavement purgatif, lavement anodin ; thériaque et opium.

Quatrième jour. — Potion purgative le matin ; tisane sudorifique simple ; thériaque et opium.

Cinquième jour. — Tisane sudorifique laxative, deux verres ; tisane sudorifique simple ; lavement purgatif, lavement anodin ; thériaque et opium.

Sixième jour. — Potion purgative le matin ; tisane sudorifique simple ; thériaque et opium.

Septième jour. — Tisane sudorifique laxative ; tisane sudorifique simple ; lavement purgatif, lavement anodin ; thériaque et opium.

FORMULES DES PRESCRIPTIONS CI-DESSUS :

Eau de casse avec les grains.

℞ Décoction de tamarin (64 grammes). 1000 gr.
Émétique. 0ᵍʳ,15

Tisane sudorifique simple.

℞ Décoction de gaïac ordinaire.

Tisane sudorifique laxative.

℞ Infusion de sucre et décoction de gaïac ordinaire,
partics égales.

Eau bénite.

℞ Eau commune........ 5oo grammes.
Émétique. .... o^{gr},25

Potion purgative.

℞ Infusion de séné..... 125 grammes.
Électuaire diaphœnix, ⎫
Sirop de nerprun ... ⎬ 32 »
Jalap en poudre..... 1^{gr},3

Lavement purgatif des peintres.

℞ Infusion de séné.. ... 5oo grammes.
Sulfate de soude...... 16 »
Électuaire diaphœnix.. 32 »
Jalap pulvérisé....... 1^{gr},3

Lavement anodin.

℞ Huile de noix........ 125 grammes.
Vin rouge........... 314 »

Bol thériacal.

℞ Thériaque.......... 4 grammes.
Extrait d'opium..... o^{gr},o5

Ainsi, le traitement empirique de la Charité, ce traitement que le temps a consacré, se compose exclusivement de purgatifs drastiques, d'opiacés et de sudorifiques. Les antiphlogistiques en sont bannis.

Comment les Toxicologistes ont-ils pu classer le plomb parmi les poisons *irritants?* Influence de l'enseignement, pouvoir de la routine.

CHAPITRE IV.

Applications médico-légales : Recherches chimiques du plomb dans les cas d'empoisonnement.

Est-il donc difficile de découvrir le plomb dans un mélange de matières organiques, ou dans les débris exhumés d'un cadavre? Nous avons assisté à des débats reproduits deux fois devant des Cours d'assises, et dans lesquels s'agitèrent vivement, et pour la première fois juridiquement, toutes les questions relatives à un empoisonnement par le plomb. Nous croyons qu'il ne sera ni sans intérêt, ni sans utilité même, d'en présenter ici un résumé succinct.

Le 15 juillet 1842, dans le village de Vorey, département de la Haute-Loire, mourut, après trois jours de maladie, le nommé Jean-Jacques Pouchon, cultivateur. Sa femme, Marie-Agnès Camus, entretenait depuis douze ans des relations d'adultère avec le sieur André Rocher, teinturier. La rapidité de la mort de Pouchon, la conduite répréhensible que menait sa femme, firent naître l'idée d'un crime. Marie-Agnès Camus et André Rocher furent accusés de l'avoir commis.

Une expertise fut ordonnée; le cadavre de Pouchon fut exhumé, et deux médecins très-honorabloment connus, MM. Porral et Reynaud, déclarèrent n'y avoir trouvé aucun vestige de poison. Un troisième expert, M. Barse, pharmacien à Riom, leur fut adjoint, et ultérieurement, tous trois, mais sur la parole d'un seul, déclarèrent que du plomb avait été trouvé dans les organes de Pouchon, et que la mort de ce malheureux était le résultat d'un empoisonnement.

De premiers débats furent portés devant la Cour d'assises du Puy. Malgré de nobles efforts prêtés à la défense par un chimiste et médecin habile, alors doyen de la Faculté de Lyon, M. Dupasquier, dont la science regrette la mort prématurée, les deux accusés furent condamnés *à la peine de mort*.

Appel fait de cet arrêt, en raison d'un vice de forme, la Cour de cassation cassa le jugement de la Cour d'assises du Puy, et renvoya les accusés devant la Cour d'assises de Riom.

Cette fois, la défense, plus forte de ses convictions, appela en témoignage à l'audience, non-seulement M. Dupasquier, mais MM. Rognetta, Danger et Flandin.

Par l'instruction, il était acquis à la cause que quinze à dix-huit mois environ avant sa dernière maladie, Pouchon avait été traité à l'hôpital du Puy pour une affection organique de l'estomac. A ce sujet, voici le texte même du Rapport d'autopsie fait par MM. Porral et Reynaud :

« L'estomac, distendu et recouvert dans sa moitié droite par le foie, qui y adhérait dans une de ses parties, nous a paru altéré dans sa forme et dans l'épaisseur de ses parois, phénomène soupçonné d'avance, parce que nous avions donné l'un et l'autre des soins au sieur Pouchon, pendant plus d'une année, dans les salles de l'Hôtel-Dieu de la ville du Puy, pour une affection grave de l'estomac. Cette circonstance a contribué encore à nous confirmer dans l'identité du cadavre soumis à nos investigations.

» L'estomac ayant été ouvert avec précaution, nous avons vu, à sa partie droite et en haut, une large ouverture, suite d'une ulcération cicatrisée, qui conduisait dans une petite poche formée, dans sa partie supérieure, par la portion de foie que nous avons dit adhérer à cet organe, et par des feuillets séreux recouverts d'une membrane muqueuse, comme il en existe dans les kystes ou tumeurs de nouvelle formation.... Aucune lésion récente ne paraissait exister dans l'étendue de l'estomac, non plus que dans les intestins. »

Devant la Cour d'assises de Riom, M. Barse, puis M. Orfila, à l'opinion duquel la magistrature en avait appelé, soutinrent que la mort de Pouchon avait été l'effet d'un empoisonnement, et que cet empoisonnement avait été produit par le plomb.

Mais d'où provenait le plomb que montrait l'expertise? Là était la question.

Or, premièrement, les réactifs (acides et alcalis) n'avaient pas été essayés; et par les recherches de M. Dupasquier sur les potasses du commerce, il fut démontré que ces potasses étaient le plus souvent impures, qu'elles contenaient du plomb et de l'étain.

Secondement, les experts n'avaient point opéré avec des eaux distillées, et les eaux dont ils s'étaient servis, *en très-grande quantité*, étaient les eaux de l'hôpital du Puy, qui contenaient du plomb.

Troisièmement enfin, on avait opéré la carbonisation des matières provenant du cadavre dans une chaudière en fonte, c'est-à-dire dans un vase qui contenait ou pouvait contenir du plomb, et le même vase avait servi préalablement à la carbonisation de matières qui avaient été traitées elles-mêmes par le sous-acétate de plomb, pour y rechercher les poisons organiques.

Que de précautions, et il faut le dire, que de précautions indispensables avaient été négligées! Chercher du plomb dans une chaudière en fonte, et cela après y avoir fait chauffer, à une haute température, un sel de cette base!

Le Rapport des experts se terminait par cette conclusion :

« Les préparations de plomb étant, à des doses plus ou moins considérables, toutes vénéneuses, il est certain que Jacques Pouchon a dû subir l'influence du poison, et la mort en être la conséquence, soit que le poison lui-même en ait été la cause unique, soit que la maladie à laquelle Pouchon était en proie depuis fort longtemps, en ait éprouvé une aggravation sérieuse. »

« Non, dit M. Dupasquier, toutes les préparations de plomb ne sont pas vénéneuses; conjointement avec M. Rey, professeur de pathologie à l'École vétérinaire de Lyon, j'ai pu faire prendre à des chiens des doses considérables de carbonate et de sulfate de plomb, sans donner lieu à une intoxication.

» Non, il n'est pas certain que Pouchon ait subi l'influence d'un poison saturnin, et que la mort en ait été la conséquence. Pouchon n'est pas mort avec les symptômes de l'empoisonnement aigu par le plomb ; l'ouverture de son corps et les antécédents de sa dernière maladie l'ont constaté, il avait une affection organique qui explique et ses dernières souffrances et sa fin rapide.

» Non, le plomb trouvé dans le cadavre n'a point aggravé la maladie préexistante et déterminé la mort. Il n'a point déterminé d'effets pathologiques, et s'il eût produit un empoissonnement si rapide, la mort après soixante-douze heures, on eût constaté dans le tube digestif cette altération *particulière* qu'a signalée M. Orfila lui-même, et qui consiste en une série de petits points d'un blanc mat, tantôt réunis dans le sens de la longueur, tantôt disséminés dans toute la surface des tissus, altération à peu près constante et qui persiste pendant plusieurs jours, si ce n'est pendant des mois (1). Le plomb a pu prove-

____

(1) Voici le texte de la *Toxicologie* de M. Orfila, t. Ier, p. 696 : « Cette altération a été constatée par moi au bout de dix-sept jours d'inhumation et, une autre fois, huit jours après l'exposition de l'estomac à l'air, et elle était encore tellement visible dans les deux cas, qu'il n'est pas douteux qu'on ne puisse l'apercevoir plusieurs mois plus tard. » Je dois avertir qu'il faudra prendre garde de confondre cette altération spéciale avec les globules albumineux ou graisseux qu'on trouve parfois, et que nous avons rencontrés, MM. Pelouze, Duvergie et moi, sur le cadavre de Lacoste, plusieurs mois après l'inhumation.

nir de diverses sources, et spécialement des réactifs qui n'ont pas été essayés, et dont plusieurs, l'eau et la potasse, en contenaient bien réellement. »

M. Rognetta a été plus sévère encore; il a montré, d'après les observations acquises à la science, qu'il fallait une dose énorme d'un sel de plomb, d'acétate en particulier, pour donner la mort; il a montré que, selon diverses dépositions rappelées par l'acte d'accusation, Pouchon n'aurait pas pu manger une salade assaisonnée avec un sel de plomb, ni boire une bouteille de vin dans laquelle on aurait fait dissoudre une forte dose d'un pareil composé. La saveur *horrible* d'un tel mets ou d'une telle boisson l'aurait fait reculer.

Enfin, MM. Danger et Flandin ont fait ressortir le manque de précautions prises dans les opérations chimiques, l'impureté des réactifs, le mauvais choix des vases ou ustensiles dans lesquels on avait carbonisé, ou porté à une température très-élevée, des matières organiques dont quelques-unes, pour des recherches antérieures, avaient été imprégnées d'acétate de plomb. Ils ont fait voir qu'un métal quelconque, du fer ou de la fonte, étant imprégné de plomb, celui-ci s'en échappe *par liquation*, si l'on soumet l'alliage à la température assez peu élevée à laquelle le plomb entre en fusion.

Dans une chaudière en fonte où l'on a fait bouillir (et c'était le cas) des matières organiques imprégnées d'un sel soluble de plomb, le plomb a pu être réduit au contact du fer, et se combiner avec lui. Dans une opération ultérieure, si l'on a carbonisé, porté à la température de 3 à 400 degrés, de nouvelles matières organiques, il a pu, il a dû arriver que le plomb incorporé à la fonte se *liquéfiât*, et s'unît au charbon calciné dans la chaudière.

La contre-épreuve même d'une telle opération, et dont on arguait, était sans valeur, attendu que tout le plomb d'alliage ayant été *liquéfié* dans la première calcination, il n'avait pas dû en rester pour la seconde.

Et MM. Danger et Flandin ajoutaient qu'ils avaient répété les opérations telles que les avait décrites M. Barse, et qu'ils avaient vu se réaliser *expérimentalement* ce que leur avait indiqué le raisonnement ou la théorie. Du reste, disait-on *en plaidant*, si la contre-épreuve eût encore donné du plomb à l'expert, c'eût été pour lui le plomb normal ou naturellement contenu dans les organes de l'homme, car le même chimiste qui, à la date de son expertise, ne croyait pas au cuivre normal ou constitutionnel, y croit très-fortement aujourd'hui.

Mais par quel procédé d'analyse a-t-on trouvé le plomb dans les organes de Pouchon?

Deux décoctions avaient été faites avec les organes : l'une, au moyen d'eau additionnée d'acide acétique pour rechercher les poisons végétaux ; l'autre, avec l'eau additionnée de potasse pour rechercher les poisons susceptibles d'être reconnus par l'appareil de Marsh.

Après des épreuves négatives relativement aux poisons végétaux, les produits ou extraits de chacune des deux décoctions avaient été incinérés par l'azotate de potasse, et les matières solubles reprises par l'eau avaient été essayées dans l'appareil de Marsh. Les épreuves encore avaient été négatives.

« Une partie du culot provenant de la déflagration de l'extrait du bouillon fut alors, disent les experts, dissoute dans l'eau distillée, et le liquide essayé par divers réactifs.

» L'acide sulfurique donna un précipité blanc abondant.

» L'acide sulfhydrique, un précipité noir. »

De ces précipités toutefois, on ne put retirer de plomb métallique.

« Mais, reprennent les experts, les proportions de plomb devaient être plus considérables dans les matières solides formant les résidus de la décoction : on en carbonisa une partie dans une chaudière en fonte, sans addition d'aucune substance; on mélangea le charbon avec de la potasse, et on opéra une calcination dans un creuset de Hesse. On obtint définitivement de petits globules inaltérables et ductiles, que la flamme du chalumeau convertit en oxyde jaune (caractères du plomb). »

« Mais, est-il écrit dans le Rapport des experts,
» ce résultat décisif pouvait être soumis à quelques
» objections : ainsi les matières dont ce plomb avait
» été extrait avaient subi une longue série d'ex-
» périences pendant la recherche des poisons in-
» connus.

» Pendant l'analyse propre à la constatation des
» alcalis végétaux, il avait été employé du plomb
» (pour précipiter les matières organiques, moyen

» très-défectueux pour le dire en passant) ; *un hasard*
» *malheureux pouvait avoir laissé mélanger des ré-*
» *sidus de cette analyse aux matières qui, plus tard,*
» *serviraient à la recherche des métaux fixes.* »

En conséquence, les experts recommencent leurs opérations sur des matières *vierges*, disent-ils, de toutes manipulations antérieures.

Ils carbonisent dans la chaudière en fonte, et calcinent avec de la potasse dans un creuset de Hesse. Au terme de leurs opérations, ils obtiennent du plomb.

Certes, si la carbonisation avait été faite dans une capsule de porcelaine, si la calcination avait été opérée dans un creuset de même matière avec de la potasse essayée et exempte de plomb, le résultat de l'expertise aurait été à l'abri de toute objection, et pour la recherche du plomb, on pourrait, à la rigueur, agir d'après cette méthode. Mais, en matière d'expertise médico-légale, les quantités de plomb à saisir sont d'ordinaire extrêmement faibles ; il ne faudrait peut-être pas accorder une confiance absolue à un procédé qui implique, dans des vases différents, deux calcinations à haute température. Il nous parait préférable, selon l'expérience que nous en avons acquise, quel que soit le mélange de matières organiques à analyser, de carboniser jusqu'au rouge sombre par l'acide sulfurique, de pulvériser finement le charbon, de l'attaquer par l'acide chloro-azotique ou, de nouveau, par l'acide sulfurique, puis par l'eau, pour essayer, sur le liquide encore acide, les réactifs connus :

L'acide sulfurique ;

L'hydrogène sulfuré ;

Le chromate de potasse, etc. (*Voir* chapitre Ier.)

Ultérieurement, on reprend les précipités obtenus pour opérer la réduction du métal à l'aide du chalumeau, la matière d'essai étant placée dans la cavité d'un charbon avec une petite quantité de potasse. Quelque minime que soit la proportion de plomb, on sera certain, en opérant ainsi, de l'obtenir par lévigation du charbon.

Mais pour le plomb, comme pour le cuivre, surgit encore ici la question fatale du plomb constitutionnel ou naturellement contenu dans le corps de l'homme.

Calciner les matières animales, s'écrie M. Devergie, c'est *mettre à nu* (l'expression lui appartient) le plomb normal. Carboniser même par l'acide azotique avec addition d'un quinzième de chlorate de potasse, selon la méthode de M. Orfila, ce n'est pas se garantir contre cet ennemi caché qui n'attend que l'occasion de se découvrir. Je laisse parler M. Devergie :

« Dans l'espèce, M. Orfila propose de traiter les matières animales, estomac, foie, rate, etc., par l'acide nitrique additionné d'un quinzième de son poids de chlorate de potasse. Dans ce procédé, il y a toujours une portion de matière animale détruite, ce qui met le plomb normal à nu, tandis qu'en brûlant la matière par l'acide azotique seul, on carbonise, on met à nu le plomb de l'empoisonnement et l'on n'attaque pas le plomb normal ; on reprend alors le charbon par l'eau aiguisée d'acide acétique, et on décèle la présence du plomb dans cette liqueur au moyen de l'acide sulfhydrique (1). »

Dans l'opinion de M. Devergie, il n'y a que l'acide azotique qui puisse carboniser suffisamment les matières animales, sans avoir l'inconvénient de *mettre à nu* le plomb normal : l'acide acétique, préconisé par M. Orfila, est impropre à rendre un si bon office.

« Que s'il s'agissait, dit M. Devergie, de recher-
» cher l'acétate de plomb absorbé dans le foie ou
» dans la rate, il est bien probable que le traitement.
» par l'eau aiguisée d'acide acétique, de ces organes
» coupés en morceaux, ainsi que le conseille M. Or-
» fila, ne donnerait presque jamais aucun ré-
» sultat (2). »

Et l'acide sulfurique ? Il serait bon sans doute pour M. Devergie. car c'est parce que M. Danger et moi avons employé cet acide, « *impropre à mettre à nu le cuivre et le plomb constitutionnels,* » que nous n'avons pas retrouvé ces deux poisons dans le corps de l'homme. Mais, dans notre procédé, après l'emploi de l'acide sulfurique, il faut traiter le charbon par l'acide azotique ; autant, sans doute, n'employer que ce dernier acide seul. Si telle est la pensée de M. Devergie, il oublie que l'acide sulfurique détruit beaucoup plus complétement les matières animales que l'acide azotique, qui ne fait que les suroxyder ou les transformer en acides gras, peu ou point pénétrables à l'action des réactifs, à l'action de l'hydrogène sulfuré ou de l'acide sulfurique. Dans notre opinion

---

(1) DEVERGIE, *Médecine légal.*, t. III, p. 640.
(2) DEVERGIE, ouv. cité, t. III, p. 641

même, la présence des matières organiques dans un liquide est un tel obstacle aux réactions chimiques ordinaires, que, malgré le fantôme dont on nous menace, l'apparition du plomb normal, nous persistons à conseiller de porter jusqu'au rouge sombre le charbon obtenu par l'acide sulfurique.

Nous l'avouons d'ailleurs en toute humilité, nous ne comprenons pas comment du charbon réduit en poudre ne cède pas à l'acide acétique un métal, le cuivre ou le plomb, qu'il lui abandonne si facilement, alors qu'il est réduit en cendres.

M. Devergie ne nous a encore expliqué ce phénomène, qu'en nous disant qu'il a lieu. Quant à M. Barse, qui aujourd'hui s'est rangé à l'opinion de MM. Devergie et Orfila, au sujet du cuivre et du plomb constitutionnels, est-ce que, dans l'affaire Pouchon, il ne lui vint pas à l'esprit que le plomb qu'il avait trouvé dans un cadavre par la méthode dite de *calcination*, pouvait être du *plomb normal.*? En 1842, à l'époque du procès Pouchon, M. Barse, *il nous le disait du moins*, ne croyait pas au plomb normal. Je veux lui rendre pleine justice; il ne croyait pas, il ne se laissait pas dire même qu'il fût l'auteur du procédé de carbonisation par l'acide sulfurique, car, on le voit, il ne l'employait pas dans ses expertises médico-légales. Pourquoi donc s'est-il démenti? Il devait s'éclairer à l'école d'un maître, à l'école de M. Orfila. Un philosophe a dit : « Les mauvais princes nuisent plus encore par les exemples qu'ils donnent, que par les fautes qu'ils commettent. »

ARTICLE VI.

DU ZINC, DE L'ÉTAIN, DU BISMUTH, DU CHROME ET DES AUTRES POISONS MÉTALLIQUES.

A mesure que nous avançons dans l'étude des métaux, nous arrivons à des corps dont l'action est de moins en moins meurtrière. Le zinc est un élément toxique moins redoutable que le plomb; l'étain, le bismuth, le chrome sont tout aussi peu, si ce n'est moins dangereux que le zinc. Le fer, enfin, le nickel, l'argent, le platine et l'or, etc., ne doivent plus être comptés au nombre des poisons propres à servir des projets criminels.

Reprendrai-je ici, comme je l'ai fait pour les métaux qui précèdent, l'histoire naturelle, chimique et pharmaceutique du zinc, de l'étain, du bismuth et du chrome? Ce serait, ainsi que je l'ai dit dans le premier volume, vouloir refaire une partie de l'histoire naturelle et de la chimie, et tel ne peut être mon but. Je supposerai donc, dans un ouvrage tout entier d'applications, que le lecteur a des connaissances acquises sur l'histoire chimique des corps que je viens de nommer, et, dans un intérêt tout pratique, je reprendrai seulement les questions suivantes :

1°. Quels sont les effets du zinc, du chrome, du bismuth et de l'étain sur l'économie animale?

21.

2°. À la suite de l'ingestion ou de la pénétration de ces substances dans l'économie, quels sont les moyens d'en prévenir ou d'en combattre les effets?

3°. Quels sont, dans un cas présumé d'empoisonnement par ces métaux, les procédés d'analyse chimique à suivre pour découvrir le corps de délit?

§ I. — *Quels sont les effets du zinc, de l'étain, du bismuth, du chrome, etc., sur l'économie animale?*

Sauf l'action spécifique très-prononcée de certains métaux, tels que l'arsenic, le mercure, le plomb, on peut dire des métaux en général, qu'ils produisent sur l'économie des effets d'ustion ou d'érosions capillaires plus ou moins tranchés. Injections vasculaires, congestions ou turgescences, ulcérations et corrosions, telles sont, en effet, les lésions qu'on observe à la suite de toute application extérieure, ou de toute ingestion à l'intérieur des composés métalliques.

Cependant, selon la nature même ou les propriétés élémentaires des corps inassimilables, il peut, au contact des principes constituants de nos organes, se manifester tels ou tels phénomènes, qui révèlent la cause première, ou l'origine d'un mal que les congestions ou les ulcérations mêmes ne caractérisent pas. Ainsi, par le soufre, qui fait partie intégrante des tissus vivants, par les gaz hydrosulfurés ou hydrosulfurés ammoniacaux, qui se dégagent dans les intestins, tel métal ou composé métallique est converti en sulfure dont la couleur peut être un indice, si ce n'est même un premier signe d'empoisonnement. De même qu'après l'ingestion d'une préparation arsenicale, les mucosités intestinales et les selles peuvent prendre une teinte jaune; de même, après l'ingestion du bismuth, de l'argent, du mercure, du cuivre ou du plomb, elles peuvent devenir noires; après l'ingestion de l'étain, orangées, rougeâtres; après celle d'un composé de chrome, avoir la couleur même de la combinaison ingérée.

L'origine, la marche, la durée de la maladie fourniront de même des révélations importantes.

Les sels de zinc, et spécialement le sulfate qui est employé en médecine, ont un goût styptique et métallique extrêmement prononcé. Il en est de même, à quelques variétés près, des composés de chrome, d'étain et de bismuth.

Toute préparation métallique affecte la gorge, y produit une sorte de resserrement ou de spasme qui provoque la salivation ou l'expectoration.

Toute préparation métallique, à peu d'exceptions près, excite la soif, des nausées, des vomissements, des coliques, un sentiment de chaleur, si ce n'est de brûlure, dans l'estomac et les intestins. A fortes doses, les métaux dont il est ici question, le zinc, l'étain, le bismuth, le chrome, déterminent des flux diarrhéiques ou sanguinolents.

Pour ces métaux, de même que pour ceux qui précèdent, si la dose ingérée a été portée à un maximum toxique, il y a rétention ou suppression d'urine, fièvre avec accélération, résistance ou dépression du pouls, et toute cette série de symptômes qui caractérisent une affection aiguë ou chronique, à caractère grave et irrégulier, dont il importe d'apprécier et de rechercher sévèrement l'origine et les causes.

On devra tenir compte de la nature du composé métallique. Les métaux mêmes et certains oxydes étant complétement insolubles, sont presque inertes. Les expériences de Bayen et de Charlard l'ont montré pour l'étain; celles de Schubart pour l'oxyde de ce métal. Schubart a fait prendre à un chien jusqu'à 16 grammes d'oxyde d'étain sans qu'il en soit résulté d'effets fâcheux; M. Orfila, il est vrai, en portant la dose plus haut encore, est parvenu à faire mourir des animaux, en déterminant *tous les phénomènes de l'inflammation*, dit-il (1); mais à quoi bon porter les expériences jusqu'à ce degré extrême?

Quelques faits seront ici pour le lecteur des enseignements tout pratiques.

Pressée par la soif, une jeune femme but, tout d'un trait, un liquide qu'elle croyait être de la limonade, et qui était une dissolution très-concentrée de sulfate de zinc (2 onces ou 64 grammes pour 125 grammes d'eau). Elle ne s'aperçut de l'erreur qu'à la dernière gorgée qu'elle rejeta rapidement.

Aussitôt *saveur acerbe*, qui, dit l'auteur de l'observation (2), semble rétrécir le gosier, au point de faire appréhender une strangulation.... Quelques instants après, *chaleur brûlante dans la région épigastrique; accablement ou prolapsus profond; visage*

---

(1) ORFILA, *Traité de Toxicologie générale*, 1843, t. II, p. 10.
(2) PARMENTIER.

pâle et défait; extrémités froides, œil éteint, pouls convulsif.

Bientôt survinrent des *vomissements* qu'on favorisa en donnant beaucoup d'eau tiède. Le médecin administra des eaux alcalines, dans le but, dit-il, de neutraliser ou décomposer les parties vitrioliques du sel, puis il prescrivit des émollients, des cataplasmes, des bains, etc.; en assez peu de temps, la malade recouvra pleinement la santé.

Schueler a rapporté l'observation d'un boulanger de Fribourg qui, tourmenté par la soif, but, aussi par mégarde, une boisson dans laquelle sa servante avait mis, sans mauvaise intention, du sulfate de zinc. Quelques instants après, il ressentit *des douleurs dans la région épigastrique et dans tout le bas-ventre,* puis il eut des *vomissements* et des *déjections alvines.* De lui-même, il prit d'abord du beurre et de la crème; puis on lui administra des yeux d'écrevisses (carbonate de chaux), de l'esprit de nitre dulcifié (azotate de chaux), et en assez peu de temps il se rétablit (1).

« J'ai traité, dit Fodéré, un employé des douanes, à qui un pharmacien avait donné intérieurement 30 centigrammes de sulfate de zinc, pour le guérir d'une gonorrhée; il éprouva tous les symptômes de l'empoisonnement et, en particulier, une inflammation du bas-ventre, avec rétraction de l'ombilic, et

(1) Journal général de Médecine, Chirurgie et Pharmacie, etc.
(2) Voyez Christison, etc., p.

colique de miséréré, qui ne cédèrent qu'à des saignées générales et locales répétées, aux boissons copieuses de tisanes émollientes, continuées pendant un mois, aux huiles, aux opiacés et aux bains répétés chaque jour (1). »

Mais, *pour couper une gonorrhée*, le malade n'avait-il pris aucune autre drogue que le sulfate de zinc? Il faudrait alors expliquer la violence du mal par l'idiosyncrasie du sujet, ou croire que Fodéré a exagéré les effets toxiques du sel de zinc, ou que le traitement même a coopéré à retarder la guérison. Toutes ces suppositions sont admissibles.

Voici des observations d'empoisonnement par le zinc, dont l'issue a été fatale.

Trois personnes d'une même famille prirent, dans un repas, une quantité indéterminée de sulfate de zinc qu'un épicier avait vendue pour du sucre en poudre. Elles furent saisies de vomissements violents, et l'une d'elles, enfant de douze ans, succomba en moins de douze heures. Le médecin pensa qu'il avait été suffoqué par suite de la violence des vomissements; il constata, à l'autopsie, *des signes non équivoques d'inflammation à l'estomac, un engorgement très-prononcé des poumons*, et nota particulièrement *l'état fluide du sang* (2).

Le Dr Werres, de Cologne, a rapporté l'observation d'un triple empoisonnement produit par un

---

(1) Fodéré, *Médecine légale*, t. IV, p. 165.

(2) *Materialen für die Staatsarzneikunde*, t. Ier, p. 122. — Christison, *on Poisons*, édit. de 1845, p. 501.

composé de zinc dans une soupe au lait. Une des victimes, enfant de quatre ans, eut des vomissements, puis des convulsions, et mourut en huit heures. A l'ouverture du corps, on trouva une tache de couleur gris-noir, avec injections vasculaires, dans l'estomac (1).

Dans un autre cas suivi de mort, que l'on doit au Dʳ Mertzdorf, voici les lésions pathologiques signalées : estomac, et intestins surtout, contractés ; membrane externe ou séreuse saine ; membrane interne ou muqueuse d'un gris sombre, avec suffusions sanguines de couleur noirâtre en plusieurs points ; membrane interne des intestins grêles parsemée de taches de sang semblables ; le reste du corps sain ou naturel. L'analyse chimique fit découvrir le composé métallique non-seulement dans les matières extraites du tube digestif, mais dans la trame même des membranes de l'estomac et des intestins (2).

Empoisonnement lent ou chronique. — Le Dʳ Nasse, de Berlin, a vu un malade qui, en prenant 20 grains d'oxyde de zinc par jour, avait fini par en avaler 3 247 grains (180 grammes).

Graduellement, il était arrivé à un état de pâleur et d'émaciation extrême ; son intelligence s'était affaiblie ; il avait les extrémités froides, œdémateuses, la peau aride et sèche, le pouls petit, une constipation opiniâtre. Il se rétablit toutefois sous la double influence d'une médication laxative et tonique.

---

(1) CHRISTISON, *on Poisons*, p 502.
(2) CHRISTISON, *id.*, p 502.

Empoisonnement par la peau. — Un enfant de six ans, auquel, pour le guérir d'une affection cutanée, on faisait des lotions sur le cuir chevelu avec une solution de sulfate de zinc, fut pris, peu de temps après, d'un sentiment de brûlure à la tête, douleur qui fut suivie de vomissements, de diarrhée, de convulsions et de mort.

A l'autopsie, on trouva des traces manifestes de congestion au cerveau; et l'événement ayant été l'objet d'un Rapport judiciaire, les médecins émirent l'opinion que la maladie était le résultat d'une répercussion de l'affection cutanée et l'effet d'un afflux sanguin vers le cerveau. On ne songeait point alors à l'absorption (1).

Voici deux exemples d'empoisonnement par les composés d'étain :

Dans la maison d'un fabricant de produits chimiques, la cuisinière prit un jour du chlorure d'étain pour du sel ordinaire, et elle s'en servit pour saler son pot au feu et remplir ses salières. Plusieurs personnes mangèrent du potage, qu'elles trouvèrent mauvais. Le bouilli parut plus mauvais encore, surtout à ceux des convives qui crurent devoir y ajouter du sel puisé dans les salières. Mais le goût même de ce sel fit découvrir la fâcheuse méprise de la cuisinière. Aucun des convives ne fut gravement malade; mais tous ceux qui avaient mangé du potage et du bœuf eurent des *coliques*, sans vomissements toute-

---

(1) *Aufsätze und Beob.*, II, 12. — CHRISTISON, *on Poisons*, édit. de 1845, p. 504.

fois. Un régime adoucissant suffit à dissiper les accidents.

Le *Medical Times* d'octobre 1841 a relaté un cas de suicide que l'on supposa provoqué par le protochlorure d'étain. Les symptômes observés furent des *vomissements*, des *douleurs aiguës dans l'estomac*, la *soif*, l'*anxiété*, l'*insomnie*, la *fréquence* et la *petitesse du pouls*. La mort arriva le troisième jour ; elle fut précédée de *délire*.

A l'autopsie, on trouva l'œsophage *très-rouge*, l'estomac *très-enflammé*, la membrane muqueuse *épaissie*, *injectée* et *molle*.

Empoisonnement par le bismuth. — Un homme sujet à des aigreurs d'estomac (pyrosis) qu'il combattait habituellement avec la crème de tartre et la magnésie, prit un jour, par suite d'une méprise, 8 grammes de magistère de bismuth (sous-nitrate) mêlé à la même quantité de bitartrate de potasse. Aussitôt il éprouve *un sentiment de brûlure à la gorge*, il a des *vomissements noirs*, des *déjections alvines liquides*, et il se plaint de *crampes* et de *froid dans les membres. Le pouls est petit, intermittent, la face pâle, la peau froide*.

Le lendemain, *l'arrière-bouche et la luette sont enflammées, la membrane pituitaire est sèche, le malade est tourmenté tout à la fois par la soif et par une saveur métallique opiniâtre*.

Le troisième jour, *il a le hoquet, la respiration difficile, les mains et la face enflées*: on remarque que, depuis l'invasion des premiers accidents, il y a *suppression de l'urine*.

Le quatrième jour, aux symptômes qui précèdent s'ajoutent *l'enflure et la tension du ventre.*

Le cinquième jour, il y a *salivation ;* le sixième, *délire ;* le septième, *tuméfaction de la langue et gonflement énorme du ventre.* La mort arriva le neuvième jour. Jusqu'à ce terme fatal, la miction urinaire resta supprimée.

A l'ouverture du corps, on trouva que, depuis l'arrière-gorge jusqu'à la dernière extrémité de l'intestin, il était très-peu de points qui ne fussent le siége de lésions pathologiques. Les amygdales, la luette, l'arrière-gorge, l'épiglotte, la membrane interne du larynx étaient gangrenées. L'œsophage était de couleur livide, l'estomac très-rouge, parsemé çà et là de papilles ou pustules d'un rouge plus foncé encore.

Tout le canal intestinal, fortement distendu par des gaz, était de couleur pourpre, avec des points gangrenés çà et là, spécialement vers le rectum. La surface interne du cœur était aussi très-vivement colorée. Les reins et l'encéphale étaient sains (1).

Empoisonnement par le chrome. — L'action toxique du chrome a été étudiée avec soin par le professeur Gmelin de Tubinge. Il résulte des expériences du savant physiologiste, que 1 grain de chromate de potasse injecté dans les veines d'un chien ne produit aucun effet ; que 4 grains déterminent constamment

____

(1) *Bulletin des Sciences médicales,* t. XX, p. 188. — *Heidelberg klinische Annalen.* — *Die Wirkung der Arzneimittal und Gifte,* t. I, p. 416.— Christison, *on Poisons.* 1845, p. 495.

des vomissements et la mort au bout de quelques
jours; que 10 grains font périr immédiatement l'animal, *en paralysant l'action du cœur*, dit le professeur allemand. Introduit sous la peau, le poison a
donné lieu à des effets assez remarquables. Il a déterminé une inflammation de la membrane interne
des voies aériennes, et une sorte de bléphanorrhée
purulente. Un chien, auquel on introduisit sous la
peau du col, 16 grammes de chromate de potasse,
présenta les phénomènes suivants :

Premier jour, faiblesse extrême et dégoût des aliments :

Deuxième jour, vomissements, exsudations puri-
formes du côté des yeux;

Troisième jour, paralysie des membres posté-
rieurs;

Quatrième jour, respiration pénible, difficulté à
avaler;

Sixième jour, mort.

La plaie n'était pas très-enflammée; mais le larynx et les bronches, jusque dans leurs dernières
ramifications, contenaient des fragments de matière
fibrineuse. Les narines étaient remplies de matières
semblables, et la conjonctive oculaire était couverte
de mucus.

Un autre animal, empoisonné également par la
peau, eut une éruption sur le dos, et ses poils tom-
bèrent.

On n'a pas eu de fréquentes occasions d'observer
les effets des sels de chrome sur l'homme.

Le D' Schindler, de Greisenberg, a rapporté le

cas suivant d'un empoisonnement par le bichromate
de potasse. Un teinturier ayant avalé une solution
de ce sel, on lui administra immédiatement, en vue
de provoquer des vomissements, et de l'eau chaude
et de l'huile. Il en résulta un mieux apparent, et la
nuit même qui suivit se passa bien. Mais, le lendemain matin, le malheureux teinturier se sentait extrêmement faible, et il accusait par instants des douleurs aiguës dans la région des reins; la miction
urinaire ne se faisait point, et il était survenu du
dévoiement. La seconde nuit fut mauvaise; la faiblesse devint de l'épuisement, et la mort eut lieu
cinquante-quatre heures après l'ingestion du poison.

A l'autopsie, on trouva l'estomac sain, les intestins enflammés, les reins gorgés de sang et comme
marbrés de taches rouges et noires, la vessie vide.

M. Wilson, de Leeds, a rapporté l'observation
d'un vieillard qui prit ce même poison le soir, et
qui fut trouvé mort douze heures après, sans avoir
eu ni vomissements, ni déjections alvines, ni convulsions. Sur le cadavre, on ne constata pas d'autre
lésion qu'une certaine coloration de la membrane
interne de l'estomac, qui contenait un fluide noir
comme de l'encre, et dans lequel on retrouva une
assez grande quantité de bichromate de potasse.

Le Dr Duncan, de Glascow, a constaté que les ouvriers teinturiers qui trempent journellement leurs
mains dans des dissolutions de bichromate de potasse, sont atteints, sur cette partie, de plaies ou d'ulcères qui se creusent de jour en jour et, quelquefois,
jusqu'à une grande profondeur.

§ II. — *Quels sont les moyens de prévenir ou de combattre les effets toxiques du zinc, de l'étain, du bismuth, du chrome, etc.?*

Je l'ai déjà dit, il n'existe que des neutralisants chimiques et pas de contre-poisons, dans le sens vulgaire attaché à ce mot. Nous n'avons pas trouvé d'antidote contre l'arsenic; nous n'en possédons pas davantage contre le zinc, l'étain, le chrome, etc. Mais ce n'est pas par leurs bases exclusivement qu'agissent les composés métalliques. On a vu que, par eux-mêmes, les métaux étaient le plus souvent des corps inertes. En raison du corps élémentaire ou de l'acide avec lequel le métal est combiné, il y a donc ou il peut y avoir des indications spéciales à remplir. Ainsi, dans un des cas rapportés plus haut d'un empoisonnement par le sulfate de zinc, on a vu les bons effets obtenus par l'action du nitre dulcifié, des yeux d'écrevisse (carbonate de chaux) employés, dit l'auteur de l'observation, pour décomposer les vapeurs vitrioliques (*voir* p. 327). Modifiez ces expressions, dites que le sel de chaux a eu pour effet de saturer l'acide sulfurique du sulfate de zinc, et vous vous serez rendu compte de l'action utile, neutralisante, de la chaux au contact d'un acide tel que l'acide sulfurique. Dans des cas analogues, il faut donc non moins se préoccuper de l'action de l'acide que de celle de la base, ou du métal proprement dit. Sous ce rapport, la thérapeutique toxicologique cesse d'être impuissante : et pour d'utiles applications.

il n'est besoin que de bien connaître quels sont les neutralisants des bases et des acides réciproquement.

Les métaux ci-dessus nommés, ou leurs composés, donnent lieu à des lésions pathologiques qu'on assimile à celles des inflammations. Est-ce à dire qu'il faudra opposer aux agents toxiques les antiphlogistiques, les saignées, les sangsues, etc.? Je me suis déjà prononcé sur ce sujet. Il ne faut pas s'en laisser imposer par des apparences. Les poisons en général, les poisons métalliques en particulier, agissent en portant une atteinte profonde à la vitalité, en mettant obstacle à l'accomplissement de toutes les fonctions organiques. Les évacuations sanguines soustrairont-elles le poison? Non. Augmenteront-elles la résistance vitale? Non. Détruiront-elles la perturbation portée dans l'organisme? Le plus souvent, non. Sauf les exceptions donc, sauf les cas où il faut remédier à des effets de congestion, d'afflux violent du sang vers un organe essentiel, les évacuations sanguines ne me paraissent pas sûrement indiquées contre les empoisonnements. Loin de là, elles peuvent être très-pernicieuses, en enlevant des forces dont le malade aura besoin, pour résister à des agents dont l'action débilitante est aggravée sans cesse par les apports de l'absorption.

Contradictoirement, devra-t-on recourir exclusivement aux stimulants ou hypersthénisants? Contre l'asthénie, sans nul doute. Mais il ne faut pas oublier que les médicaments auxquels on attribue de si hautes vertus, ne luttent pas contre la cause même du mal. C'est le cas de dire ici, l'asthénie n'est pas

essentielle, elle est produite par une matière ; c'est
à évacuer cette matière, c'est à la neutraliser ou à la
rendre inerte, que doivent surtout tendre tous les
efforts du médecin.

D'une part, les vomitifs et les évacuants ; de
l'autre, les mucilagineux, les coagulants, les léni-
tifs, voilà donc les médicaments réellement actifs à
prescrire. Il n'est pas à s'appesantir ici sur les détails, ce serait trop me répéter. Je dois renvoyer au
tableau où j'ai présenté, en regard, les poisons et les
remèdes à opposer à leur action (t. Ier, chap. IV).

§ III. — *Quels sont, dans un cas d'empoisonnement par le zinc, par l'étain, etc., les procédés
d'analyse chimique à suivre pour découvrir la
matière toxique ?*

Rien de plus simple que la recherche d'un métal
fixe dans les matières organiques. Règle générale :
Il faut détruire ces matières par le feu, agir sur le
charbon, préalablement réduit en poudre, par un
acide qui ait la propriété de transformer le métal ou
ses oxydes en composé soluble, reprendre ce composé soluble par l'eau distillée, et agir sur la solution
par les réactifs propres à caractériser le corps élémentaire cherché.

Voici les caractères chimiques des composés de
zinc, d'étain, de bismuth et de chrome.

Caractères des composés solubles de zinc.

Les sels de zinc sont précipités en blanc (oxyde
de zinc) par les alcalis (soude, potasse, ammonia-

que). Le précipité se redissout dans un excès de réactif.

Ils sont de même précipités en blanc (carbonate de zinc) par les carbonates alcalins, par le prussiate de potasse, les phosphates et les arséniates alcalins.

Ils ne sont pas précipités (caractère négatif important) par l'hydrogène sulfuré; mais ils sont précipités en blanc par les hydrosulfates alcalins.

L'oxyde de zinc, qui est d'un *blanc de neige* (on lui donne ce nom dans le commerce), prend une teinte jaune quand on le chauffe, et redevient blanc par le refroidissement.

Ce caractère est précieux pour le toxicologiste; il peut servir à caractériser un précipité sur la nature duquel il reste des doutes.

On réduira le zinc à l'état métallique, en chauffant l'oxyde dans un petit tube, au milieu d'un courant de gaz hydrogène (voir *Pl. II, fig.* 1, et t. II, p. 70).

Caractères des composés solubles d'étain.

L'étain donne deux ordres de composés solubles : les uns, dans lesquels l'étain, à l'état de protoxyde (SnO), joue le rôle de base; les autres, dans lesquels l'étain, à l'état d'acide stannique (SnO^2), joue, au contraire, le rôle d'acide.

Les protosels d'étain rougissent le papier bleu de tournesol.

Ils sont précipités :

Par l'eau, en sous-sels blancs;

Par la soude et la potasse caustiques, à l'état de

protoxyde blanc (protoxyde d'étain) : un excès de réactif redissout le précipité ; par l'ébullition, le protoxyde se sépare à l'état de poudre noire ;

Par l'ammoniaque, en blanc, mais sans qu'un excès de cette base puisse redissoudre le précipité ;

Par les carbonates alcalins, en blanc (carbonate d'étain), mais sans redissolution du précipité par un excès de sel : si l'on chauffe la liqueur jusqu'à l'ébullition, le précipité blanc noircit ;

Par l'hydrogène sulfuré, en brun foncé (sulfure d'étain) :

Par les hydrosulfates alcalins, en blanc sale, qui se redissout dans un excès de réactif ;

Par le prussiate de potasse, en blanc ;

Par le chlorure d'or, en rouge pourpre, si les dissolutions salines sont étendues ; en rouge brun, si les dissolutions sont concentrées.

Ils sont réduits par le fer ou le zinc, qui précipitent l'étain métallique sous forme de petites paillettes cristallines, susceptibles de s'aplatir et de s'étendre (malléabilité) sous la pression d'un petit pilon d'agate.

Les composés solubles d'étain de la seconde série ont une forte réaction acide :

Par l'eau, ils sont décomposés : le précipité est l'acide stannique hydraté ;

Par la potasse, la soude et l'ammoniaque, ils sont précipités en blanc : le précipité est soluble dans un excès de réactif, mais il ne passe pas au noir quand on le fait bouillir dans la liqueur ;

Par les carbonates alcalins, il y a dégagement d'acide carbonique et précipité blanc, qui ne se redissout pas dans un excès de réactif, et qui ne brunit pas par l'ébullition;

Par le prussiate de potasse, il y a précipité blanc, mais qui demande du temps pour se former;

Par l'acide sulfhydrique, précipité jaune orangé;

Par les sulfhydrates alcalins, précipité semblable, mais qui se redissout dans un excès de réactif;

Par le chlorure d'or, il n'y a pas de précipité, ce qui distingue les protosels d'étain des deutosels.

Le fer et le zinc réduisent le métal.

Caractères des composés solubles de bismuth.

Les composés solubles de bismuth ont plusieurs caractères communs avec les sels d'étain :

Ainsi, par l'eau, ils sont précipités en sous-sels blancs;

Par les alcalis et les carbonates alcalins, ils sont précipités en blanc, le précipité restant insoluble pourtant dans un excès de réactif.

Mais, par l'hydrogène sulfuré et les hydrosulfates, ils sont précipités en noir, et le précipité ne se redissout pas dans un excès de réactif.

Par le fer, le zinc et le cuivre, ils sont réduits sous forme de poudre noire qui, au chalumeau, fond facilement sur le charbon, en donnant un globule métallique cassant, lequel, après le refroidissement, devient, sous le pilon d'agate, une poussière rose caractéristique.

Pour la recherche du chrome mélangé à des matières organiques, on devrait se proposer de transformer le métal en chromate alcalin ou chromate de potasse, en opérant la calcination en présence de cet alcali. On agirait ensuite sur le charbon par l'eau, et l'on obtiendrait ainsi un chromate, facile à reconnaître à ses caractères chimiques.

La dissolution de ce sel précipiterait en jaune par un sel soluble de plomb, tel que l'acétate (chromate de plomb).

Le précipité traité au chalumeau, dans un bain de borax ou avec le phosphate de soude, donnerait un résidu vert d'oxyde de chrome (voir *Essai des matières au chalumeau*, t. Ier, tableau n° 1).

On remarquera que je n'ai point rangé parmi les poisons, plusieurs métaux dont les composés sont réputés posséder des propriétés toxiques : ainsi, l'argent, l'or et le fer; je n'ignore pas que le nitrate d'argent, par exemple, passe pour être un poison, et il m'est particulièrement connu qu'un chirurgien habile eut le malheur, en cautérisant l'arrière-gorge d'un enfant avec la pierre infernale, de voir le caustique s'échapper de ses mains et tomber dans l'estomac de l'enfant qui en mourut. Mais était-ce là un empoisonnement? Était-ce le métal, l'argent, qui avait agi comme un corps toxique? Non, c'était l'acide nitrique qui avait cautérisé, brûlé l'estomac et, par suite, produit la mort. En tel cas cependant, si le chirurgien eût été chimiste, s'il eût su que le sel d'argent pouvait être décomposé, neutralisé par le sel marin ou chlorure de sodium, il eût peut-être sauvé la victime. De l'eau salée, en effet, avalée immédiatement, eût transformé le nitrate d'argent en chlorure d'argent, corps insoluble, et en nitrate de soude, sel à peu près inoffensif.

M. Orfila a eu le regret de n'avoir pas classé le fer parmi les poisons. Récemment il a écrit, dans les *Annales d'hygiène* (1), un article très-développé pour suppléer sur ce point au silence de ses livres. Il y rapporte les trois faits suivants :

PREMIER FAIT. *Affaire jugée par la Cour d'assises de la Seine, le 11 septembre 1848.* — D..., garçon boulanger, est inculpé de tentative d'empoisonnement sur sa femme ; celle-ci, après avoir pris du sulfate de fer, éprouve des vomissements, des évacuations alvines abondantes et noires, et est en proie à tous les accidents de l'empoisonnement, à ce point que le Dr Grenier l'a crue en danger de mort. Heureusement les symptômes sont conjurés, et la malade guérit. Interrogé sur le motif qui avait pu le porter à donner à sa femme du sulfate de fer, l'inculpé répond *qu'il savait que ce n'était pas bon, que ce n'était pas ce qu'il voulait, mais que ce n'était pas pour faire du bien à sa femme ; qu'il savait que cela brûlait, et qu'il se doutait que cela ne devait pas faire du bien au corps.*

Mis hors de cause pour le crime d'empoisonnement, le prévenu fut déclaré coupable et condamné à cinq années d'emprisonnement et à 16 francs d'amende, *pour avoir occasionné à sa femme une maladie, en lui administrant volontairement une sub-*

____

(1) Octobre 1851, t. XLVI, p. 337.

stance qui, SANS ÊTRE DE NATURE A DONNER LA MORT, est nuisible à la santé (art. 317 du Code pénal).

DEUXIÈME FAIT. *Affaire jugée par la Cour d'assises de l'Aveyron, en mai 1850.* — Matet est trouvé mort dans son lit, après s'être plaint d'une douleur au côté Outre quelques lésions dans le tube digestif, on remarqua une adhérence de la plèvre et un ramollissement d'une partie de poumon. M. le Dr Ancessy, et M. Limouzin-Lamothe, pharmacien à Saint-Affrique, chargés, par le ministère public, de procéder à l'analyse des matières suspectes, conclurent :

1° Que l'estomac et les intestins contenaient du sulfate de fer; 2° que ce sel ne pouvait provenir, du moins en totalité, du fer normal que les poumons avaient fourni en infiniment moindre quantité; 3° que les matières fécales renfermaient du sulfate de fer; 4° que les substances vomies en contenaient aussi; 5° qu'il y en avait également dans le pain et dans le liquide que le malade avait bu; 6° que le sulfate de fer avait été ingéré pendant la vie.

Ils ajoutèrent que si le sel avait été donné avant la maladie, en quantité notable, il avait pu occasionner des désordres graves dans l'économie animale; que, s'il avait été administré, durant la maladie, en quantité considérable, il avait pu non-seulement l'aggraver, mais peut-être même déterminer une mort beaucoup plus prompte, et que, dans l'espèce, il était impossible de préciser à quelle époque et à quelle dose le sulfate de fer avait été ingéré

Rose Matet, déclarée coupable d'avoir empoisonné son mari, fut condamnée à la peine de mort

TROISIÈME FAIT. *Affaire Vivien jugée par la Cour d'assises de la Loire-Inférieure, le 12 juin 1851.*— La nommée Marie Bureau, femme Vivien, âgée de vingt-sept ans, née à Belligné, journalière, demeurant à Ancenis, est accusée d'avoir attenté à la vie de sa fille, enfant d'un an, en lui faisant prendre des substances pouvant donner la mort.

Voici le résumé de l'acte d'accusation en ce qui touche l'empoisonnement : La femme Vivien administra à sa fille 5o *grammes* environ de sulfate de fer dans une infusion de pulmonaire et de têtes de pavots. L'enfant poussa des cris, eut des déjections et des vomissements de couleur noire, et ne tarda pas à succomber. Le 11 janvier, on l'avait vue gaie et bien portante; le 13 au soir, elle était morte.

A l'instant de la mort, on remarqua que l'enfant avait un peu d'écume à la bouche, qu'un liquide noir s'écoulait des lèvres qui en étaient tachées. Il fut constaté, en outre, que les vêtements conservaient, même après avoir été lavés, des taches de rouille produites par les vomissements. La chemise était tellement tachée, que sa mère crut devoir la jeter à la Loire.

Sur les perquisitions de la justice, le corps de l'enfant fut exhumé dix jours après la sépulture. Le médecin chargé de l'autopsie constata, dans son Rapport, que les vaisseaux du cerveau, le cœur étaient gorgés d'un sang noir; que l'estomac était plein d'une substance liquide d'un blanc verdâtre; que la même substance se retrouvait dans plusieurs parties du corps. Il déclara, dans ses conclusions, que de la nature des désordres signalés résultait pour lui la conviction que l'enfant avait succombé dans un état apoplectique des plus prononcés, soit que cet état se fût développé spontanément sous l'influence des cris arrachés par une douleur dont il ignore la cause, soit par le fait de l'introduction dans l'estomac de substances narcotiques, dernière hypothèse qu'il n'admettait, qu'autant qu'une analyse chimique viendrait à rencontrer des éléments toxiques de cette nature dans les matières suspectes.

Les Rapports des experts chimistes constatèrent la présence du fer dans les liquides extraits du duodénum, dans les taches dont étaient imprégnés les vêtements de l'enfant, etc. Au domicile même de la femme Vivien, on retrouva 50 grammes de couperose verte, et la personne qui lui avait fourni cette substance déclara lui en avoir remis 100 grammes, moyennant le prix de dix centimes. La femme Vivien fut condamnée aux travaux forcés à perpétuité.

M. Orfila s'est livré à de longues discussions pour chercher à montrer que les composés de fer sont des poisons, au même titre que les autres composés métalliques; il a dit, en dernière conclusion, que *les effets délétères du sulfate de fer devaient surtout être attribués à son action sur les organes les plus essentiels à la vie.* N'est-ce pas aller un peu loin? N'est-ce pas attribuer à un corps innocent, à une base tout à fait inerte, le fer, ce qui appartient bien plutôt à une combinaison dans laquelle entre un acide aussi violent que l'acide sulfurique? Je le crois, quant à moi, et je ne me sens pas autorisé, même par les faits sur lesquels s'est appuyé M. Orfila, à classer, comme poison, le fer à côté du cuivre et de l'arsenic.

M. Orfila, par l'opinion qu'il a embrassée, s'est trouvé conduit à donner des préceptes pour distinguer, dans les cas d'expertises juridiques, le fer normal du fer d'empoisonnement. Ses raisonnements sont les mêmes que lorsqu'il s'agit de l'arsenic. Le fer d'empoisonnement est soluble; le fer normal ne l'est pas. Mais faut-il réellement s'arrêter à de si petits débats? Dans les cas où un attentat serait commis avec un composé de fer, le corps de délit ne serait-il pas, et toujours, facilement saisissable par le moins expérimenté des chimistes? Dans un livre, il est des choses qu'il ne faut pas même songer à dire, tant elles sont dans l'esprit, tant elles tombent sous le sens de tous.

SECTION DEUXIÈME.

DES POISONS MÉTALLOIDES.

Dans la classe des métalloïdes, les corps qui, à l'état de corps simples, doivent être rangés parmi les poisons, sont le chlore, l'iode, le brome et le phosphore.

ARTICLE PREMIER.

DU CHLORE.

1. — *Histoire chimique et pharmaceutique du chlore.*

Le chlore est un produit de l'art. Il a été découvert par Schéele, en 1774. Ce chimiste l'isola en traitant un minerai de manganèse par l'acide muriatique ou acide chlorhydrique. Il le considéra comme de l'acide muriatique privé de phlogistique, et le nomma *acide marin déphlogistiqué.* Quelques années plus tard, la théorie du phlogistique (*voir* Introduction) ayant fait place à la théorie de Lavoisier, on vit dans le chlore un composé d'acide muriatique et d'oxygène, et on le désigna sous le nom d'*acide muriatique oxygéné* ou de *gaz oxi-muriatique.* Plus tard encore, les travaux des chimistes venant à montrer que le gaz dit *oxi-muriatique* ne contenait pas d'oxygène, on le tint pour un corps simple, et on lui donna le nom de *chlore*, qu'il a définitivement conservé.

Propriétés physiques et chimiques. — Ainsi nommé à cause de sa couleur ($\chi\lambda\omega\rho\grave{o}\varsigma$, vert pâle), le chlore est un gaz jaune-verdâtre, d'une odeur piquante et suffocante, plus lourd que l'air atmosphérique. Sa densité est 2,44, c'est-à-dire deux fois et demie environ celle de ce gaz.

Il est impropre à la combustion : une bougie allumée qu'on plonge dans une éprouvette remplie de chlore, s'y éteint immédiatement.

Il est soluble dans l'eau. Cette dissolution est en usage dans les laboratoires et dans l'industrie. Elle a la même couleur que le gaz. A une basse température, elle laisse déposer des cristaux qui sont un hydrate de chlore (Cl, 10 HO). Sous l'influence de la lumière, elle se décolore, le chlore absorbant de l'hydrogène et se convertissant ainsi en acide chlorhydrique. Cette décomposition, toutefois, n'a lieu que sous l'influence de certains rayons lumineux, les rayons violets. On peut conserver une dissolution de chlore, et même un mélange de chlore et d'hydrogène gazeux, dans des verres colorés en jaune, en rouge ou en vert, absolument comme dans des vases recouverts de papiers noirs ou complétement abrités de la lumière.

Chauffés, à 33 degrés, dans un tube fermé aux deux bouts, les cristaux d'hydrate de chlore se liquéfient

il se forme dans le tube deux couches de liquide, dont
la plus inférieure et la plus dense est du chlore liquide. On peut, de même, liquéfier le chlore gazeux
en le soumettant à un froid intense, — 68 degrés :
double expérience qui prouve que ce corps n'est pas
un gaz permanent comme l'air atmosphérique.

Le chlore et la plupart de ses composés seront reconnus, par le médecin toxicologiste, à deux caractères essentiels et éminemment sensibles :

1°. Ils donnent, avec l'azotate d'argent, un précipité blanc, floconneux, caséiforme (*caillebotté*) qui
est insoluble dans l'eau, à peine soluble dans les
acides, mais très-soluble dans l'ammoniaque. Ce
précipité se colore en violet sous l'influence de la
lumière, et se dissout facilement dans les hyposul-
fites alcalins.

2°. Il suffit d'une trace de chlore pour colorer en
violet, ou en bleu, un papier amidonné, imprégné
d'iodure de potassium.

Le chlore, en outre, décolore l'indigo, et, en général, toutes les matières colorantes, le tournesol, le curcuma, l'encre ordinaire, etc.

Les chlorures sont décomposés par l'acide sulfurique, et le résultat de cette décomposition est un dégagement d'acide chlorhydrique fumant à l'air, et
surtout en présence de l'ammoniaque; si l'on ajoute
au mélange du peroxyde de manganèse, c'est du
chlore, gaz d'un jaune verdâtre et très-suffocant, qui
se dégage.

Au contact de l'acide azotique, les composés chlorés donnent de l'eau régale caractérisée par la propriété de dissoudre l'or.

Le chlore, par la propriété qu'il a de décomposer l'eau en s'emparant de son hydrogène, agit comme un oxydant énergique

En présence du chlore, l'acide sulfureux est immédiatement transformé en acide sulfurique :

$$SO^2 + Cl + HO = HCl + SO^3.$$

On prépare le chlore :

1°. En décomposant l'acide chlorhydrique par le peroxyde de manganèse. On a :

$$MnO^2 + 2HCl = MnCl + 2HO + Cl.$$

2°. En décomposant le chlorure de sodium ou sel marin par le peroxyde de manganèse et l'acide sulfurique.

Voici comment se produit la réaction :

$$NaCl + SO^3, HO = NaO, SO^3 + HCl,$$

réaction qui, rentrant dans la première, donne
finalement

$$Na\,Cl + Mn\,O^2 + 2\,SO^3,\ HO = Na\,O,\ SO^3$$
$$+ Mn\,O,\ SO^3 + Cl + 2\,HO\ (1).$$

Le chlore, depuis Berthollet, est appliqué en
grand au blanchiment des étoffes et du papier, etc. ;
on l'emploie à l'état de *chlorures* ou *hypochlorites*,
dits *décolorants*.

L'hypochlorite de soude porte vulgairement le
nom d'*eau de Javelle*, du nom de la fabrique où ce
produit fut préparé en grand pour la première
fois.

En médecine, le chlore n'est plus guère employé
que comme moyen de détruire les miasmes et de dé-
sinfecter l'air. On a renoncé à l'employer en fumigations et en bains.

II. — *Effets du chlore sur l'économie animale.
Applications physiologiques, thérapeutiques et
médico-légales.*

Le chlore est réputé un irritant violent ; mais, en
outre, soit qu'il pénètre dans les fluides de l'économie à l'état de chlore ou à l'état d'acide hydro-

---

(1) Dans une opération de laboratoire, voici les proportions à
employer :

Chlorure de sodium........	4 parties ;
Peroxyde de manganèse...	1 partie ;
Acide sulfurique	2 parties.

chlorique, en produisant une décomposition préalable de l'eau, il a pour effet essentiel de coaguler
l'albumine du sang et, par conséquent, de mettre
obstacle aux actions de composition et de décomposition physiologiques qui entretiennent la vie. Sous
ce dernier rapport, il rentre donc dans la classe des
poisons, tels que nous les avons définis, et dont on
doit retrouver la trace dans les tissus organiques
après la mort.

Le Dr Wallace, qui a fait une étude attentive du
chlore employé en fumigations dans certaines maladies, décrit ainsi les effets de ce gaz sur l'économie :
« Placé dans un appareil à fumigations, l'individu
exposé à l'action du chlore suffisamment mêlé à de
l'air et à de la vapeur d'eau, sous une température de
100 degrés Farenheit (43 degrés centigrades),
éprouve, au bout de dix à douze minutes, dans divers points de la peau, une sensation comparable à la
piqûre de très-petits insectes. Ce prurit est accom-
pagné de sueur, et à cette transpiration plus abondante que celle qui serait provoquée par une température égale, ou par une fumigation de vapeurs
aqueuses, succède une éruption de petites vésicules.
Si l'on fait arriver directement la vapeur chlorée sur
un point circonscrit, la peau prend bientôt, en cet
endroit, une couleur rouge de plus en plus intense ;
elle devient chaude, douloureuse, se tuméfie et se
soulève. Cet état persiste, et, au bout de quelques
jours, il y a desquamation de l'épiderme ; enfin, on
retrouve la série des phénomènes qui se développent
dans l'érésipèle. En outre, on a souvent remarqué,

lorsque les fumigations ont été répétées, un accrois-
sement notable dans les forces digestives, la constipation et la décoloration des matières fécales (1).

Les expériences faites sur les animaux, par Nysten
et Hébréart, et, après eux, par d'autres physiologistes, ont montré qu'à l'état gazeux, le chlore,
inhalé par les bronches, amenait la suffocation ; qu'à
l'état liquide, introduit dans l'estomac ou dans les
veines, même en petite quantité, il déterminait tous
les effets d'une irritation et d'une inflammation violente.

M. Christison a rapporté le fait suivant :

Un jeune homme, qui voulait expérimenter l'action du chlore, eut à peine respiré ce gaz en dissolution, qu'il fut saisi d'une irritation violente à l'épiglotte, dans la trachée et dans les bronches. Il fut
pris de toux, d'un sentiment de tension et de pression dans la poitrine, de difficulté à avaler, à respirer et même à articuler. Il eut des éternuments
douloureux, et rendit par les narines et par la bouche des mucosités assez abondantes.

L'irritation alla jusqu'à produire un gonflement
de la face avec rougeur et saillie des yeux. L'ammoniaque ne lui fut d'aucun secours ; mais il reçut un
très-singulier soulagement, au contraire (*singular
relief*), en respirant avec précaution de l'hydrogène

____

(1) *Archives générales de Médecine*, 1824, t. V, p. 118. — ORFILA,
Toxicologie, 1843, t. Ier, p. 70. — DEVERGIE, *Médecine légale*, t. III,
p. 65.

sulfuré. Il était à peu près rétabli au bout d'une heure et demie.

Bien, dit M. Christison, que le chlore soit très-irritant pour qui n'est point préparé à son action, on peut, par un effet de l'habitude, respirer impunément une atmosphère assez fortement chargée de ce gaz (1). J'ai entendu dire à un chimiste, manufacturier de Belfast, que ses ouvriers pouvaient travailler sans interruption dans une atmosphère de chlore, qu'il ne pouvait pas supporter lui-même plus de quelques minutes; les seuls effets qu'ils éprouvassent d'un travail continu étaient des renvois acides ou des douleurs d'estomac, qu'ils guérissaient ou prévenaient même en prenant du carbonate de chaux. Ce fabricant avait observé que ses ouvriers n'acquéraient jamais d'embonpoint, et que les hommes, qui entraient replets dans sa fabrique, étaient bientôt ramenés à un embonpoint ordinaire. Cependant, ajoute le toxicologiste anglais, un tel métier n'a rien de pernicieux, car plusieurs des ouvriers en question sont parvenus à un âge avancé. Un d'entre eux, qui vécut jusqu'à l'âge de quatre-vingts ans, avait passé quarante ans dans la fabrique. J'ai vu, dans la manufacture de M. Tenant, à Glascow, un ouvrier parfaitement bien portant qui y travaillait depuis quarante ans. Il est digne de remarque que, durant l'épidémie de fièvres qui ravagea l'Irlande, de

____

(1) Christison, *on Poisons*, p. 803, édit. de 1845. — *Zeitschrift für die Staatsarneikunde*, t. XVII, p. 383.

1816 à 1819, aucun employé de la fabrique de Belfast ne fut atteint de la maladie régnante.

D'après les effets que produit le chlore sur l'économie vivante, on peut juger des altérations qu'il doit laisser sur le cadavre. Ce sont celles de l'inflammation proprement dite, auxquelles peut-être s'ajoutera une altération du sang. N'ai-je pas dit plus haut que, chez les phthisiques, auxquels avait été administré le chlore, graduellement et à petites doses, sans doute, on avait observé la décoloration des matières fécales? Cette décoloration ne pourrait-elle pas atteindre jusqu'aux tissus avec lesquels le chlore aurait été en contact?

L'observation rapportée par M. Christison contredit l'opinion commune, que l'ammoniaque est l'antidote du chlore. Est-il beaucoup plus sûr de lui préférer l'hydrogène sulfuré? Ce gaz, dans tous les cas, ne devrait être employé qu'avec précaution, parce qu'il est lui-même un poison assez redoutable. Un moyen sans danger et certainement efficace, c'est l'albumine ou blanc d'œuf, qui a la propriété de neutraliser le chlore, et de former avec lui un composé inerte et insoluble. Aux effets d'irritation et d'inflammation, il faudrait opposer la médication antiphlogistique.

Dans un cas supposé d'empoisonnement par le chlore, comment reconnaître et constater la présence de ce corps, soit dans une liqueur, soit dans des tissus organiques?

1°. Par son odeur;

2°. Par la propriété qu'il possède de décolorer

23.

l'indigo et, en général, les matières végétales colorées;

3°. Par le dégagement de vapeurs blanches qu'il produit (acide chlorhydrique) au contact de l'acide sulfurique;

4°. Par la coloration bleue qu'il détermine au contact de l'iodure de potassium amidonné;

5°. Enfin, par le précipité blanc caillebotté, insoluble dans l'eau et dans les acides, et soluble dans l'ammoniaque, que produisent les composés chlorés au contact de l'azotate d'argent.

L'expert chimiste ne peut ignorer ces caractères, et il lui sera impossible de se méprendre sur la question subsidiaire qui pourra se présenter, savoir si le chlore dont il a constaté la présence était du chlore libre, ou combiné, à l'état de chlorure, avec une base quelconque. Nous reviendrons, d'ailleurs, sur ce point à l'article des Hypochlorites alcalins. (*Voir* section des Alcalis.)

ARTICLE II.

DE L'IODE.

1. — *Histoire naturelle, chimique et pharmaceutique de l'iode.*

L'iode, qui a pris de nos jours une grande importance en médecine, est bien plutôt un médicament précieux qu'un poison énergique.

On ne le trouve pas à l'état pur dans la nature. Il existe, uni au sodium ou à la soude, dans les eaux de la mer; dans diverses plantes marines, telles que les fucus et les varechs; dans les éponges; dans les viscères de certains poissons (foies de morue); dans les eaux de certaines sources et, d'après des analyses récentes, jusque dans l'atmosphère même.

Dans le règne minéral, on l'a signalé dans certaines mines à l'état d'iodure de plomb ou d'argent, ainsi que dans certaines houillères, telles que celles de Commentry et de Silésie.

Propriétés physiques et chimiques. — A l'état pur, l'iode est solide, d'un gris foncé avec éclat métallique. Son odeur rappelle celle du chlore ou du brome, mais elle a pourtant quelque chose de caractéristique. Agité dans un vase, tel qu'un ballon à long col, il y répand des vapeurs violettes, intenses et caractéristiques. De là lui vient son nom, du mot *iodès*, violet. Il jaunit la peau; mais cette couleur disparaît rapidement, surtout si on lave la tache avec de l'alcool ou de l'eau alcaline.

Si l'iode donne des vapeurs à la température ordinaire, à plus forte raison en produit-il à une température élevée. Au-dessus de 100 degrés, ce corps fond et se volatilise complétement.

L'eau ne dissout qu'une petite quantité d'iode, $\frac{1}{7000}$ environ (eau iodée); l'alcool, au contraire, le dissout facilement (alcool iodé, teinture d'iode), et l'eau le précipite de cette dissolution.

Caractère essentiel, l'iode produit, avec l'amidon, une coloration bleue extrêmement sensible. L'iodure d'amidon ainsi formé perd sa couleur à la température de 70 à 80 degrés, et la reprend par le refroidissement.

Pour déterminer la présence de l'iode, il suffit donc, et de rendre manifeste cette coloration, et de faire passer l'iode à l'état de vapeurs violettes, dont l'odeur et l'action sur la peau sont aussi très-caractéristiques.

En général, c'est à l'état d'iodure de potassium qu'on amène l'iode pour le soumettre aux premières épreuves des réactifs. Or, dans une dissolution de cet iodure, il suffit de plonger un papier amidonné ou quelques atomes d'amidon ou de fécule cuite, et d'ajouter une goutte d'acide azotique ou de chlore, pour voir apparaître la belle coloration bleue de l'iodure d'amidon. Dans cette épreuve, les acides ou le chlore ont pour effet de s'emparer de la potasse, de mettre à nu de l'iode qui se combine instantanément avec l'amidon et le colore. On verra plus loin que cette reaction est propre à faire reconnaître les moindres traces d'iode mêlé à des matières animales.

On prépare l'iode en décomposant l'iodure de potassium, au moyen du peroxyde de manganèse et de l'acide sulfurique :

$$2 SO^3, HO + KI + Mn O^2 = KO, SO^3 + Mn SO^3$$
$$+ 2 HO + I.$$

Composés iodés. — Les composés iodés qu'il nous importe de connaître comme étant d'un emploi journalier en médecine, sont l'iodure de potassium, l'iodure de fer, l'iodure de mercure, l'eau iodée et la teinture d'iode.

Iodure de potassium. —L'iodure de potassium (KI) est en cristaux blancs de forme cubique. Il a une saveur âcre. Il est très-soluble dans l'eau avec abaissement de température. A l'état solide, il peut être reconnu par l'action des acides sulfurique ou azotique concentrés, qui le font passer au brun avec effervescence et dégagement de vapeurs d'iode. En dissolution, l'iodure de potassium est très-nettement caractérisé par le chlore, l'acide azotique, le sublimé corrosif, l'acétate de plomb, le protonitrate de mercure, le chlorure de platine, l'amidon et un acide, spécialement l'acide azotique. Le chlore et l'acide azotique font passer la dissolution incolore au rouge ou au brun (selon la concentration de la liqueur et la quantité de réactifs), avec dégagement d'iode. Le sublimé corrosif y fait naître un précipité rouge de bi-iodure de mercure; l'acétate de plomb, un précipité jaune d'iodure de plomb; le protonitrate de mercure, un précipité jaune de proto-iodure de mercure, qui tourne au brun sale; le chlorure de platine, un précipité garance foncé d'iodure de platine; la solution d'amidon, avec addition d'un acide ou de chlore, un précipité bleu d'iodure d'amidon. Cette dernière réaction est si sensible et si nette, qu'elle peut, dans une liqueur, déceler jusqu'à un millionième d'iode.

Dans le commerce, l'iodure de potassium est souvent impur. Dans un échantillon falsifié, M. Christison a trouvé 74,5 pour 100 de carbonate de potasse, 16 d'eau et seulement 9,5 d'iodure de potassium. Pour reconnaître cette falsification, il suffit de l'action d'un acide qui chasse avec effervescence l'acide carbonique, et met à nu l'iode qu'il est facile de doser.

L'iodure de potassium se prépare en ajoutant de l'iode dans une dissolution de potasse caustique marquant 30 degrés. On dissout l'iode jusqu'à ce que la liqueur se colore, puis on fait disparaître cette coloration par un petit excès de potasse. On évapore ensuite, en ajoutant, sur la fin de l'évaporation, 10 pour 100 de charbon végétal relativement à la quantité d'iode employé. L'évaporation terminée, on calcine, on dissout la matière fondue et on l'évapore pour obtenir, par refroidissement, des cristaux.

Voici la théorie de l'opération : la réaction s'opère entre 6 équivalents d'iode et 6 équivalents de potasse; $5I + 5K$ forment 5 équivalents d'iodure de potassium; 5 équivalents d'oxygène provenant de la potasse, et 1 équivalent d'iode constituent de l'acide iodique, qui s'unit à l'équivalent de potasse non décomposé. pour former de l'iodate de potasse. Le charbon est destiné à décomposer cet équivalent d'iodate de potasse, pour le ramener à l'état d'iodure de potassium.

Iodure de fer. — L'iodure de fer (FeI) est brun ; il a une saveur qui tient tout à la fois des composés ferrugineux et de l'iode. Il cristallise difficilement et est déliquescent à l'air. Rien de plus simple que de le décomposer. d'en séparer de l'iode par sublimation et du fer par précipitation. On l'obtient en chauffant un mélange de limaille de fer. d'eau et d'iode.

Iodures de mercure. — L'iode forme avec le mercure deux combinaisons qui méritent l'attention du médecin. le proto-iodure (Hg^2I) et le deuto-iodure (HgI). Le proto-iodure est d'un jaune verdâtre, volatil. soluble dans l'eau et dans l'alcool. On l'obtient en triturant ensemble de l'iode humecté d'alcool et un excès de mercure.

Le deuto-iodure est d'un beau rouge. insoluble dans l'eau. mais soluble. et surtout à chaud. dans l'alcool et dans les acides. Fusible à une température peu élevée. il se sublime en cristaux jaunes qui redeviennent rouges en se refroidissant. On l'obtient en triturant des équivalents égaux d'iode et de mercure avec une petite quantité d'alcool.

Eau iodée. — L'eau iodée ne contient que $\frac{1}{1000}$ d'iode environ. Elle offre une teinte jaune. exhale l'odeur d'iode. se décolore par la potasse. dégage. par la chaleur, des vapeurs violettes. et bleuit par l'amidon.

Alcool iodé. — La teinture d'iode est composée de :

Iode.................... 1
Alcool rectifié.......... 12

C'est un liquide brun-rougeâtre, exhalant à la fois l'odeur d'iode et celle d'alcool, décomposable par l'eau, et donnant, par la chaleur, la potasse et l'amidon, les mêmes réactions que l'eau iodée.

·La pommade iodée du Codex est composée de :

Iode........ 1
Axonge............... 16

La pommade hydriodatée de :

Iodure de potassium..... 1
Axonge. 8

La pommade iodurée de :

Iode................... 1
Iodure de potassium..... 3
Axonge. 24

II. — *Effets de l'iode sur l'économie animale. Applications physiologiques, thérapeutiques et médico-légales.*

J'ai dit plus haut que l'iode était plutôt un médicament précieux qu'un poison redoutable. Il est presque étrange qu'on soit en désaccord sur ce point

M. Magendie a expérimenté sur lui-même la teinture d'iode, et il a pu en prendre jusqu'à 24 grains ($1^{gr},30$) sans en éprouver le moindre effet. M. Orfila, au contraire, n'a pu avaler 4 grains ou 20 centigrammes d'iode sans avoir des vomissements, des coliques, de la fièvre, une gêne marquée dans la respiration. Aussi, non sans rancune, pourrions-nous dire, s'écrie-t-il, *qu'il ne faut tenir aucun compte des assertions de M. Magendie concernant l'innocuité de l'iode* (1). Si j'en venais à recueillir des opinions, que de témoignages contradictoires ! Écoutons l'honorable et savant Christison. « Il reste, dit-il, de l'incertitude sur l'action de l'iode. Le Dr Gully l'a administré sous forme de teinture ou d'alcoolat, trois fois par jour et plus, et pendant longtemps. Le Dr Kennedy l'a fait prendre sous cette même forme, à la dose de 8 grains par jour, sans en observer aucun effet. M. Delisser en a donné jusqu'à 30 grains dans les vingt-quatre heures à un malade, sans qu'il en soit rien résulté. Le Dr Samuel Wright a rapporté l'observation d'un enfant de trois ans qui prit, en une fois, $1\frac{1}{2}$ once de teinture d'iode, et qui n'en éprouva qu'un peu de toux, des envies de vomir et une grande soif.

» D'un autre côté, le Dr Gairdner a rapporté l'observation d'un enfant de quatre ans, qui mourut en quelques heures, après avoir pris 1 once environ de teinture d'iode. Le Dr Jahn, de Mayence, fait men-

---

1 ORFILA, *Traité de Toxicologie*. t. Ier. p. 66. édit. de 1843.

tion d'un cas dans lequel une dose très-forte d'iode produisit de vives douleurs dans l'abdomen, des vomissements, des déjections alvines sanguinolentes, le froid de la peau et des extrémités, l'obscurcissement de la vue et une fièvre intense. Deux faits analogues ont été insérés dans le *Journal de Chimie médicale.* Dans l'un, les accidents furent causés par l'ingestion de 24 grammes d'iodure de potassium : ce furent des nausées, un vif sentiment de douleur et de brûlure à l'épigastre, des vomissements de matières jaunes qui avaient la saveur de l'iode, une vive agitation, de la céphalalgie, et même un peu de vertige ; ces symptômes n'étaient pas entièrement dissipés au bout de cinq jours. Dans l'autre, l'empoisonnement avait eu lieu au moyen de l'iode pur. L'individu, dans la pensée de se détruire, en avait avalé 32 grammes ou 1 once. Immédiatement il avait éprouvé un vif sentiment de sécheresse et de brûlure dans la gorge et le long de l'œsophage, et des douleurs déchirantes dans l'estomac. Il avait eu des vomissements et, en moins d'une demi-heure, il était tombé dans un extrême affaissement, ne cessant d'accuser les déchirements les plus violents dans la région épigastrique. Des vomissements furent provoqués au moyen de l'eau chaude; ils furent abondants, de matières jaunes, ayant le goût de l'iode, et le malade se rétablit rapidement, en neuf heures, dit l'auteur de l'observation (1). »

____

(1) CHRISTISON, *on Poisons,* p. 194, édit. de 1845.

De ces dissidences, que conclure? D'abord, ce qui
ne sera peut-être contesté par personne, qu'il est des
idiosyncrasies qui ne peuvent supporter des médicaments que d'autres tolèrent, différence due vraisemblablement à la plus ou moins grande activité de
l'absorption; en second lieu, qu'en certains cas, l'é-
limination n'étant pas en rapport avec l'absorption,
le poison accumulé dans l'économie peut, tout à coup,
y faire explosion par des effets graves, sinon terribles.

Mais à quelle dose l'iode peut-il devenir mortel?
Je le demanderai à M. Orfila, qui me répondra qu'il
a pu faire prendre à des chiens jusqu'à 3 et 4 grammes
d'iode, sans les faire périr (1). Je le demanderai aux
médecins praticiens, qui me répondront qu'ils ont
donné, qu'ils donnent tous les jours les composés
d'iode à des doses plus considérables encore, sans
développer les moindres phénomènes morbides.

Cependant quels sont les effets propres de l'iode?
De même que les autres minéraux, l'iode produit des
effets locaux ou d'irritation, et des effets généraux
ou d'absorption.

Je n'insiste pas sur les effets locaux; l'iode appliqué sur la peau, la tache en jaune, l'irrite, la rougit, y produit des éruptions diverses qui ont tantôt
le caractère simple de l'urticaire, tantôt les caractères du prurigo ou de l'excéma. Le D' Cogswell l'a
vu produire une inflammation phlegmoneuse.

Entraîné par l'absorption, l'iode produit une exci-

____

(1) Orfila, *Traité de Toxicologie*, t. 1er, p. 65, édit. de 1843.

tation générale qui se manifeste par la chaleur de la peau, l'accélération du pouls, la céphalalgie, l'exaltation du système nerveux. A un certain degré, cette exaltation devient une sorte d'ivresse que M. Lugol, praticien qui a beaucoup administré les préparations iodées aux scrofuleux de l'hôpital Saint-Louis, a désignée sous le nom d'*ivresse iodique*.

Accumulé dans l'économie, l'iode a déterminé des effets plus graves encore, une sorte d'hébétude, l'amaigrissement, des sueurs excessives, la dysurie, une augmentation du flux menstruel, des pertes séminales, un dépérissement qui dénote une perturbation profonde dans toutes les fonctions ; le Dr Jahn a désigné cet état spécial sous le nom d'*iodisme* (iodkrankheit), c'est-à-dire maladie de l'iode (1).

Au dire du médecin allemand, cette sorte de saturation par l'iode peut être comparée à ce qu'on appelle le *mercurialisme*, ou la salivation par le mercure. C'est un état non moins fâcheux et qui doit être rapporté aux empoisonnements lents. Je fais la remarque, mais en réservant sur ce point mon opinion, qu'un médecin américain dit avoir vu deux fois l'excès des préparations iodées produire la stérilité chez des femmes qui, avant de faire usage de ce médicament, avaient pu être mères.

Quant aux altérations pathologiques déterminées par l'iode, on pressent qu'elles ne peuvent avoir rien de caractéristique, si ce n'est la coloration des

---

(1) *Archiv. für Medizinische Erfahrung*, 1829, t. I, p. 342.

matières ou des tissus avec lesquels l'iode peut encore se trouver en contact. Dans un cas suivi de
mort, rapporté par le D' Zink, on trouva l'abdomen distendu par les intestins et ceux-ci remplis de
gaz ; la muqueuse injectée et, dans quelques points,
comme gangrenée ; un épanchement de sérosité dans
le péritoine ; çà et là des adhérences entre les replis
de cette membrane ; un engorgement prononcé du
foie avec coloration rouge de cet organe. Un épanchement séreux s'était aussi produit dans les plèvres.

M. Devergie a cru que l'amidon pouvait être un
antidote de l'iode, parce qu'il a la propriété de former avec ce corps un composé insoluble. Mais l'iodure d'amidon est-il réfractaire aux fluides organiques ? C'est une question que M. Devergie n'a cherché
à résoudre par aucune expérience.

M. Orfila recommande les lavements amidonnés,
les antiphlogistiques et les calmants.

Il nous semble que le poison ayant été évacué par
la pompe gastrique, par les vomitifs ou par les purgatifs, ce serait ici le cas de recourir à la médication
diurétique, car, que je sache, il n'est pas de substances qui s'éliminent plus facilement que l'iode
par l'émonctoire rénal. Le D' O'Shaughnessey l'a
retrouvé dans l'urine, très-peu de temps après l'avoir
fait prendre aux animaux.

Voici une expérience qui a été répétée plusieurs
fois dans mon laboratoire : On a fait uriner des individus, et l'on a analysé leurs urines, qui ne contenaient pas d'iode. On leur a fait prendre 2 centigrammes d'iodure de potassium, et aussitôt que le

besoin d'uriner s'est manifesté, ils y ont satisfait, et l'on a retrouvé l'iode dans le liquide de la sécrétion rénale.

Pour arriver à de tels résultats, quel procédé a-t-on mis en usage? Le procédé de M. O'Shaughnessey, qui consiste à mêler à l'urine de l'amidon, à y faire tomber quelques gouttes de chlore, jusqu'à ce que la coloration bleue de l'iodure d'amidon se manifeste? Non; et par ce procédé, alors que l'urine ne contient que des traces infinitésimales d'iode, on ne le met pas en évidence. Voici le procédé que j'ai employé, et que je crois propre à faire retrouver les plus minimes proportions d'un composé d'iode dans un mélange quelconque de matières organiques :

Ajouter à l'urine ou à tout autre mélange suspect un très-petit fragment de potasse, évaporer, puis calciner au rouge dans une capsule ou un creuset de porcelaine. Après refroidissement, reprendre par l'eau, ajouter de l'amidon et toucher le liquide avec une baguette humectée d'acide azotique ou d'acide sulfurique. On comprend qu'il faut, avec précaution, neutraliser la potasse, pour arriver à produire nettement la réaction de l'amidon sur l'iode libre, c'est-à-dire la coloration bleue de l'iodure d'amidon.

MM. Orfila et Devergie ont revendiqué chacun un procédé qui, soi-disant, leur serait propre, pour découvrir l'iode dans divers mélanges, tels que le vin, le lait, le café, diverses matières alimentaires ou provenant du canal digestif. Mais quand il existe une méthode aussi simple que la calcination, en présence de la potasse, pour brûler toutes les matières étrangères et pour fixer l'iode à l'état d'iodure de potassium, pourquoi chercher plus loin? Faut-il compliquer des opérations faciles, ou créer, comme à plaisir, des embarras aux experts? Non, et la science doit s'applaudir, au contraire, de posséder, pour la recherche de l'iode, un procédé simple et vraiment infaillible.

Il reste bien entendu que, pour vérifier la valeur de la réaction de l'amidon, on fera chauffer et refroidir, à diverses reprises, l'iodure bleu, pour assister au phénomène si caractéristique de la coloration et de la décoloration alternative de ce composé. En calcinant même cet iodure, on devra recueillir l'iode à l'état solide, ou en vapeurs, dans un tube renversé, que l'on fermera ensuite à la lampe, pour le transmettre aux magistrats comme pièce de conviction.

Après les recherches auxquelles a donné lieu l'iode, tout à la fois dans l'intérêt de la physiologie, de la thérapeutique et de la médecine légale, personne ne peut ignorer que, dans un cas d'empoisonnement, le corps de la victime en serait comme saturé, et qu'on le retrouverait partout, dans le sang, dans les viscères, dans le système nerveux, dans les muscles et jusque dans les os. Il n'en est pas ainsi, et bien loin de là, pour les poisons métalliques. C'est ce qui nous a fait dire en commençant cet article, et ce qui nous fait répéter en le terminant, que l'iode est plutôt un médicament qu'un poison. Il nous est arrivé d'administrer l'iodure de potassium à hautes doses à des chiens, sans arriver à les faire périr. On les a sacrifiés, et l'on a retrouvé l'iode dans tous leurs organes, et jusque dans les plus petits fragments d'os. Ce corps ne serait-il pas un épuratif par excellence? On l'a employé avec succès contre la salivation mercurielle. Dans ce cas, n'irait-il pas chercher le mercure partout, et n'en neutraliserait-il pas l'action? Il ne serait pas hors de propos peut-être de l'essayer, pour affaiblir ou modifier d'autres agents toxiques, les virus et les miasmes eux-mêmes. La découverte de l'iode ne date que de l'année 1811. On ne sait pas encore sans doute tous les services qu'il peut rendre à la thérapeutique.

ARTICLE III.

DU BROME.

1. — *Histoire naturelle, chimique et pharmaceutique du brome et de ses composés.*

Le brome a les plus grandes analogies avec l'iode, avec cette différence, toutefois, que ce n'est pas un médicament, mais un poison redoutable. Son nom lui vient de βρῶμος, mauvaise odeur.

Il n'existe dans la nature qu'à l'état de bromure, et dans les mêmes conditions que l'iode. Il n'a encore reçu d'autre application que celle de servir à la préparation des plaques daguerriennes. La médecine n'en fait aucun usage.

Liquide à la température ordinaire, le brome a une couleur rouge-brun foncé. Il remplit de vapeurs rutilantes la portion vide du vase dans lequel il est renfermé. Il faut éviter de respirer ces vapeurs, qui sont fétides et suffocantes.

Il bout à une température assez basse. Il est peu soluble dans l'eau, assez soluble dans l'alcool, et soluble en toutes proportions dans l'éther.

Il agit avec énergie, à la manière du chlore, sur les matières organiques et les colore en jaune.

On obtient le brome par un procédé tout à fait semblable à celui qui consiste à séparer l'iode de l'iodure de potassium, c'est-à-dire en décomposant le

24.

bromure de potassium par l'acide sulfurique et le
peroxyde de manganèse :

$$2\,SO^3, HO + KBr + MnO^2 = KO, SO^3 + MnO, SO^3$$
$$+ 2\,HO + Br.$$

L'acide bromhydrique (HBr) est un gaz incolore,
d'une odeur piquante comme celle de l'acide chlorhydrique. Il présente la plupart des propriétés de cet
acide. Il est, comme lui, excessivement soluble dans
l'eau. Une seule bulle de chlore le décompose, en
donnant naissance à du brome caractérisé par sa couleur orangée. On le prépare en combinant d'abord le
brome au phosphore, et en décomposant par l'eau le
bromure de phosphore. On a

$$Ph\,Br^3 + 3\,HO = Ph\,O^3 + 3\,H\,Br\,;$$

mais cette préparation demande certaines précautions. (*Voir* les ouvrages de chimie.)

Le bromure de potassium est un sel blanc analogue
à l'iodure de potassium. Il a, comme lui, une saveur
âcre et piquante. Il décrépite au feu, puis éprouve la
fusion ignée. Il est très-soluble dans l'eau, et cette
dissolution s'opère avec un abaissement sensible de
la température. Il forme, avec l'azotate d'argent, un
précipité blanc, soluble dans l'ammoniaque. On le
prépare en dissolvant le brome dans la potasse. On
obtient ainsi un bromate qui se transforme en bromure par la calcination.

II. — *Effets du brome et de ses composés sur l'économie animale. Applications physiologiques, thérapeutiques et médico-légales.*

Le brome produit sur les animaux les effets rapides d'une substance éminemment irritante. A la dose de trente à cinquante gouttes, il peut tuer un chien de moyenne taille. Les symptômes qui signalent l'empoisonnement sont des nausées, des vomissements, des coliques, l'accélération du pouls et de la respiration, puis une prostration qui va croissant jusqu'à la mort.

Le Dr Butske a produit cette prostration rapide sur un cheval, en lui injectant dans la jugulaire 25 centigrammes seulement de brome dissous dans 60 grammes d'eau. L'animal parut devoir mourir: mais il se releva assez promptement et se rétablit tout à fait. Le Dr Glover a répété la même expérience avec le même résultat. Les animaux, avant de se rétablir, ont éprouvé une grande gène dans la respiration, des éternuements, un écoulement de mucosités par les narines, de la faiblesse et de la roideur dans les membres. Une partie du brome absorbé a donc été éliminée par les voies respiratoires.

Alors que, sur les animaux, la dose a été portée assez loin pour déterminer la mort vers le troisième ou quatrième jour, on a trouvé la muqueuse gastro-intestinale enflammée et, çà et là, des plaques ulcératives, ou des ramollissements, traces du passage ou du séjour plus ou moins prolongé du poison dans les voies digestives.

On n'a eu que peu d'occasions d'observer les effets du brome sur l'homme. Le Dr Butske a seulement constaté qu'une ou deux gouttes de ce liquide, en dissolution dans 5o grammes d'eau, avaient produit un sentiment de chaleur à la bouche, dans la gorge et dans l'estomac, puis des coliques; que trois gouttes mêlées à du mucilage avaient, en outre de ces effets, déterminé des nausées, le hoquet et une augmentation dans la sécrétion de la salive.

M. Fournet, qui a administré le brome à doses graduées, depuis deux jusqu'à soixante gouttes, dans l'intervalle de plusieurs semaines, a vu les plus faibles doses de ce médicament produire une démangeaison aux pieds et aux mains et quelques coliques passagères; les doses modérées déterminer de la chaleur dans la poitrine et des nausées; et enfin, les doses plus fortes être suivies d'une sensation d'aridité et de brûlure, mais passagère, dans l'estomac. L'appétit, durant cette médication, fut plutôt augmenté que diminué, et il en fut de même de l'embonpoint (1).

D'après les expériences du Dr Glover, l'acide bromhydrique est un irritant à l'égal de l'acide chlorhydrique. Le bromure de potassium, au contraire, n'a guère plus d'action que l'iodure. En frictions, sur le nez d'un chien qui l'a léché et avalé en partie, il n'a produit, à la dose de 6o grammes, d'après le Dr Maillet, aucun effet fâcheux (2).

(1) *Bulletin de Thérapeutique*, février 18`3`o.
(2) *Journal de Chimie médicale*, 183`7`, p. [illegible].

M. Barthez, qui a publié un travail digne d'intérêt sur le brome (1), a conseillé contre les effets toxiques de cette substance, la magnésie calcinée. Mais si le bromure de potassium est si innocent que le dit M. Maillet, pourquoi ne pas faire emploi d'une solution légèrement alcaline de potasse ou de soude?

Dans tous les cas, les indications à remplir sont ici les mêmes que lorsqu'il s'agit d'un empoisonnement par l'iode.

De même, pour les recherches chimiques, il faut calciner les matières suspectes au contact de la potasse, reprendre par l'eau, et décomposer le bromure de potassium ainsi formé, par l'acide sulfurique et le peroxyde de manganèse, pour reconnaître et recueillir le brome à l'état de vapeurs condensables par le froid.

---

(1) *De l'Action du brome et de ses combinaisons sur l'économie animale.* Thèse inaugurale, Paris, 1858.

ARTICLE IV.

DU PHOSPHORE.

Si le phosphore n'agissait qu'au contact, en brûlant les tissus, ce ne serait pas un poison dans le sens précis et scientifique de ce mot; mais il est entraîné par l'absorption, il exerce sur l'organisme une action stimulante qui, par elle-même, peut être fatale. A ce dernier titre, et comme matière qu'on peut retrouver dans les organes de la victime après la mort, il mérite donc toute l'attention du toxicologiste.

1. — *Histoire chimique et pharmaceutique du phosphore.*

L'histoire de la découverte du phosphore offre assez d'intérêt pour que je croie devoir la rappeler succinctement. En 1669, Brandt, alchimiste de Hambourg, cherchait, suivant les idées de son temps, *à transformer les métaux vils en métaux parfaits.* Il eut la singulière pensée d'ajouter de l'urine aux matières qu'il traitait par le feu. Au lieu de la pierre philosophale, il obtint, à la fin de ses opérations, un corps qui brûlait seul à l'air, et avec un éclat sans pareil : c'était le phosphore. Émerveillé de sa découverte, il en fit part à Kunkel, chimiste allemand, et lui envoya un échantillon du corps nouveau. Kunkel montra le précieux échan-

tillon à Krafft, son ami, et tous deux formèrent le
projet d'acheter à Brandt son secret. Krafft partit de
Dresde dans ce dessein, et il paya la découverte de
Brandt 200 dollars. De retour à Dresde, il mécon-
nut la parole donnée à Kunkel, et garda pour lui
seul le secret qu'il venait de payer. Kunkel irrité se
mit à la recherche du corps trouvé par Brandt: il
savait que ce corps avait été extrait de l'urine, c'é-
tait assez pour un chimiste. Il perdit cinq années
en essais infructueux: mais enfin son obstination
triompha: il réussit à retirer le phosphore de l'urine
en l'année 1674. Cette persévérance et la trahison
de Krafft lui valurent d'être associé, que dis-je?
d'être substitué à Brandt dans la découverte du corps
nouveau; car c'est plutôt au chimiste illustre qu'à
l'alchimiste presque inconnu, qu'on rapporte aujourd'hui la gloire d'avoir donné le phosphore à la
chimie.

Durant plusieurs années, Brandt, Krafft et Kunkel furent les seuls possesseurs d'un secret envié par
tous les chimistes. En 1680, Boyle présenta un
échantillon de phosphore à la Société royale de Londres. D'où lui venait cet échantillon? On crut, on répéta qu'il l'avait préparé lui-même, mais l'opinion
publique s'égarait. Stahl nous apprend que le secret
de la préparation avait été confié à Boyle par Krafft.
De Boyle, le procédé passa aux mains d'un Allemand, Gotfreid Hankwitz qui, possesseur d'un grand
laboratoire à Londres, conserva longtemps le privi-
lége presque exclusif de vendre du phosphore aux
savants de l'Europe.

Cependant, à la date même de la communication faite par Boyle à la Société royale, on se flatte déjà de posséder diverses recettes pour préparer le phosphore. A côté de celles de Boyle, de Krafft et de Kunkel, s'ajoutent successivement celles de Homberg, de Teichmeyer, de Hoffmann, de Ncewentuit, de Wedelius, etc. En 1737, un étranger vient offrir à notre Académie des Sciences de lui communiquer l'une de ces recettes. Quatre commissaires sont nommés pour en prendre connaissance : ce sont Hellot, Duffay, Geoffroy et Duhamel. Les expériences sont faites au Jardin du Roi, et il en est rendu compte à l'Académie par Hellot, au nom de la Commission (1). La recette consistait à faire évaporer l'urine, et à calciner le résidu dans une cornue de grès dont le col, par l'intermédiaire d'une allonge, se rendait dans l'eau.

On n'eut pas d'autre procédé pour préparer le phosphore, si ce n'est la modification qu'y apporta Margraff (addition d'un sel de plomb) jusqu'à l'année 1769. Mais dans cette année, juste un siècle après la découverte de Brandt, Gahn et Schéele montrèrent que la véritable source du phosphore était dans les os, et ils indiquèrent le mode de préparation, qui, sauf de légères modifications, est le procédé adopté aujourd'hui dans l'industrie, pour fournir au commerce cette matière dont on fait un si grand emploi.

---

(1) *Mémoires de l'Académie des Sciences,* 1737.

Propriétés physiques et chimiques. — Le phosphore est un corps solide, mou, d'un aspect corné.
Il peut être rayé par l'ongle. A la température de
o degré, il prend de la dureté et devient cassant.
D'après Dupasquier, il offre une teinte jaune quand
il contient de l'arsenic, ce qui arrive assez souvent,
à raison de l'emploi que l'on fait, pour le préparer,
d'acide chlorhydrique impur. A l'air, ou en brûlant, il dégage une odeur légèrement alliacée, qu'il
ne faut pas confondre pourtant avec celle de l'arsenic. Il ne cristallise pas par fusion, parce qu'il passe
graduellement de l'état liquide à l'état solide ; mais,
si on le fait dissoudre, sous l'eau, dans du soufre,
ou bien dans des huiles essentielles, ou mieux encore dans le sulfure de carbone, il peut, par suite
de l'évaporation des liquides, se solidifier sous forme
de cristaux réguliers, qui sont des dodécaèdres rhomboïdaux. Agité vivement sous l'eau chaude, il s'y
divise en gouttelettes qui, par le refroidissement,
deviennent de la poudre de phosphore.

A l'air libre, le phosphore, s'il est pur, brûle
sans laisser de résidu. Il est lumineux dans l'obscurité. D'après M. Berzelius, le phénomène de la
phosphorescence n'est pas dû à l'oxydation du phosphore, c'est un phénomène *sui generis*, et jusqu'ici
sans explication. Mais cette opinion a été ébranlée
par des expériences de M. Fischer, qui semblent
avoir établi que la propriété lumineuse du phosphore est bien, comme on le croit généralement, un
simple phénomène d'oxydation ou de combustion
lente.

Nul corps, si ce n'est le soufre, n'est plus susceptible que le phosphore de se modifier moléculairement sous l'influence de la chaleur. Ainsi, lorsqu'on le chauffe jusqu'à 70 degrés, et qu'on le refroidit subitement, il devient noir. Exposé à la radiation solaire, soit dans le vide, soit dans les gaz qui ne peuvent l'altérer chimiquement, tels que l'hydrogène et l'azote, il se colore en rouge. Autre effet récemment signalé par M. Schroetter : si, dans une atmosphère non comburante, on porte le phosphore à la température de 90 degrés, et qu'on le plonge subitement dans l'eau froide, il perd la propriété de s'enflammer à l'air.

En brûlant dans l'atmosphère, le phosphore donne lieu à des vapeurs ou fumées blanches, qui sont de l'acide phosphoreux ou phosphorique, ou bien un mélange de l'un et de l'autre. Quand le phosphore brûle très-lentement, en effet, il ne donne lieu qu'à de l'acide phosphoreux PbO^3 ; mais, quand la combustion est plus active ou plus rapide, le composé formé est de l'acide phosphorique PbO^5. C'est sur la propriété qu'a le phosphore de fixer l'oxygène, qu'est fondé un des procédés les plus simples de l'analyse de l'air atmosphérique. Sous une cloche graduée, placée au-dessus de l'eau, on introduit une quantité de phosphore propre à consumer ou à absorber tout l'oxygène qu'elle renferme. Par suite de la combustion, l'eau monte graduellement dans la cloche, et l'on détermine, par différence, la quantité d'azote qui reste, et la quantité d'oxygène que le phosphore a absorbée.

Le phosphore brûle plus facilement dans l'air ou dans une atmosphère raréfiée que dans l'oxygène. Cela tient à ce que l'oxygène ne se combine avec le phosphore que si le gaz est dilaté, ou n'a qu'une faible densité, c'est-à-dire, en d'autres termes, que si le gaz offre une cohésion moindre, ou qui se prête mieux aux actions de contact ou à la combinaison.

Le phosphore est dans toutes les mains. Il est, avec le soufre, l'agent essentiellement combustible des allumettes dites *chimiques*. Ces allumettes sont préparées avec des pâtes dont voici la composition générale :

Mucilage de gomme, gélatine ou colle de peau.

Phosphore pulvérisé.

Soufre pulvérisé.

Azotate ou chlorate de potasse.

Minium, cinabre ou bleu de Prusse.

Verre pilé ou sable fin.

On trempe, à diverses reprises, l'allumette soufrée dans ce mélange, et l'on fait sécher à l'étuve. L'allumette s'enflamme par simple frottement, parce que de l'azotate ou du chlorate, il se dégage assez d'oxygène pour enflammer le phosphore, lequel communique au soufre la combustion.

Depuis quelque temps, on prépare, pour empoisonner les rats, une pâte qui est un mélange de phosphore divisé et d'axonge, intimement incorporés l'un à l'autre.

Les brûlures faites avec le phosphore sont très-dangereuses, parce que la combustion de ce corps laisse dans la plaie de l'acide phosphorique, qui es

lui-même un caustique ou un corrosif puissant. Il
faut en neutraliser l'action par l'eau de chaux. Dans
les laboratoires, on a soin de conserver le phosphore
sous l'eau; il faut ne manier ce corps qu'à l'état humide. On remarque que par un séjour prolongé dans
l'eau, et sous l'influence de la lumière, les bâtons
de phosphore changent de couleur et de consistance.
Ce n'est là généralement qu'un simple changement
d'agrégation moléculaire, une oxydation ou une hydratation partielle; mais, pour conserver le phosphore à l'état pur, il importe peut-être de le soustraire à l'action de la lumière, et d'enfermer le
flacon de liquide dans un étui de fer-blanc ou de
carton.

On extrait le phosphore des matières animales et
spécialement des os, qui le contiennent à l'état de
phosphate de chaux. On calcine d'abord les matières
animales. On fait avec les cendres qui résultent de
cette calcination, et qui sont un mélange de phosphate et de carbonate de chaux, une pâte homogène
en y ajoutant de l'eau, puis de l'acide sulfurique. A
froid, l'acide sulfurique décompose le carbonate de
chaux qu'il transforme en sulfate, et il décompose
en partie également le phosphate basique ou insoluble qu'il transforme en phosphate acide soluble.
On sépare les deux sels au moyen de l'eau, qui n'entraîne que le phosphate acide. On évapore jusqu'à
consistance d'extrait, on ajoute du charbon et l'on
calcine, de nouveau, dans un creuset dont le col se
rend dans un récipient à moitié rempli d'eau. Le
charbon réduit le phosphore qu'on obtient ainsi par

distillation :

Acide phosphorique.   { Phosphore.
                        { Oxygène... } Oxyde de carbone.
Carbone. . . . . }

Pour se procurer du phosphore très-pur, il faut
distiller le phosphore du commerce dans une cornue
de verre, munie d'un large tube en U, au fond duquel on a mis de l'eau. Cette eau a pour objet d'in-
tercepter la communication avec l'air extérieur. Le
danger d'absorption, par suite d'un arrêt dans l'o-
pération, est prévenu par la disposition même de
l'appareil, la branche du tube en U, qui tient à la
cornue, devant être assez grande pour retenir l'eau
et laisser, par conséquent, l'air pénétrer par bulle
dans la cornue. Le tube en U fait à la fois l'office de
récipient et de tube de sûreté.

La pharmacie prépare, et la thérapeutique emploie le phosphore sous différents états :

1°. En dissolution dans l'éther;

2°. En dissolution dans l'huile;

3°. A l'état de pommade;

4°. En potion.

L'éther phosphoré contient, ou doit contenir,
7 parties environ de phosphore pour 100 d'éther,
c'est-à-dire 1 décigramme de phosphore pour
15 grammes d'éther.

L'huile phosphorée ne contient pas plus de 6 à
7 centigrammes de phosphore pour 100 d'huile,
16 grammes d'huile étant saturés par 1 centigramme
de phosphore.

La pommade phosphorée, quand elle bien prépa-
rée, ne doit pas contenir plus de $\frac{1}{50}$ de phosphore.
C'est la proportion que l'axonge peut dissoudre
quand on le fait fondre à 100 degrés. Si la pommade
renferme une plus forte proportion de phosphore,
ce corps ne s'y trouve plus à un état d'extrême division, et il peut ou s'enflammer à l'air, ou produire,
en contact avec la peau, des brûlures graves.

Les potions phosphorées se préparent généralement, soit avec l'éther, soit avec l'huile phosphorée.
Cependant Hufeland a donné la formule d'une potion phosphorée dans laquelle le phosphore est mêlé,
ou trituré immédiatement avec un mucilage de
gomme arabique. On conçoit les inconvénients d'un
pareil mélange. Le phosphore peut s'y trouver divisé
imparfaitement ou, en partie, à l'état d'oxyde.

II. — *Effets du phosphore sur l'économie animale. Applications physiologiques, thérapeutiques et médico-légales.*

Quand il est pris à doses fractionnées ou modérées, le phosphore agit sur l'économie comme un
stimulant énergique. Les malades qui ont fait usage
de ce médicament ont accusé un sentiment d'àcreté
à la gorge, un état de malaise allant quelquefois
jusqu'aux nausées. L'action physiologique étant produite ou se produisant, le pouls s'accélère, la chaleur
augmente ; il y a des démangeaisons à la peau, une
transpiration plus abondante ou même des sueurs.
Dans ces cas, Lœbelstein Lœbel dit avoir trouvé à

la matière de la transpiration une odeur alliacée et
sulfureuse. Pilger a fait la même remarque à l'égard
des urines et même du sang des animaux (chevaux)
sacrifiés dans ses expériences (1). La sécrétion urinaire est aussi augmentée, et le liquide rénal plus
foncé en couleur et rouge. Morgenstern a vu les
matières intestinales excrétées devenir lumineuses
dans l'obscurité. Phénomène pathognomonique,
l'orgasme vénérien est excité ; on l'a vu porté jusqu'au priapisme. Un vieillard à qui l'on avait fait
prendre quelques gouttes d'éther phosphoré éprouva
impérieusement et plusieurs fois de suite, dit
M. Boudet, le besoin de sacrifier à Vénus. Alph.
Leroy et Bouthatz, qui ont expérimenté sur eux-
mêmes l'action du phosphore, ont éprouvé des effets
analogues, une ardeur vénérienne insupportable.
On a reproduit partout l'histoire d'un canard appartenant à M. Pelletier. Cet animal, ayant bu de l'eau
qui avait servi à conserver du phosphore, et que
M. Pelletier avait jetée dans sa cour, ne cessa qu'à
la mort de couvrir ses femelles.

A doses fortes ou immodérées, le phosphore, selon l'expression en usage, produit des effets tout à
fait *incendiaires*. Il brûle les parties qu'il touche et
produit des effets de phlogose qui peuvent aller
jusqu'à la gangrène. En pareil cas, on a vu les animaux soumis aux expériences, expirer en exhalant

---

(1) *Dictionnaire des Sciences médicales*, t. XLI, p. 507. — *Ann.
clin.*, t. XXXVII.

des vapeurs phosphorées; on a trouvé le phosphore
en nature dans les intestins; on a vu ces organes devenir lumineux ou phosphorescents dans l'obscurité.

Néanmoins il est acquis à l'expérience, que des
animaux ont pu prendre des doses considérables de
phosphore sans périr, ou, s'ils ont péri, sans présenter après la mort des traces d'irritation ou de combustion manifestes produites par le poison. Au témoignage de Weickard, un chien prit 6 grains de
phosphore dans de la viande et n'en fut que médiocrement incommodé. Il vomit, dévora de nouveau
les matières qu'il avait rejetées, fut vivement agité,
et revint à son état normal. De nouveau, on lui fit
avaler 8 grains de phosphore qui produisirent des
effets analogues, c'est-à-dire une assez vive agitation,
mais rien de plus. Alph. Leroy dit avoir pris 15 centigrammes ou 3 grains de phosphore à la fois, sans
en avoir éprouvé d'autres effets que des nausées,
des coliques et une forte ardeur vénérienne. Son
urine était rouge, ses forces musculaires étaient
doublées. Il se guérit en buvant de l'eau froide.

Dans un travail digne d'intérêt sur le phosphore,
M. Giulio, professeur à Turin, dit textuellement
que *si l'inflammation, déterminée par le phosphore,
suffit pour rendre compte de la mort, elle n'est pas
nécessaire pour la produire.* Nous partageons ce
sentiment, mais sans croire avec l'auteur que *l'impression cuisante faite sur les nerfs de l'estomac et
des intestins explique les effets meurtriers du phosphore.*

De même que tout autre poison, le phosphore,

converti en oxyde ou en acide, est absorbé ; il agit en modifiant les liquides et les solides de l'organisme, en mettant obstacle aux actes normaux de composition et de décomposition qu'ils doivent accomplir. M. Giulio trouve dans les effets physiologiques et pathologiques que produit le phosphore (tremblements nerveux, anéantissement des forces, convulsions, défaut d'irritabilité galvanique des muscles après la mort), la sanction de ses opinions théoriques. Mais l'exception n'est point ainsi justifiée. Le phosphore est facilement transformé en acide ; à cet état, il pénètre les tissus de l'organisme, il tue donc par action de présence. N'est-il pas plus scientifique d'aller le chercher dans les organes après l'empoisonnement, que de se borner à cette assertion, *qu'il tue par simple impression produite sur le système nerveux?* Le vitalisme peut être le dernier mot de la médecine ; il ne peut pas être celui de la toxicologie légale.

Je ne crois pas devoir m'arrêter à signaler les altérations pathologiques déterminées par le phosphore : elles ont trop de rapport avec les effets de l'inflammation. Par elles-mêmes, elles ne pourraient avoir de signification que si l'on retrouvait dans le tissu altéré la cause matérielle d'une combustion, c'est-à-dire des fragments de phosphore. L'intensité du mal, toutefois, pourrait éveiller des doutes. Une phlegmasie très-violente ne peut pas être produite extemporanément, pour ainsi dire, par une maladie de cause essentielle ou *sans matière*.

Les moyens thérapeutiques à employer dans un

cas d'empoisonnement aigu par le phosphore sont les neutralisants chimiques, les vomitifs, la pompe gastrique et l'eau.

La magnésie et l'albumine ou blanc d'œuf sont ici, chacun le conçoit, les neutralisants chimiques par excellence.

Les adoucissants, le lait, les mucilages, l'eau froide, l'eau de chaux affaiblie, sont utiles ensuite pour combattre l'inflammation locale. Contre les effets généraux de réaction, on aura recours, en dernier lieu, à la médication antiphlogistique.

Applications médico-légales. — J'ai déjà fait la remarque, au sujet des empoisonnements en général, qu'il était de la plus haute importance, lors de l'autopsie des corps, de rechercher le poison en nature, et sur les points où il avait pu être appliqué, et dans le tube digestif lui-même. C'est ici le lieu de répéter tout spécialement cette recommandation. A la suite d'un empoisonnement par la pâte phosphorée, par exemple, il y a lieu de penser que, dans les premiers moments, et après un certain temps d'inhumation même, on pourra retrouver dans l'estomac et dans les intestins, où ils sont hors du contact de l'air, des fragments de phosphore mêlés à des mucosités humides ou à des matières animales solides. Dans ces cas, le crime est pour ainsi dire constaté *ipso facto*. Il ne s'agit que de mettre en évidence les caractères physiques et chimiques du phosphore, et nous les avons fait connaître. Le phosphore luit et brûle dans l'obscurité; il exhale une odeur *sui generis;* il est soluble dans l'éther et dans l'alcool

auxquels, en brûlant, il communique un certain éclat:
il répand à l'air des vapeurs blanches, et il est ainsi
transformé en acides phosphoreux et phosphorique
qui ont des qualités propres : nul doute ne peut rester à un expert, à un médecin attentif.

Toutefois le cas pourra ne pas se présenter aussi
simple : le poison même, le corps de délit pourra
avoir disparu, avoir été modifié, au contact ou sous
l'influence des liquides et solides organiques.

Premièrement, le phosphore pourra avoir été
transformé en acide phosphoreux, phosphorique ou
hypophosphorique ; secondement, par suite des secours portés à la victime pendant la vie, ou par un
effet de combinaisons chimiques opérées après la
mort, il pourra avoir été transformé en phosphates
acides ou en phosphates neutres. Il faut avec soin
distinguer ces divers cas.

Si le phosphore n'a été encore transformé qu'en
acide ou en sel acide, on en aura des indications
précises par des réactions simples et rapides, les papiers colorés, l'infusion de choux rouge, le sirop de
violette, etc.

S'il a été transformé en phosphate neutre, le problème se présente avec toutes ses difficultés ; c'est
dans ces conditions qu'il faut se placer, le premier
cas rentrant dans le second et ne nécessitant, pour
ainsi dire, que des épreuves préliminaires et surabondantes.

Un cadavre est donné, des matières, en partie liquides, en partie solides, ont été extraites du tube
digestif ; on soupçonne un empoisonnement par le

phosphore : que doit faire l'expert? Les matières liquides ou solides sont neutres au papier de tournesol, ai-je dit; on manque de ce premier caractère,
l'acidité, qui est un indice ou même un guide, car
il peut mettre sur la voie des réactions à tenter pour
reconnaître la nature même de l'acide naturellement
isolé.

Sur quelques matières de composition organique
qu'on doive opérer, il faut dessécher ces matières,
les introduire dans un creuset d'argent, les y calciner avec précaution au contact du nitrate de potasse
et du carbonate de soude (trois fois en poids la quantité de chacun de ces sels relativement aux matières
organiques), neutraliser l'excès d'alcali et détruire
le nitrite formé, au moyen de l'acide chlorhydrique, reprendre par l'eau, et verser dans la liqueur filtrée, du nitrate magnésique, puis un
excès d'ammoniaque, pour précipiter tout l'acide
phosphorique des phosphates, à l'état de *phosphate
ammoniaco-magnésien*, composé essentiellement
insoluble.

Ce précipité obtenu, il faut le laver, le sécher, le
peser, puis déterminer, par le calcul, la quantité de
phosphore qu'il contient.

D'une autre part, et parallèlement, il sera nécessaire d'agir sur des matières animales analogues à celles de l'expertise et non empoisonnées,
pour déterminer comparativement la quantité de
phosphore qu'elles contiennent, et conclure, en raison même de cette différence, à la composition des
deux espèces de matières, à l'excès plus ou moins

notable de phosphore que contient l'une par rapport
à l'autre.

On sait que les matières animales les plus chargées en phosphore, les matières cérébrales, contiennent de 0,4 à 0,5 pour 100 de phosphore. On prendra ces chiffres pour point de comparaison, et l'on
établira quelle proportion excédante de phosphore
contiennent les matières suspectes, les matières provenant du corps de la victime présumée d'un empoisonnement.

Si les matières soumises à l'expert offraient la
réaction acide, on aurait dû, avant toute opération
ultérieure, chercher à déterminer la nature ou la
composition même de cet acide. Ainsi, pour le cas qui
nous occupe, on aurait à reconnaître un acide moins
oxygéné que l'acide phosphorique, ou bien l'acide
phosphorique lui-même.

On reconnaîtrait l'acide phosphorique à sa réaction franchement acide, à la propriété qu'il possède de
former avec l'eau de baryte ou les sels solubles de cette
base, un précipité blanc, soluble dans l'acide chlorhydrique et dans l'acide azotique ; et, avec l'azotate
d'argent, un précipité jaune serin de phosphate d'argent : précipités qui, par calcination, en présence
du charbon, donneraient l'un et l'autre du phosphore.

L'acide phosphoreux est un corps essentiellement
réducteur. Il décomposerait les sels d'or et d'argent,
et, au contact des oxydes de mercure et de cuivre,
serait transformé en acide phosphorique. Il retar-
derait l'action du chlore ou d'un composé chloré sur

l'indigo. Il fournirait, en définitive, du phosphore par la calcination en présence du charbon.

Quant à l'acide hypophosphorique ou phosphatique, on verra, à l'article des acides, qu'il peut être considéré comme un mélange des deux acides phosphoreux et phosphorique, dont il possède les propriétés. L'acide phosphoreux proprement dit n'existe qu'à l'état d'hydrate, et il est transformé par la chaleur en acide phosphorique. Mais ces indications se trouveront reproduites, plus à leur place encore, à l'article des acides.

Comme guide à suivre dans un cas pratique, je reproduis ici, dans tous ses détails, un Rapport qui me paraît un modèle à suivre, pour découvrir le phosphore dans un cas présumé d'empoisonnement. Il est dû à MM. Persoz, Oppermann et Willemin ; il serait difficile de trouver dans les annales judiciaires ou de médecine légale un travail plus riche et plus complet.

AFFAIRE DE LA FEMME RIEHL, *de Wangen*.

« En vertu d'une ordonnance de M. le juge d'instruction de l'arrondissement de Strasbourg, en date du 27 septembre 1847, et après avoir prêté le serment voulu par la loi, nous, soussignés : Jean-François Persoz, directeur de l'École de Pharmacie de Strasbourg, et professeur à la Faculté des Sciences de la même ville ; Charles-Frédéric Oppermann, professeur à l'École de Pharmacie, et Alexandre-André Willemin, docteur en médecine, nous sommes réunis, le 28 septembre et jours suivants, dans le laboratoire de l'École de Pharmacie, à l'effet de procéder à l'analyse chimique :

» A. D'un liquide renfermé dans une bouteille portant pour suscription : *Liquide renfermé dans l'estomac de Jean Riehl, vigneron à Wangen;*

» B. De viscères renfermés dans un pot en grès portant pour suscription : *Estomac, foie et rate de Jean Riehl, vigneron à Wangen;*

» C. De terres chargées de déjections, renfermées dans un vase portant pour suscription : *Terres et pellicules de raisins recueillis dans la vigne au canton dit Osterberg, banlieue de Westhoffen, où a travaillé et vomi Jean Riehl, vigneron à Wangen.*

» L'intégrité des scellés ayant été constatée, nos premières opérations eurent d'abord pour objet d'établir l'état des organes et matières qui nous étaient soumises; après quoi nous abordâmes l'analyse chimique proprement dite.

ÉTAT PHYSIQUE DES MATIÈRES.

» § A. — Le *liquide* renfermé dans l'estomac de Jean Riehl était d'un gris jaunâtre et légèrement trouble; sa réaction était franchement acide, et l'odeur infecte qu'il exhalait, indiquait qu'il avait dû éprouver la fermentation putride.

» § B. — *Viscères.* Procédant à l'ouverture du vase qui contenait les organes extraits de l'abdomen (estomac, foie et rate), nous avons trouvé ces der-

niers imbibés d'une liqueur sanguinolente, épaisse
et dans un état de décomposition putride, ces viscères n'ayant été imprégnés d'aucun liquide qui pût
en prévenir la décomposition.

» *b'*. — *L'estomac* dont les deux extrémités cardiaque et pylorique avaient été entourées d'une ligature, était fendu dans toute sa longueur. Sa surface
extérieure était d'un gris rougeâtre, parsemé de larges plaques vertes sans aucune trace d'érosion. La
surface interne offrait une coloration d'un rouge livide uniforme, semé pareillement de quelques plaques verdâtres. En plaçant l'organe entre l'œil et la
lumière, on constatait, en quelques endroits, une diminution manifeste dans son épaisseur, indiquée par
une teinte blanchâtre et par une demi-transparence
de la paroi. Cet état coïncidait parfois avec la teinte
verdâtre. Nous remarquâmes surtout la présence de
deux petites plaques semblables dans le grand cul-
de-sac de l'estomac; mais, en cet endroit, la muqueuse stomacale ne présentait absolument aucune
lésion, ni rougeur plus foncée, ni tuméfaction, ni
érosion. Sa surface était partout *parfaitement lisse,*
et l'amincissement causé par la putréfaction avait
lieu aux dépens de la tunique moyenne, des fibres
cellulaires et musculeuses.

» *b"*. — *Le foie* avait été divisé par une section en
deux portions inégales. Nous trouvâmes sa surface
d'un brun foncé, semé de plaques verdâtres semblables à celles de l'estomac. Son parenchyme, assez résistant, offrait à la coupe une teinte rougeâtre uniforme. La vésicule du fiel contenait un peu de liquide.

» *b'''*.—*La rate*, d'un assez petit volume, offrait une coloration générale d'un brun noirâtre. Son parenchyme, fendu par plusieurs sections, était également assez consistant.

» En admettant que les altérations précédemment décrites n'étaient point produites par l'inflammation de ces organes, mais par la putréfaction seule, nous n'en pouvions déduire aucune conclusion sur l'existence ou la non-existence d'un empoisonnement. En effet, plusieurs substances toxiques, entre autres l'acide arsénieux, peuvent être administrées à des doses capables d'entraîner la mort sans laisser d'altération appréciable sur la muqueuse gastrique, ainsi que Chaussier, Müller et Marc en ont rapporté des exemples. C'est l'analyse chimique qui devait résoudre la question.

» § C. — *La terre* qui nous a été remise était essentiellement argileuse; une partie de cette terre était exempte de toute substance étrangère: mais, dans certains endroits, où elle n'était pas homogène, on y remarquait, à la loupe et même à l'œil nu, des pellicules de raisin et quelques débris de pommes de terre non digérées; enfin, d'autres fragments de terre se trouvaient tellement chargés d'humidité et de moississure, que nous ne pûmes douter qu'ils n'eussent été imprégnés d'un liquide renfermant des matières organiques.

ANALYSE CHIMIQUE.

» Nous diviserons en trois paragraphes les opérations de l'analyse chimique :

» Le paragraphe D sera consacré à l'examen des réactifs ;

» Le paragraphe E sera consacré à la recherche des poisons inorganiques ;

» Le paragraphe F sera consacré à la recherche des poisons organiques.

» § D. — *Examen des réactifs.* Ayant à nous prononcer d'abord sur la présence ou l'absence de l'arsenic dans le corps du délit, nous avons fait une série d'expériences pour établir la pureté des agents que nous voulions employer, tant pour opérer la destruction des matières organiques, que la mise en liberté de ce toxique.

» Dans l'appareil de Marsh, de la forme de celui adopté par la Commission de l'Académie des Sciences, nous avons fait réagir sur du zinc, successivement et pendant près de quatre heures, de l'acide sulfurique et de l'acide chlorhydrique, préalablement purifiés. Durant la réaction, il ne s'est pas manifesté le plus léger indice de l'existence de l'arsenic dans les agents dont nous devions nous servir. D'une autre part, on distilla 500 grammes d'acide nitrique sur 50 grammes de nitrate potassique pur ; le résidu de la distillation, décomposé par une quantité convenable d'acide sulfurique pur, fut introduit dans un même appareil que ci-dessus, et nous eûmes ainsi la preuve que ce réactif ne renfermait point d'arsenic.

» § E. —*Recherche des poisons inorganiques.* Les opérations consignées dans ce paragraphe sont de deux espèces : dans les unes E', nous nous sommes occupés de la combustion, c'est-à-dire de la destruction des matières organiques qui peuvent masquer les propriétés des substances inorganiques, et rendre difficile, sinon impossible, la manifestation de leur présence; dans les autres, E″, la matière organique étant détruite, nous ferons connaître les expériences auxquelles nous nous sommes livrés, dans le but de mettre en évidence les substances toxiques appartenant au règne inorganique, qui auraient pu se trouver dans le corps du délit.

» E′. — *Destruction des matières organiques. Combustion, carbonisation.* Pour opérer cette destruction, nous avons eu recours à l'acide sulfurique. On a pesé et introduit dans des capsules de porcelaine, savoir :

Opération *a*.
{ 570^{gr} de foie;
200^{gr} d'ac. sulfuriq.

Opération *b*.
{ 45^{gr} de rate;
15^{gr} d'ac. sulfuriq.

Opération *c*.
{ 155^{gr} d'estomac;
40^{gr} d'ac. sulfuriq.

Opération *d*.
{ 120^{gr} liquide de l'est.
40^{gr} d'ac. sulfuriq.

Opération *e*.
{ 1300^{gr} terre suspecte,
1000^{gr} d'ac. sulfur. et
800^{gr} d'ac. nitrique.

OBSERVATIONS.

N'ayant opéré que sur la moitié environ des matières qui nous avaient été remises, nous avons conservé avec soin l'autre moitié.

» Voici le traitement que nous avons suivi pour les quatre premières opérations : On a toujours eu soin d'étendre préalablement l'acide sulfurique d'un peu d'eau distillée, afin de décomposer et de transformer en sulfate les chlorures alcalins qui pouvaient se rencontrer dans les matières suspectes, et prévenir ainsi la disparition de l'arsenic sous forme de chloride arsénieux, ce qui arrive inévitablement d'une manière plus ou moins complète, quand on néglige cette précaution. Dans toutes, on a chauffé avec soin la matière, qui s'est d'abord liquéfiée et, plus tard, charbonnée. La carbonisation nous ayant paru parfaite, on a laissé refroidir; puis on a traité, à plusieurs reprises, par l'eau régale pour épuiser le charbon. Le liquide concentré et évaporé avec ménagement jusqu'à siccité, on a repris par l'eau et obtenu ainsi des dissolutions que nous désignerons ici sous les noms de :

» Liqueur a, provenant du foie;

» Liqueur b, provenant de la rate;

» Liqueur c, provenant de l'estomac;

» Liqueur d, provenant du liquide renfermé dans l'estomac.

» La cinquième opération e ne diffère que très-peu des précédentes. Comme la terre présentait un volume considérable, et que, d'ailleurs, il n'y avait que peu de matières organiques à brûler, on a commencé par faire bouillir le mélange d'acide et de terre, avec addition de la quantité d'eau nécessaire pour former une bouillie très-claire. Après deux heures d'une ébullition soutenue, on a filtré pour séparer les matières insolubles. Celles-ci ayant été convenablement lavées, on a réuni les eaux de lavage à la liqueur primitive, puis soumis le tout à

une évaporation ayant pour objet et la destruction
de la matière organique et l'expulsion de l'excès d'a-
cide. Le résidu de cette opération, repris par l'eau
régale, comme dans les opérations *a*, *b*, *c*, *d*, donna
naissance au liquide que nous désignons sous le nom
de : Liqueur *e*, provenant des terres suspectes.

» E″. — *Opération ayant pour objet de mettre
en évidence la présence des poisons appartenant au
règne inorganique.* Nous avons monté cinq appareils de Marsh, en nous conformant à l'instruction
publiée par l'Académie des Sciences. Après les avoir
fait marcher à blanc pendant près de trois heures,
on a introduit dans chacun d'eux, et par petites portions, la moitié de chacune des liqueurs suspectes
du § E ci-dessus, comprises sous les lettres *a*, *b*, *c*, *d*, *e*.

» Chaque expérience ayant été conduite pendant
au moins quatre heures, sans qu'on ait aperçu la
plus légère trace d'arsenic, nous avons dû conclure
à l'absence de ce toxique. Néanmoins, dans la crainte
que des traces d'arsenic, s'il en avait existé dans les
matières suspectes, n'eussent disparu dans l'air sous
forme de chloride arsénieux, nous avons répété et
varié quelques-unes de nos expériences. Par exemple,
nous avons brûlé une nouvelle portion d'estomac,
en ayant soin d'étendre l'acide sulfurique de deux
fois son volume d'eau, afin d'être certain que tous
les chlorures se trouveraient détruits au moment
où l'acide sulfurique interviendrait comme agent
oxydant de la matière organique. Nous sommes allés
plus loin : nous avons brûlé 255 grammes de foie
avec 300 grammes d'acide sulfurique pur, en n'opé-

rant plus alors dans une capsule à l'air libre, mais
dans une cornue munie de son récipient et d'un tube
à boules, pour condenser ou retenir à volonté tous les
produits gazeux ou gazéifiables. Les produits provenant de ces deux combustions, traités par l'eau régale et soumis, d'ailleurs, au traitement détaillé
plus haut, nous avons obtenu deux liqueurs qui ont
été introduites séparément dans des appareils de
Marsh maintenus en activité pendant plus de six
heures. Malgré toutes ces recherches, il nous a été
impossible de déceler la plus légère trace d'arsenic.

» Les parties restantes des liqueurs *a*, *b*, *c*, *d*, *e*,
furent à leur tour soumises à nos investigations, et
nous pûmes conclure à l'absence de tous les autres
toxiques inorganiques, le phosphore excepté. En effet, ces liqueurs ne précipitant point par l'acide
sulfhydrique, nous pouvons affirmer qu'elles ne contenaient ni cuivre, ni mercure, ni poisons métalliques proprement dits. Dans le même but, nous les
avons soumises, ainsi que les parties charbonneuses,
résidu de leur incinération, à des expériences directes ; mais toutes nos tentatives ont eu le même résultat.

» § F.—*Recherche des poisons organiques*. L'absence de poisons inorganiques dans le corps du délit,
du moins de ceux qui ont acquis une si triste célé-
brité, étant pour nous un fait acquis par les recherches précédentes, nous dûmes, quoique notre tâche
devînt très-difficile, vu la décomposition putride des
viscères, procéder à la recherche des poisons organiques. Nous l'avons entreprise à l'aide de traite-

ments successifs par l'alcool faible, par l'alcool concentré, par l'éther et par les mêmes véhicules aiguisés
d'acide. Nos expériences avaient eu pour objet d'éli-
miner successivement les principes immédiats sa-
lins, neutres. acides et alcalins, composant les matières qui nous étaient soumises, et nous avons acquis
la pleine conviction qu'il ne s'y trouvait ni *morphine*, ni composés de cette base, ni *strychnine*, ni
brucine, ni *vératrine*. Qu'il nous suffise de dire que
les réactifs génériques, tels que le chlorure plati-
nique, le chlorure mercurique, le sulfocyanure, les
sels d'or et le tannin, ne décelaient pas trace de ces
bases dans le corps du délit. mais encore le chlore,
l'acide nitrique, l'iode et l'acide iodique. L'insi-
pidité des substances que nous avons isolées, nous
prouvait aussi clairement l'absence des bases organiques.

» Des recherches aussi multipliées nous condui-
sant à des résultats de ce genre, nos conclusions auraient été contraires à toute supposition d'empoisonnement, sans une circonstance que voici :

» En vidant complétement la bouteille contenant
le liquide renfermé dans l'estomac. § A, nous aper-
çûmes de petits fragments d'une matière qui, vue au
sein du liquide, aurait pu être prise pour des débris
de lard ou de graisse, si sa densité n'eût pas été plus
grande que celle du liquide. On fit passer tout le liquide au travers d'une gaze, et il resta sur les mailles
de ce tissu quatre petits fragments d'une matière
blanche, pâteuse, qui avait la plus grande ressemblance physique avec la pâte phosphorée. Ayant fait

part de cette circonstance à M. le juge d'instruction, il nous remit, à la date du 7 octobre, à l'effet de *déterminer les quantités de phosphore qui s'y trouvaient*, savoir :

» 1°. Quatre pots de terre cuite vernissée de la contenance de 2 à 3 litres chacun, et portant pour suscription : *Terre recueillie dans la vigne dite Osterberg :*

» N° 1 : du côté nord ;

» N° 2 : du côté sud ;

» N° 3 : du côté est ;

» N° 4 : du côté ouest ;

» 2°. Deux pots en faïence de la contenance de 10 à 15 grammes chacun et contenant

» Le n° 1 : Dix grammes de pâte phosphorée égale à la quantité délivrée, le 27 septembre dernier, par M. Victor Oppermann, pharmacien à Westhoffen, à la veuve de Jean Riehl, de Wangen ;

» Le n° 2 : De la pâte phosphorée prise dans le pot dans lequel le sieur Oppermann, pharmacien à Westhoffen, tient habituellement sa pâte phosphorée.

» En admettant qu'il y ait eu empoisonnement par le phosphore, nos expériences ne pouvaient plus simplement avoir pour objet de déceler la présence des composés phosphorés, ceux-ci faisant partie de l'organisme et se rencontrant d'une manière normale dans tous les viscères et la plupart des sécrétions ; mais nos arguments *pour* ou *contre* un empoisonnement par le phosphore, nous devions les puiser :

» 1°. Dans l'état où nous rencontrerions le phos-

phore, car il nous semblait incontestable que, si
des parties de pâte avaient résisté à l'acte de la digestion, le phosphore devait se retrouver, en grande
partie du moins, en nature, et avec toutes ses propriétés, et que, au contraire, les portions dénatu-
rées par la digestion devaient contenir le phosphore,
soit à l'état d'acide phosphoreux, soit à celui d'a-
cide hypophosphorique n'existant pas dans l'organisme, et dans la supposition, toutefois, que l'oxydation du phosphore se fût faite au sein de l'estomac
de la même manière que dans l'air;

» 2°. Dans les proportions relatives du phosphore existant dans les matières qui nous étaient
soumises, comparées à celles qui se rencontrent dans
les matières phosphorées de la nature. C'est sur ces
deux ordres de preuves que notre jugement devait
être basé.

» *Examen des fragments de pâte censée être de
la pâte phosphorée, retirés du liquide extrait de
l'estomac de Jean Riehl, A.* —Soit que nous fussions
sous l'influence du liquide putride de l'estomac dont
on venait de retirer ces fragments de pâte, soit par
toute autre cause, nous ne leur avons pas trouvé
l'odeur alliacée si caractéristique de la pâte phosphorée. Toutefois nous ne pouvions rien conclure
de ce fait, attendu que, d'une part, un aide, occupé
dans une pièce voisine, et consulté par nous à cet
égard, trouvait à cette pâte une odeur alliacée, et
que, d'une autre, de la pâte phosphorée achetée par
nous dans le commerce, étant plongée pendant quelques heures dans une portion du liquide suspect

mentionné plus haut, perdait son odeur alliacée.

» Un morceau de la pâte suspecte placée dans l'obscurité n'y était point lumineux; mais nous ne devions pas conclure de ce caractère négatif que ce ne fût pas de la pâte phosphorée, attendu que le phosphore pouvait déjà avoir été oxydé. Ce qui nous prouva qu'il pouvait en être ainsi, c'est que la même portion de pâte humectée par la teinture d'iode ne s'est point d'abord colorée en bleu, comme cela arrive pour les matières amylacées qui sont en contact avec ce réactif, et que ce n'est qu'à la longue et après avoir sacrifié une certaine quantité d'iode, que la coloration a été produite. Or l'expérience démontre que l'action de l'iode sur la fécule est toujours retardée par un corps oxydable, tel que l'acide phosphoreux et les composés oxydés de ce même radical, mais inférieurs à l'acide phosphorique.

» Si nous eussions eu plus de matière à notre disposition, nous aurions fait intervenir tous les agents propres à enlever le peu de phosphore libre qui aurait pu se trouver dans la pâte, et nous aurions même constaté directement l'action de cette pâte sur l'économie animale. Il est à regretter que l'attention de la personne commise à la levée du cadavre de Jean Riehl n'ait pas été éveillée sur l'existence de ces fragments pâteux, car elle aurait pu, en les isolant du liquide de l'estomac, les préserver de toute altération.

» N'ayant eu à notre disposition que $0^{gr},030$ de matière, nous n'avons pas hésité à sacrifier, à l'évaluation du phosphore qu'elle pouvait contenir, ce

qui nous restait des essais entrepris précédemment
et indiqués plus haut, c'est-à-dire o^{gr},024 de matière. A cet effet, nous avons mis ces o^{gr},024 de
pâte, préalablement desséchés à l'abri du contact de
l'air, au fond d'un petit creuset en platine, très-
étroit, recouvert d'une forte couche de sulfate mercurique pur, et chauffé ensuite le creuset de haut en
bas, afin qu'aucun produit combustible ne pût
échapper à l'action oxydante du sel. La destruction
de la matière organique ne tarda pas à avoir lieu;
elle était reconnaissable, d'ailleurs, à un dégagement de gaz acide sulfureux et carbonique. Cette
destruction opérée, on dirigea dans l'intérieur du
creuset, porté à une température d'environ 450 degrés centigrades, un jet de vapeur d'alcool pour arriver à la destruction de l'excès de sulfate mercurique employé. Il resta pour résidu une matière fusible,
presque transparente, qui, dissoute dans trois ou
quatre gouttes d'eau, rougissait fortement les couleurs de tournesol et de choux rouges, précipitait le
nitrate d'argent en blanc et coagulait la solution d'albumine, jouissait enfin de toutes les propriétés de
l'*acide pyrophosphorique* (modification de l'acide
phosphorique rougi au feu). Le poids de cet acide,
évalué à la balance, est de o^{gr},006, ce qui représente
o^{gr},00262 de phosphore; par conséquent, 100 parties de cette pâte contenaient 10,9 pour 100 de phosphore.

» *Examen du liquide A retiré de l'estomac de
Jean Riehl.* — Nous avons dit, § E', que nous n'a-
vions soumis qu'une portion de ce liquide aux opé-

rations qui précèdent ; en examinant l'autre sous le point de vue nouveau où nous nous trouvions placés, nous avons reconnu qu'il était acide.

» Les réactifs n'y décelaient que de faibles traces de phosphate ; une portion évaporée laissa pour résidu une matière organique, qui, en se décomposant par une chaleur élevée, donna un produit charbonneux d'une incinération extrêmement difficile, pour ne pas dire impossible. Si des expériences, qu'il est inutile de rapporter ici, ne nous ont pas permis de retirer de ce liquide de l'acide phosphoreux ou hypophosphorique, nous avons acquis des preuves certaines, quoique indirectes, qu'il y existait un composé de phosphore inférieur à l'acide phosphorique. Ainsi, par exemple, ce liquide réduisait certaines dissolutions métalliques, notamment les sels auriques ; mais, comme plus d'une matière organique produisent des effets analogues, nous avons eu recours à un autre moyen d'expérimentation pour démontrer, dans le liquide qui nous occupe, la présence d'un *corps réducteur*. Sachant, par expérience, que l'*acide phosphoreux*, aussi bien que les acides arsénieux et sulfureux, jouit de la propriété de prévenir l'oxydation, et partant la destruction d'une matière colorante, comme l'indigo par exemple, nous avons eu recours à cette couleur pour nous assurer de la présence d'un *corps réducteur* dans le liquide suspect.

» Dans une première expérience, nous avons pris :

» Neuf centimètres cubes d'une dissolution de sul-

fate d'indigo, à laquelle nous avons ajouté 16 centimètres cubes d'eau.

» On y a versé, goutte à goutte, jusqu'à décoloration, une solution titrée de chlore: le volume du
chlore employé n'a été que de $0^{cc},5$.

» On a mesuré de nouveau :

» Neuf centimètres cubes d'une dissolution de sulfate d'indigo, et l'on y a ajouté 16 centimètres cubes du
liquide de l'estomac, en y versant également la quantité de chlore nécessaire pour obtenir la décoloration
de l'indigo. Nous avons trouvé qu'il fallait $41^{cc},5$
de chlore.

» Dans une seconde expérience, on a mesuré,
d'une part :

» Dix-huit centimètres cubes de sulfate d'indigo,
qu'on a étendu de 32 centimètres cubes d'eau;

» De l'autre :

» Dix-huit centimètres cubes de sulfate d'indigo,
qu'on a étendu de 32 centimètres cubes du liquide
de l'estomac.

» La solution aqueuse n'a exigé pour sa décoloration que $1^{cc},3$ de chlore; tandis que la solution
contenant le liquide de l'estomac en a exigé 83 centimètres cubes.

» Les faits que nous venons de rapporter démon-
trant, d'une part, l'existence d'une faible proportion d'acide phosphorique; d'une autre, celle d'un
corps éminemment réducteur, nous avons dosé le
phosphore qui existait dans le liquide suspect, afin
de décider, par la balance, si la substance organique
qui s'y trouvait, était plus ou moins phosphorée que

les principes immédiats, éminemment phosphorés,
de l'organisme. A cet effet, nous avons fait évaporer au bain-marie, dans un creuset d'argent,
50 grammes du liquide § A qui nous restait; il est
résulté de cette évaporation un résidu qui, convenablement desséché, pesait $2^{gr},273$. On ajouta au
résidu environ trois fois son poids de nitre pur, autant de carbonate sodique pur aussi, et, enfin, on
humecta le tout au moyen de l'eau. En chauffant le
creuset à feu nu, la matière qui y était renfermée
éprouva d'abord la fusion aqueuse, qui détermina le
mélange intime des matières qui se trouvaient en
présence; en chauffant davantage, la masse éprouva
un commencement de fusion ignée, suivie immédiatement d'une déflagration qui, se propageant successivement d'un point à un autre, nous donna, en
définitive, une masse saline, complétement soluble
dans l'eau, et dans laquelle nous avons retrouvé
tout le phosphore à l'état de phosphate. On ajouta à
ce produit de la calcination un excès d'acide chlorhydrique, tant pour saturer l'alcali employé que
pour détruire le nitrite provenant de la décomposition d'une partie de l'excédant de nitrate. Après une
concentration convenable, opérée dans une capsule
de porcelaine, on introduisit dans la liqueur acide
et chaude, une certaine quantité de nitrate magnésique. La liqueur était d'abord transparente, mais, en
neutralisant l'acide par un excès d'ammoniaque liquide, il se forma un abondant précipité cristallin,
insoluble, possédant tous les caractères du *phosphate
ammoniaco-magnésien*, et qui, lavé et desséché,

pesait o^{gr},4080, représentant o^{gr},1002 de phosphore.

» D'après ces résultats, 100 parties de la matière organique du liquide de l'estomac contiendraient :

4,2 p. 100 de phosphore, tandis que la matière cérébrale,
       la plus riche de l'organisme, n'en renferme que
o,46 p. 100, c'est-à-dire environ neuf fois moins.

» Cette grande quantité de phosphore retirée du liquide de l'estomac, à l'aide de laquelle on se rend compte et du pouvoir réducteur dont il jouit, et de la difficulté que l'on rencontre dans l'incinération du charbon auquel il donne lieu, ne peut s'expliquer qu'en admettant qu'une certaine dose de phosphore a été ingérée dans le tube digestif de Jean Riehl.

» *Traitement des terres normales et des terres suspectes.*—Le traitement que nous avons fait subir à ces terres ayant pour but d'évaluer la quantité d'acide phosphorique qu'elles renferment, il importait de les ramener au même degré de dessiccation, afin que ces différences dans les degrés d'hydratation ne pussent pas influencer le résultat final auquel tendaient nos efforts : *l'évaluation relative du phosphore que renfermaient ces terres.*

» *Terres normales.*—Dans le double but d'abréger nos opérations et de diminuer les chances d'incertitude, on a réuni les terres recueillies sur les différents points de la vigne qui n'avaient pas dû être en contact avec les déjections. On les a ensuite desséchées, pulvérisées, et enfin fait passer au tamis, afin d'avoir le mélange le plus homogène ; on en a pris

alors une certaine quantité, qu'on a calcinée au rouge
pendant près de deux heures, pour en expulser
toute l'humidité, ensuite on en a pesé :

    5 grammes, auxquels on a mélangé
 15 grammes de carbonate sodique pur et
  1 gramme de nitrate potassique également pur.

» Ce mélange, introduit dans un creuset de platine, fut ensuite calciné au rouge-blanc ; le résidu
de la calcination délayé dans l'eau distillée, et traité
par l'acide chlorhydrique, donna naissance à une
solution transparente, légèrement jaune (coloration
due à de l'oxyde ferrique), et qui, évaporée à siccité,
laissa un résidu insoluble dans l'eau, de même que
dans l'eau aiguisée d'acide chlorhydrique, possédant, en un mot, tous les caractères de l'acide silicique (silice).

» On jeta le tout sur un filtre et on lava le précipité, jusqu'à ce que les eaux de lavage ne laissassent
plus de résidu sur la lame de platine. Ces eaux de
lavage ayant été réunies à la liqueur primitive, on
évapora le tout à sec pour expulser l'excès d'acide ;
redissolvant la matière dans une petite quantité d'eau
et chauffant, on y introduisit un grand excès d'acétate ferreux, dans le but de précipiter l'acide phosphorique à l'état de phosphate ferroso-ferrique.
Après vingt-quatre heures de repos, on jeta le tout
sur un filtre, on lava le précipité jusqu'à extinction,
après quoi on le mit en digestion dans le sulfure
ammonique, afin de faire passer l'acide phosphorique en combinaison avec l'ammoniaque, tandis

que le soufre formait avec le fer un sulfure insoluble,
dont on enleva facilement le phosphate soluble par
les lavages. Les eaux contenant le phosphate ammonique et l'excès de sulfure, furent évaporées presque à
siccité pour volatiliser l'excès de sulfure ammonique ;
reprenant par l'eau et filtrant pour séparer le soufre,
on obtint une liqueur dans laquelle l'addition d'une
certaine quantité de sulfate ammoniaco-magnésien
développait un léger précipité possédant tous les caractères du phosphate ammoniaco-magnésien, et
dont le poids était de 0^{gr},002, représentant 0^{gr},00055
d'acide phosphorique.

» *Terres suspectes.*—Pour l'évaluation que nous
avions à faire, nous avons éloigné les pellicules de
raisin et toutes les matières organiques apparaissant
à l'œil nu, et n'avons opéré que sur les parties de
terre évidemment imbibées d'un liquide. On les a
desséchées, pulvérisées, tamisées, mélangées et cal-
cinées comme les précédentes, afin d'en expulser
l'eau.

» Cinq grammes de cette terre ayant été traités
par le même procédé que celui qui est exposé ci-
dessus, on a retiré une quantité de phosphate ammoniaco-magnésien égale à 0^{gr},01, représentant une
quantité d'acide phosphorique égale à 0^{gr},00377,
c'est-à-dire environ cinq fois plus forte que celle
que nous avions retirée des terres normales.

» *Examen de la pâte renfermée dans les deux
pots en faïence.* — Ces deux pots contenant une pâte
qu'à tous ses caractères nous considérions comme
identique, nous avons opéré sur la pâte renfer-

mée dans l'un d'eux pour doser le phosphore. A
cet effet, on a pesé avec rapidité $7^{gr},420$ de pâte
phosphorée qu'on a introduite dans un grand tube
communiquant, d'une part, avec un appareil à gaz
chlore pur ; d'une autre, avec un système de récipient destiné à recevoir tous les produits volatils.
En faisant passer un courant continu de chlore, on
a chloruré le phosphore qui s'est volatilisé sous forme
de chloride phosphorique. En chauffant la pâte, on
a carbonisé la matière organique, et, traitant alors
le tout par l'eau, pour séparer le charbon, en filtrant
et évaporant la liqueur, on a obtenu un résidu contenant encore des traces de matières organiques,
qu'on a complétement détruites en fondant la masse
avec une petite quantité de nitre ; en la reprenant
par l'eau aiguisée d'acide acétique, et en y versant
de l'acétate plombique, on a obtenu un précipité de
phosphate triplombique qui, lavé, desséché et fondu,
pesait $4^{gr},152$, poids qui représente une quantité
de phosphore égale à $0^{gr},320$. Par conséquent, les
10 grammes livrés à la femme Riehl devaient contenir $0^{gr},431$. Or, en supposant toutes les parties ho-
mogènes, 100 parties renfermeraient 4,31 pour 100.
Si la pâte que nous venons d'analyser est moins riche
en phosphore que celle que nous avons retirée du cadavre de Jean Riehl, c'est que la première contient
encore 50 pour 100 d'eau.

CONCLUSIONS.

» De toutes les expériences qui précèdent, nous
concluons :

» 1°. Que les viscères et les terres qui nous ont été remises, ne renferment aucune des substances toxiques signalées jusqu'ici dans les cas d'empoisonnement ;

» 2°. Que le liquide de l'estomac de Jean Richl contenait quelques petits fragments d'une pâte ayant tous les caractères apparents de la *pâte phosphorée*, et, en outre, certains caractères chimiques propres à cette préparation, puisque $0^{gr},024$ de cette matière desséchée nous ont donné $0^{gr},006$ d'acide phosphorique, et que la quantité de phosphore renfermée dans cette dose d'acide correspond assez bien à celle du phosphore qui a été trouvée dans la pâte phosphorée délivrée par le sieur Oppermann, celle-ci ayant été préalablement débarrassée de son eau par la dessiccation ;

» 3°. Que ce même liquide renfermait une grande quantité d'un composé phosphoré qui n'est pas de l'acide phosphorique, mais un composé inférieur à ce dernier, et qui n'existe point à l'état normal. Les proportions en sont telles, qu'il est impossible de le rattacher à l'existence d'un élément phosphoré normal, puisque la matière organique sèche, renfermée dans ce liquide, contenait *neuf fois* plus de phosphore que la substance normale la plus phosphorée ;

» 4°. Que les terres suspectes contiennent, comparativement, cinq fois plus de phosphore que les terres normales voisines ;

» 5°. Que si les 10 grammes de pâte phosphorée, achetés chez le sieur Oppermann, à Westhoffen, ont été administrés à Jean Richl, il aurait avalé $0^{gr},431$

de phosphore, c'est-à-dire une dose plus que suffisante pour occasionner la mort ;

» 6°. Que probablement Jean Richl a succombé
à un empoisonnement par la pâte phosphorée ; comment autrement pourrait-on s'expliquer :

» 1° L'existence de ces restes de pâte si riches en
phosphore ;

» 2° La grande proportion de phosphore trouvée
dans le liquide de l'estomac ;

» 3° Enfin, cette proportion d'acide phosphorique qui, dans les terres suspectes, est, comparativement, cinq fois plus grande que dans les terres normales.

» Ces conclusions ne sont ni infirmées, ni confir-
mées par l'examen anatomique. En effet, on ne manque point d'exemples qui établissent la possibilité
de l'empoisonnement par le phosphore, sans que la
muqueuse gastrique ait offert d'altérations appréciables. Il a même pu exister, dans le cas actuel, un
premier degré d'inflammation, qui aurait été masqué
par l'altération générale, résultant de la putréfaction.

» Strasbourg, 18 novembre 1847.

» *Signé :* J. PERSOZ, A. WILLEMIN, OPPERMANN. »

SECTION TROISIÈME.

DES ACIDES ET DES SELS ACIDES.

L'étude qui vient d'être faite du phosphore nous conduit très-naturellement à celle des acides et des sels acides. L'action de ces corps sur l'économie est la même. Au contact, ils agissent en brûlant ou cautérisant les tissus; entraînés par l'absorption, ils portent dans l'organisme des principes étrangers, dont la présence, *en quantité plus ou moins considérable,* est incompatible avec la vie.

I. — *Des acides toxiques.*

Les composés ainsi nommés dont nous devons traiter ici, et qui agissent sur l'économie spécialement par leurs propriétés acides, sont :

Les trois acides minéraux les plus importants de la chimie :

L'acide sulfurique ;

L'acide azotique ou nitrique ;

L'acide chlorhydrique ou hydrochlorique ;

Acides auxquels il faut ajouter celui qui résulte du mélange ou de la combinaison de deux d'entre eux, c'est-à-dire :

L'acide chloro-azotique ou l'eau régale ;

Puis,

Les acides sulfureux et sulfhydrique;

Les acides phosphoreux et phosphorique;

Et enfin, parmi les composés de nature organique :

Les acides acétique, citrique, oxalique et tartrique;

Acides que nous rapprocherons des acides minéraux, parce qu'ils produisent des effets de même ordre sur les tissus vivants.

Nous réserverons seulement, pour le reporter dans l'ordre des poisons végétaux, l'acide cyanhydrique ou prussique, qui est le poison le plus terrible que l'on connaisse, et qui, de même que l'acide arsénieux, agissant non par ses propriétés acides, mais par sa nature propre, mérite une attention toute particulière.

Ces acides ont un certain nombre de caractères généraux qu'il faut signaler tout d'abord, afin de n'avoir pas à les rappeler pour chacun d'eux spécialement.

1°. Ils ont une saveur *sui generis*, dite *acide*, que tout le monde connaît;

2°. Ils rougissent le papier bleu de tournesol, phénomène dû, selon M. Chevreul, à ce que, en s'emparant de la base d'un sel végétal, ils en séparent un acide dont la couleur est rouge;

3°. Ils font effervescence sur la pierre ou sur les carreaux, parce que généralement la pierre ou les carreaux contiennent des carbonates calcaires, dont l'acide est mis en liberté par des acides plus énergiques.

A ces trois caractères, qu'il est si facile de constater, le chimiste expert sait déjà qu'il a à faire à un acide: il ne lui reste plus, par des caractères spéciaux, qu'à déterminer avec rigueur quel est cet acide, et, s'il en existe plusieurs dans un mélange, à les distinguer et à les séparer les uns des autres. Faisons donc l'étude de chaque acide en particulier.

Acide sulfurique (SO^3, HO).

L'acide sulfurique est un produit de l'art. Il paraît avoir été connu des anciens, il en est fait mention dans les écrits de Rhazès.

Dans le commerce, l'acide sulfurique porte le nom d'*huile de vitriol*. Il est ainsi nommé parce qu'il offre une consistance oléagineuse, et qu'on le retirait autrefois du sulfate de fer, appelé *vitriol vert*.

Propriétés physiques et chimiques. — Quand il est pur, cet acide est un liquide incolore, transparent comme l'eau; mais assez souvent il offre une teinte noirâtre due à des matières organiques en suspension, et qu'il a la propriété de carboniser. Il est plus pesant que l'eau, caractère qui, joint à sa consistance huileuse, permet de le distinguer facilement. A 20 degrés, sa densité est 1,842.

L'acide sulfurique rougit, avec plus d'énergie que tout autre acide, la teinture de tournesol. La teinte qu'il lui fait prendre est un rouge vif assez caractéristique. Il est très-avide d'eau, et détermine ainsi la décomposition de toutes les matières organiques. Ces matières, comme on le sait, sont principale-

ment formées d'oxygène, d'hydrogène et de carbone.
En agissant sur les principes oxygène et hydrogène,
pour donner naissance à de l'eau dont il est très-avide,
il isole le carbone, ou plutôt une combinaison de
carbone, d'hydrogène et d'oxygène, qui a de l'analogie avec les matières grasses ou les goudrons.

Il ne bout qu'à une température élevée (310 degrés), et alors se décompose en oxygène et acide sulfureux, dont l'odeur est caractéristique. Il déplace la
plupart des acides. Il donne, avec l'eau de baryte, ou
avec la dissolution d'un sel barytique, un précipité
blanc, lourd, insoluble dans l'eau et dans l'acide
azotique. Ce dernier caractère est si sensible, qu'il
est propre à faire reconnaître les plus faibles proportions d'acide sulfurique dans une dissolution.

En toxicologie légale, les preuves devant être
pour ainsi dire surabondantes, on ne devra rien négliger pour mettre en évidence les caractères propres
ou essentiels de l'acide sulfurique. Ainsi :

1°. On devra volatiliser, dans un creuset de platine, le liquide ou mélange suspect. A la température de 310 degrés, l'acide sulfurique, s'il n'est pas
décomposé en acide sulfureux par des matières étrangères, se volatilisera sous forme de vapeurs blanches,
très-denses, d'une odeur piquante et caractéristique.

2°. On devra calciner au rouge la matière suspecte, préalablement saturée par un alcali, avec du
charbon pur. Le résidu obtenu, refroidi et humecté
d'eau et d'acide chlorhydrique, dégagera une odeur
d'acide sulfhydrique ou d'œufs pourris que l'odorat

ne peut méconnaître. Si la quantité d'acide sulfhydrique dégagée était considérable, on pourrait obtenir dans l'eau un dépôt de soufre hydraté qui, convenablement recueilli et séché, brûlerait avec tous
les caractères du soufre pur.

Acide azotique ou nitrique (AzO^5. HO).

L'acide azotique ou nitrique est un produit de
l'art. Il a été découvert, en 1225, par Raymond
Lulle. Albert le Grand lui donnait le nom d'*eau
prime*. Il porte encore dans le commerce le nom
d'*eau-forte*. On l'y rencontre à différents états de
concentration, sa densité diminuant en raison de
la proportion d'eau qu'il renferme.

Propriétés physiques et chimiques.—L'acide concentré (AzO^5. HO) est un liquide blanc, fumant à
l'air, et d'une odeur piquante *sui generis*. Assez souvent néanmoins, l'acide azotique a une teinte jaune
qu'il doit, soit à une décomposition partielle, sous l'influence de la lumière, soit à la présence de matières
organiques qu'il a la propriété de colorer en cette
nuance. Cette propriété même est un caractère de
l'acide. Il tache ou jaunit la peau et les matières organiques en général.

Il altère la plupart des matières dites *colorantes*,
et détruit l'indigo. Un moyen de constater la présence de l'acide azotique dans une liqueur, est un
essai au moyen de la dissolution d'indigo dans l'acide
sulfurique. La plus faible proportion d'acide azotique fait disparaître la couleur bleue de l'indigo.

27.

Autre caractère essentiel, l'acide azotique, au contact de certains métaux, et spécialement du cuivre, donne des vapeurs rutilantes, résultat de la décomposition de l'acide qui, en oxydant le métal, passe à l'état de deutoxyde d'azote, puis, en présence de l'air, à l'état d'acide hypo-azotique :

$$Cu^3,\ 4\,AzO^5 = 3\,CuO,\ AzO^5 + AzO^2.$$

A 18 degrés, la densité de l'acide azotique pur est 1,510. Il bout à 86 degrés.

Acide chlorhydrique (HCl).

L'acide chlorhydrique qui, comme les deux acides précédents, est un produit de l'art, a été nommé pendant longtemps *acide marin, acide muriatique* ou *acide hydrochlorique*. Il a été obtenu, pour la première fois à l'état de gaz, par Priestley, en 1772. Ce gaz, éminemment soluble dans l'eau, constitue le liquide variable en concentration ou en densité, dont la composition est représentée par

$$HCl,\ \ 6\,HO \text{ (densité, } 1,2109);$$
$$HCl,\ 12\,HO \text{ (densité, } 1,128);$$
$$HCl,\ 16\,HO \text{ (densité, } 1,094).$$

Propriétés physiques et chimiques. — Cet acide, incolore et transparent quand il ne contient pas de matières étrangères, répand, à l'air, des fumées blanches d'une odeur piquante caractéristique. Il noircit les matières organiques et les détruit rapidement.

Caractère chimique essentiel, il donne, avec le nitrate d'argent, un précipité blanc, épais, *caillebotté* (chlorure d'argent), insoluble dans l'eau et dans l'acide azotique, mais soluble dans l'ammoniaque.

En outre, l'acide chlorhydrique, mêlé à du peroxyde de manganèse, dégage du chlore, facilement reconnaissable à son odeur, à sa couleur et à la propriété que possède ce gaz de décolorer les matières végétales, et spécialement le papier ou la teinture de tournesol.

L'acide concentré (H Cl) a pour densité 1,2474. Sous la pression ordinaire $0^m,76$, il bout au-dessous de 100 degrés. L'acide HCl, 12 HO bout à 110 degrés.

Acide chloro-azotique ou eau régale ($AzO^5 HCl$, $AzO^2 Cl^3$, $AzO^2 Cl$).

L'acide chloro-azotique, chloronitrique ou eau régale, est le mélange ou la combinaison des deux acides chlorhydrique et azotique. Les anciens ont connu divers moyens de préparer ce composé, agent puissant de dissolution, qui leur parut propre à la transformation des métaux. De nos jours, on a recherché quelle était l'action réciproque des deux acides azotique et chlorhydrique l'un sur l'autre, et l'on a vu que l'eau régale n'était pas un simple mélange, mais une ou diverses combinaisons à proportions fixes et définies. D'après M. Baudrimont, l'acide chloro-azotique devrait être représenté par la formule

$$AzO^2 Cl^2.$$

combinaison qui serait le résultat de la décomposition ou réaction suivante :

$$Az\,O^5 + 2\,H\,Cl = Az\,O^3\,Cl^2 + H^2\,O^2.$$

Gay-Lussac a obtenu deux combinaisons différentes du chlore avec le bioxyde d'azote, qui sont
représentées par $AzO^2\,Cl^2$ et $AzO^2\,Cl$. Ces combinaisons jouissent l'une et l'autre de la propriété de
l'eau régale, qui est de dissoudre tous les métaux.

Propriétés physiques et chimiques. — Les propriétés de l'acide chloro-azotique sont tout à la fois
celles de l'acide azotique et de l'acide chlorhydrique.

Acide sulfureux (SO^2).

L'acide sulfureux est le gaz qui résulte de la combustion du soufre. On connaît son odeur pénétrante.
Cette odeur caractérise le gaz en dissolution dans
l'eau.

En outre, l'acide sulfureux décolore les matières
végétales. Il rougit d'abord, en sa qualité d'acide,
la teinture de tournesol, puis la décolore complétement.

Si l'on fait passer un courant d'acide sulfhydrique dans une dissolution d'acide sulfureux, on le décompose en produisant de l'eau et du soufre. Voici
l'expression de la réaction qui se produit :

$$2\,HS + SO^2 = 2\,HO + S^3.$$

Le chlore humide transforme l'acide sulfureux en

acide sulfurique ; on a

$$SO^2 + HO + Cl = SO^3 + HCl.$$

L'acide azotique le transforme de même en acide sulfurique en dégageant du deutoxyde d'azote et de l'acide hypo-azotique. C'est sur cette réaction même qu'est fondée la préparation de l'acide sulfurique. On a

$$3\,SO^2 + AzO^5\,HO = 3\,SO^3\,HO + AzO^2,$$
$$SO^2 + AzO^5\,HO = SO^3\,HO + AzO^4.$$

Acide sulfhydrique, hydrosulfurique ou hydrogène sulfuré (HS).

L'acide sulfhydrique est, comme l'acide sulfureux, un gaz soluble dans l'eau. Il est caractérisé par son odeur, qui est celle des bains dits *de Baréges* ou des œufs pourris. Il est décomposé par la chaleur, par l'oxygène, par le chlore, par le brome, par l'iode et par l'acide sulfureux. Dans ces différents cas, il y a dépôt de soufre.

L'action de l'iode a été utilisée pour reconnaître et doser, dans un liquide, les proportions d'acide sulfhydrique qu'il renferme. Dans ce but, on prépare une dissolution alcoolique d'iode titrée, ou dont la proportion d'iode est rigoureusement déterminée. On expérimente, relativement à une dissolution d'acide sulfhydrique titrée elle-même, combien il faut de la dissolution iodée pour transformer tout l'acide sulfhydrique en acide hydriodique. En présence de l'acide hydriodique, l'amidon n'éprouve aucune altération ou changement de couleur ; mais soit un atome d'iode libre, aussitôt l'amidon se colore, parce qu'il se forme un iodure bleu d'amidon. Or, dans une dissolution d'acide sulfhydrique à laquelle on ajoute de la teinture d'iode, tout l'hydrogène de l'acide sulfhydrique venant à être transformé en acide hydriodique, l'iode en plus, qui est ajouté à la dissolution, donne, avec l'amidon, une couleur bleue, indice de la saturation. Par la quantité de dissolution iodurée employée, on peut donc évaluer la quantité et, par conséquent, les moindres traces d'acide sulfhydrique contenues dans une liqueur.

L'acide sulfhydrique donne, avec diverses dissolutions salines métalliques, des précipités de couleurs diverses ; mais ces précipités servent plutôt à caractériser les métaux que l'acide sulfhydrique. On conçoit toutefois que si la nature des métaux est révélée par ces réactions, celles-ci peuvent caractériser de même l'acide sulfhydrique.

Acides phosphoreux (PhO^3) *et phosphorique*
(PhO^5).

Le phosphore, en se combinant à l'oxygène, donne naissance à divers composés définis, qui sont :

L'acide phosphorique ($Ph\,O^5$) ;
L'acide phosphoreux ($Ph\,O^3$) ;
L'acide hypophosphoreux ($Ph\,O$) ;
L'acide phosphatique ($Ph^2\,O^6$, ou $Ph\,O^3$, $2\,Ph\,O^5$) ;
L'oxyde de phosphore ($Ph^2\,O$).

L'acide phosphorique est le corps solide, blanc, pulvérulent, obtenu en faisant brûler, sous une cloche, du phosphore dans l'air.

L'acide phosphoreux est obtenu par une combustion plus lente dans un milieu (tube de verre), où l'oxygène n'est jamais en excès par rapport au phosphore. Il est également solide, blanc et volatil. Mais l'acide phosphoreux et l'acide phosphorique à l'état d'hydrate ou en dissolution dans l'eau, constituent des liquides doués de propriétés ou de réactions chimiques différentes, sur lesquelles nous reviendrons.

L'acide hypophosphoreux n'est connu qu'à l'état d'hydrate; il faut le représenter par PhO, $3HO$. Il est blanc, visqueux, facilement décomposé, par la chaleur, en acide phosphorique et en hydrogène phosphoré, mêlé de vapeurs de phosphure d'hydrogène liquide, qui rendent ce gaz spontanément inflammable.

L'acide phosphatique ou hypophosphorique peut tout aussi bien être considéré comme un mélange de 2 équivalents d'acide phosphorique et de 1 équivalent d'acide phosphoreux, que comme un composé spécial. Ph^3O^{13} égale, en effet, $2PhO^5 + PhO^3$. Les fumées blanches que produit le phosphore au contact de l'air sont regardées, ou comme un mélange d'acide phosphorique et d'acide phosphoreux, ou bien comme de l'acide phosphatique, autrement dit hypophosphorique.

L'oxyde de phosphore, ordinairement rouge, mais qui, par une modification isomérique, peut prendre une couleur jaune, est le corps formé sous l'eau au contact de l'air et du phosphore.

La propriété essentielle de chacun de ces composés est de fournir du phosphore quand on les calcine avec du charbon; mais, à l'état d'hydrates, ou en dissolution dans l'eau, ainsi que je l'ai annoncé, les acides phosphorique et phosphoreux sont doués de propriétés chimiques diverses, qu'il est utile d'examiner.

Acide phosphorique trihydraté $PhO^5\,3HO$, *ou acide phosphorique ordinaire.*

Cet acide est un liquide blanc, inodore, qui rougit fortement la teinture de tournesol. Il se distingue des acides précédemment étudiés en ce qu'il ne précipite, ou ne coagule pas une dissolution d'albumine. Toutefois, l'acide phosphorique trihydraté a-t-il été modifié par la chaleur, a-t-il perdu 1 ou 2 de ses équivalents d'eau, ce qui l'a transformé en acide métaphosphorique $PhO^5\,HO$, ou bien en acide pyrophosphorique $PhO^5\,2HO$, il jouit de la propriété de précipiter l'albumine (1).

---

(1) L'acide phosphorique PhO^5 prend avec l'eau divers degrés d'hydratation qui produisent autant de sels particuliers. Ainsi on a :

1°. L'acide phosphorique monohydraté $PhO^5 + HO$;
2°. L'acide phosphorique bihydraté $PhO^5 + 2HO$;
3°. L'acide phosphorique trihydraté $PhO^5 + 3HO$;

qui fournissent trois séries de phosphates, savoir :

Avec l'eau de baryte ou avec les sels solubles de cette base, l'acide phosphorique donne un précipité blanc, qui a quelque analogie avec le sulfate barytique, mais qui s'en distingue en ce qu'il est soluble dans l'acide chlorhydrique et dans l'acide azotique.

Avec le nitrate d'argent, l'acide phosphorique, à l'état de phosphate neutre, donne un précipité jaune serin de phosphate d'argent. Si l'acide contient ses trois équivalents d'eau, la liqueur reste neutre après la précipitation; s'il n'en contient qu'un seul ou deux, c'est-à-dire si l'on a à faire à l'acide métaphosphorique ou pyrophosphorique, la liqueur qui surnage le précipité contient de l'acide azotique libre et rougit le tournesol.

Caractère absolu : L'acide phosphorique, calciné avec du charbon, donne de l'oxyde de carbone, de l'acide carbonique et du phosphore.

Acide phosphoreux hydraté PhO^3, 3 HO.

L'acide phosphoreux hydraté se distingue de l'acide phosphorique en ce qu'il a une grande avidité pour l'oxygène, et qu'il peut réduire divers oxydes métalliques.

Ainsi, lorsqu'on le chauffe avec les oxydes de mer-

1°. Des phosphates monobasiques $PhO^5 + RO$;
2°. Des phosphates bibasiques $PhO^5 + 2RO$;
3°. Des phosphates tribasiques $PhO^5 + 3RO$.

D'où l'on voit que, dans ces sels, 1 équivalent d'eau peut être remplacé indifféremment par 1 équivalent de base.

cure ou de cuivre, il réduit ces oxydes et se transforme en acide phosphorique. Il décompose aussi les
sels d'or et d'argent. Il met obstacle, jusqu'à sa
transformation en acide phosphorique, à l'action du
chlore sur la dissolution de sulfate d'indigo. On a
vu plus haut (page 407) l'application faite de cette
propriété par MM. Persoz, Oppermann et Willemin,
pour reconnaître la présence de cet acide dans un
liquide suspect.

Sous l'influence de la chaleur, il décompose même
l'acide sulfurique. Il se dégage de l'acide sulfureux,
et il se dépose du soufre. Chauffé, il se transforme
en acide phosphorique, et en hydrogène phosphoré
susceptible d'être enflammé par un corps en ignition.

Au sujet de l'inflammabilité des composés de phosphore, qu'il me soit permis, pour compléter l'étude
chimique du phosphore et de ses composés, de rappeler que la propriété que présente le gaz hydrogène
phosphoré d'être inflammable spontanément, est
due à la présence d'un phosphure liquide et volatil,
dont la formule est PhH^2.

Il existe, d'après de nouvelles et intéressantes recherches de M. Paul Thenard, trois combinaisons
d'hydrogène et de phosphore :

1°. Un phosphure liquide PhH^2 ;

2°. Un phosphure solide Ph^2H ;

3°. Un phosphure gazeux PhH^3.

Le phosphure d'hydrogène liquide PhH^2 est l'un
des corps les plus inflammables que l'on connaisse.
Sous l'influence de la lumière, il se transforme en
phosphure gazeux et en phosphure solide, d'après

cette équation :

$$5 \, Ph \, H^2 = Ph^2 H + 3 \, Ph \, H^3.$$

De la sorte. on comprend quelle est la facilité de dédoublement de ce corps. et comment. en donnant naissance à un corps spontanément inflammable. il peut communiquer cette inflammation aux corps combustibles en présence desquels il se trouve.

Le phosphure d'hydrogène solide $Ph^2 H$ est un corps jaune. qui a l'odeur du phosphore. Sous l'influence de la lumière. il devient rouge, ne luit pas dans l'obscurité. et ne s'enflamme qu'à 160 degrés. Il est insoluble dans l'eau: mais si, dans ce liquide. on l'expose à la radiation solaire, il se décompose lentement. l'hydrogène se dégage. et il se forme de l'acide phosphorique.

Le phosphure d'hydrogène gazeux $Ph \, H^3$ est un gaz incolore, d'une odeur alliacée, fétide et caractéristique. Quand il est pur, il ne s'enflamme au contact de l'air qu'à la température de 100 degrés ; mais s'il est mêlé de la vapeur de phosphure d'hydrogène $Ph \, H^2$. il s'enflamme spontanément en donnant lieu à des couronnes de fumée qui, si l'atmosphère est calme. forment des anneaux très-réguliers. Le produit de la combustion est de l'eau et de l'acide phosphorique.

Acide acétique $(C^4 H^3 O^3, HO)$.

L'acide acétique se trouve dans le commerce sous différents états : *acide acétique pur concentré. acide pyroligneux. esprit-de-bois. vinaigre* à différents degrés. La base ou le principe actif de ces divers composés est l'acide acétique de la formule

$$C^4 H^3 O^3, HO.$$

A l'état concentré, l'acide acétique est un liquide incolore, d'une odeur vive et pénétrante (celle du vinaigre), d'une saveur franchement acide. Il rougit le tournesol avec non moins d'intensité que les acides forts du règne minéral. Comme eux également, il brûle ou cautérise les tissus vivants.

L'acide acétique se mêle à l'eau en toutes proportions. A 18 degrés, la densité de l'acide monohydraté est 1,063. Cette densité augmente jusqu'à 1,079, si l'on ajoute 2 équivalents d'eau; mais elle diminue, au contraire, si l'on dépasse cette proportion.

On ne peut donc pas se servir de l'aréomètre pour mesurer la richesse des liqueurs acétiques : il faut avoir recours à la saturation par les bases.

L'acide acétique concentré bout à 120 degrés. Sa vapeur est inflammable et brûle avec une flamme bleue. Si l'acide est pur, il ne doit pas laisser de résidu.

L'acide acétique monohydraté n'attaque pas le carbonate de chaux; mais, en présence de l'eau, il le décompose et en dégage l'acide carbonique.

L'acide acétique forme, avec les bases, une série nombreuse de sels employés dans les arts, et dont plusieurs sont des poisons. Selon les cas, la base n'aura pas eu une action moindre, et elle pourra avoir eu une action plus essentiellement toxique que l'acide. L'expert ne l'ignorera point, et il sera telles circonstances où il aura à reconnaitre, d'une part, l'acide ; de l'autre, la base du sel, pour fournir la preuve que l'agent toxique était bien réellement un acétate.

L'acide acétique concentré, ainsi que les autres composés dont il est le radical, et qui portent généralement le nom de vinaigres, se préparent de diverses manières : 1° par la fermentation des vins ; 2° par la distillation du bois ; 3° par la décomposition des acétates au moyen de l'acide sulfurique. Je serais entraîné trop loin si je donnais ici les détails de chacun de ces divers modes de préparation. On les trouvera, au besoin, dans les livres de chimie générale.

Acide citrique $(C^{12}H^5O^{11}, 3HO)$.

L'acide citrique a été découvert par Schéele, en 1784. Il existe, soit à l'état libre, soit à l'état de citrate acide, dans plusieurs végétaux, tels que le citron, l'orange, le tamarin, les groseilles, les fraises, etc. On l'en extrait en écrasant ces fruits, clarifiant le suc avec l'albumine ou blanc d'œuf, et précipitant l'acide citrique à l'état de citrate de chaux, au moyen de la craie et de l'eau de chaux. Ultérieurement, on décompose le citrate de chaux par l'acide sulfurique étendu d'eau ; on concentre la liqueur par l'ébullition, et on l'abandonne à un refroidissement lent pour obtenir l'acide citrique cristallisé. Ces cristaux, de forme rhomboïdale, sont blancs, couleur de nacre ; ils ont une sapidité bien connue, celle du jus de citron.

L'acide citrique est soluble dans l'eau et dans l'alcool, mais insoluble dans l'éther. Il ne précipite pas la potasse, comme le fait l'acide tartrique, et il ne précipite l'eau de chaux que si l'on fait bouillir la liqueur. D'après les expériences de Gay-Lussac, il est décomposé, sous l'influence de la potasse, en acide acétique et en acide oxalique. Les acides minéraux énergiques le décomposent également. L'acide azotique le transforme en acide oxalique.

L'acide citrique est la base des limonades végétales. Combiné à la magnésie, il forme un purgatif très-usité aujourd'hui pour remplacer l'eau de Sedlitz ou le sulfate de magnésie.

L'acide citrique, non plus que les citrates, ne peut guère être un agent d'empoisonnement ; mais j'ai dû en donner l'histoire, à cause de l'emploi que l'on en fait en médecine, et des accidents qu'il peut occasionner s'il est employé inconsidérément.

Acide oxalique ($C^2O^3, 3HO$).

L'acide oxalique se trouve dans un grand nombre de végétaux, particulièrement dans les prunes. Isolé, il est sous forme de cristaux quadrilatères obliques, terminés par des surfaces unies ou par des sommets dièdres. Ces cristaux sont transparents, inodores ; ils ont une saveur acide piquante très-prononcée. Cette saveur acide est très-propre à distinguer ce composé du sulfate de magnésie ou sel d'Epsom, qui se con-

fond avec lui par la forme de ses cristaux. Le sel
d'Epsom est amer.

Mis dans l'eau, l'acide oxalique s'y dissout en faisant entendre un bruit léger, une sorte de décrépita-
tion, qui paraît produite par un dégagement de gaz
emprisonné dans les cristaux: Il faut 3 parties d'eau
froide pour dissoudre 1 partie de cet acide. L'eau
bouillante en dissout son poids même. L'alcool le dissout également.

A 100 degrés environ, l'acide oxalique entre en
fusion, et perd 2 équivalents d'eau ou 28 pour 100
de son poids. A 180 degrés, l'acide monohydraté
C^2O^3HO se décompose en acide carbonique, en
oxyde de carbone et en acide formique. Cette décomposition est mise à profit dans les laboratoires, pour
préparer l'acide formique. On sait aussi que l'on
obtient le gaz oxyde de carbone en traitant à chaud
l'acide oxalique par l'acide sulfurique :

$$C^2O^3, 3HO + SO^3HO = SO^4HO + CO + CO^2.$$

Une des propriétés les plus essentielles de l'acide
oxalique est de donner, avec l'eau de chaux, un précipité lourd d'oxalate de chaux, insoluble dans l'eau,
insoluble dans un excès d'acide oxalique et d'acide
acétique concentré, mais soluble dans l'acide azotique.

L'acide oxalique se prépare en grand, en broyant
et dissolvant dans l'eau le *Rumex acetosa*. On clarifie le liquide au moyen de l'argile, on le décante,
et on le fait évaporer jusqu'à cristallisation. On obtient ainsi des sels qui sont des bioxalates et des qua-

droxalates de potasse, autrement dits *sels d'oseille.*
Pour extraire de ces sels l'acide oxalique, on les fait
dissoudre dans l'eau, puis on traite la dissolution
par l'acétate de plomb. On obtient ainsi un oxalate
de plomb insoluble, que l'on décompose par l'acide
sulfurique. La dernière liqueur donne, par évaporation, des cristaux d'acide oxalique.

Cet acide s'emploie en grand dans les fabriques de
toiles peintes. Il enlève les taches de rouille et d'encre, en formant avec les sels de fer si colorés des sels
doubles, solubles et incolores.

Acide tartrique $(C^8 H^4 O^{10}, 2 HO)$.

L'acide tartrique, de même que l'acide oxalique,
existe tout formé dans un grand nombre de végétaux.
On l'extrait en grand du jus de raisin. Il a été obtenu
à l'état de pureté, pour la première fois, par Schécle,
en 1770. Cet acide est solide, blanc, en prismes
obliques à bases rhombes, terminés par des sommets
dièdres.

Il est inodore et doué d'une saveur aigre agréable.
Il est soluble dans $1\frac{1}{2}$ partie d'eau froide, et plus
soluble encore dans l'eau portée à 100 degrés. L'alcool et l'esprit-de-bois le dissolvent également.

La chaleur le décompose, et il en résulte divers
corps pyrogénés.

Un des caractères essentiels de ce corps est de donner un précipité avec la dissolution de potasse, avec
les eaux de chaux, de baryte et de strontiane. Il
exerce la rotation à droite.

On le prépare en traitant la crème de tartre,
KOHOC⁸H⁴O¹⁰. par le carbonate de chaux et ensuite par le chlorure de calcium, recueillant le tartrate de chaux formé. puis le lavant et le décomposant par l'acide sulfurique. Il forme avec les bases
des sels qui ont un grand nombre d'usages.

II. — *Des sels acides toxiques.*

A côté des acides, il faut placer divers sels qui.
sous le rapport physiologique, possèdent des propriétés analogues ou semblables; ainsi : le sulfate
acide de potasse, le sulfate d'alumine et de potasse
et le sulfate d'alumine et d'ammoniaque (aluns);
les bioxalate et quadroxalate de potasse (sels d'o-
seille); et enfin, le nitrate d'argent qui renferme
ordinairement un excès d'acide, et dont il est fait
un assez fréquent usage en thérapeutique. Ces sels
sont des poisons au même titre que leurs acides et
que leurs bases, et l'expert toxicologiste peut être
appelé à en faire l'analyse, ou à les rechercher dans
divers mélanges de matières inorganiques ou organiques.

Sulfate acide de potasse

L'acide sulfurique forme avec la potasse deux
combinaisons distinctes : le sulfate neutre KO, SO^3.
et le sulfate acide $KO (SO^3)^2. HO$.

Le sulfate neutre est employé en médecine comme
laxatif: le bisulfate, par son excès d'acide, est un
poison qu'il faut rapprocher de l'acide sulfurique
sans l'assimiler néanmoins à cet acide.

28.

Ce sel se trouve dans le commerce sous forme de cristaux prismatiques qui s'effleurissent à l'air. Il a une saveur fortement acide et rougit avec intensité le papier de tournesol. Il se dissout dans 2 parties d'eau froide et dans 1 partie d'eau bouillante. La dissolution, traitée par l'alcool, est décomposée en sulfate neutre et en acide sulfurique, l'alcool s'emparant de l'eau qui est un élément essentiel du sel et ne dissolvant pas le sulfate neutre de potasse.

Vers 600 degrés, le bisulfate de potasse est décomposé, et il résulte de la décomposition, de l'acide sulfureux, de l'acide sulfurique, de l'oxygène et du sulfate neutre de potasse. On a utilisé cette propriété pour l'analyse des eaux minérales. Des corps qui ne sont pas attaqués par l'acide sulfurique dont l'action a pour limite 310 à 320 degrés, sont modifiés, au contraire, à la température à laquelle se décompose le bisulfate, c'est-à-dire à la température de 600 degrés.

Le bisulfate de potasse possède, d'ailleurs, les propriétés de l'acide sulfurique et celles de la potasse. Ses dissolutions donnent, par l'eau de baryte, un précipité blanc de sulfate de baryte ; par le chlorure de platine, un précipité jaune et grenu de chlorure double de platine et de potassium. (*Voir* les articles Acide sulfurique et Potasse.)

On prépare le bisulfate de potasse en chauffant 2 parties de sulfate neutre de potasse avec 1 partie d'acide sulfurique monohydraté. Le mélange se fond, et l'on arrête l'opération alors qu'il ne se dégage plus d'acide sulfurique. En reprenant la matière en fusion

par l'eau bouillante, on obtient, par le refroidissement, le bisulfate sous forme de prismes d'un beau
blanc.

Sulfate d'alumine et de potasse (KO. SO³).
   (Al² O³, (SO³)³, 24 HO) *et sulfate d'alumine et
   d'ammoniaque* (Az H³. HO. SO³), Al² O³ (SO³)³,
   24 HO (*aluns du commerce*).

N'ayant point à traiter plus loin (à l'article des
alcalis), de l'une des bases de ces sels, de l'alumine,
qui est un corps inerte, il importe de rappeler ici,
au sujet des aluns, des notions chimiques dont on
aura à faire l'application.

Alumine. — L'alumine est très-répandue dans
la nature : elle forme la base des argiles, des mar-
nes, du feldspath et du mica.

Pure, elle constitue le corindon. Diversement colorée par des atomes d'oxydes ou d'acides métalliques,
ou par suite d'un arrangement spécial des atomes,
elle forme les rubis, les saphirs, les topazes et les
améthystes.

A l'état de poudre et d'hydrate, c'est une matière
blanche, insipide, qui happe fortement à la langue.
On l'avait regardée comme tout à fait insoluble,
mais MM. Malaguti et Durocher ont montré qu'elle
était réellement soluble. En effet, une dissolution
étendue d'un sel d'alumine ne précipite point par
un excès d'ammoniaque.

Complétement soluble dans la potasse et dans la
soude, l'alumine forme, avec ces alcalis, des sels dans

lesquels elle joue le rôle d'acide (KO, Al^2O^3), (NaO, Al^2O^3).

Par exception, relativement aux autres bases alcalines et terreuses, elle ne se combine pas avec l'acide carbonique : on ne connaît pas de carbonate d'alumine. Combinée avec les acides, elle forme des sels qui donnent :

Avec la potasse ou la soude....	Un précipité blanc gélatineux d'alumine hydratée, *soluble* dans un excès de l'alcali ;
Avec l'ammoniaque..........	Un précipité d'alumine insoluble ou à peine soluble dans un excès d'ammoniaque : il a été dit plus haut que dans les dissolutions très-étendues, l'ammoniaque ne donne pas de précipité ;
Avec les carbonates et bicarbonates alcalins de potasse, de soude et d'ammoniaque.....	Un précipité blanc d'alumine insoluble dans un excès d'alcali : ce précipité se forme avec effervescence ou dégagement d'acide carbonique ;
Avec le sulfate de potasse et d'ammoniaque............	Un précipité cristallin caractéristique d'alun : l'agitation hâte le dépôt des cristaux ;
Avec les sulfures............	Un précipité blanc d'alumine avec dégagement d'acide sulfhydrique ;
Avec le cyanoferrure de potassium.	Un précipité blanc qui ne se forme que lentement.

Au chalumeau, avec une petite quantité d'azotate de cobalt, les sels d'alumine donnent une belle couleur bleue caractéristique. (*Voir* t. Ier, *Tableau des essais au chalumeau.*)

Ces caractères feront facilement distinguer l'alumine d'avec la magnésie.

Les sels de magnésie sont précipités par l'ammoniaque, mais le précipité est soluble dans un excès d'alcali. Si la dissolution du sel de magnésie est acide, l'ammoniaque n'y forme pas de précipité, attendu qu'il se produit alors un sel double ammoniaco-magnésique, indécomposable par l'ammoniaque.

Les sels de magnésie ne sont pas précipités par les sulfates alcalins.

Chauffés au chalumeau, avec une petite quantité d'azotate de cobalt, ils donnent une couleur rose. (*Voir* t. Ier, *Essais au chalumeau.*)

En raison de l'isomorphisme de l'alumine avec les oxydes dont l'équivalent est représenté par 2 équivalents de radical et 3 équivalents d'oxygène, on lui a donné la formule Al^2O^3.

Les aluns sont des sulfates doubles qui ont pour bases, d'une part, la potasse, la soude et l'ammoniaque, de l'autre, les oxydes dont la formule est

$$M^2O^3,$$

cet M^2O^3 représentant, pour les aluns ordinaires et qui sont employés dans les arts, l'oxyde Al^2O^3, c'est-à-dire l'alumine.

Ces sels cristallisent en cubes ou en octaèdres : c'est là un de leurs caractères essentiels. Ils rougissent le papier de tournesol.

Les aluns de potasse et d'ammoniaque, les seuls que nous devions étudier, ont une saveur sucrée, styptique, astringente; ils sont peu solubles dans l'eau (l'alun de soude est très-soluble); leur dissolution précipite :

1°. *En blanc*, par l'eau de baryte ou le chlorure de barium (précipité insoluble dans l'eau et dans l'acide azotique, caractère de l'acide sulfurique);

2°. *En jaune serin*, par le chlorure de platine (précipité de chlorure de platine et de potassium ou d'ammoniaque);

3°. *En blanc*, par l'ammoniaque (précipité gélatineux formé par l'alumine).

On distingue l'alun à base de potasse d'avec l'alun à base d'ammoniaque, par le dégagement d'ammoniaque que produit ce dernier, lorsqu'on le mêle à une base alcaline.

Quand il a été chauffé, de manière à perdre tout ou partie de l'eau qui entre dans sa composition, l'alun prend le nom d'*alun calciné*. Sous cet état, il est blanc, pulvérulent, presque insoluble dans l'eau. Mais il n'en possède pas moins toutes les propriétés de l'alun non calciné.

La préparation de ces sels n'a rien qui nous intéresse. Il suffit de rappeler qu'il existe dans la nature une pierre dite *alunite* ou *pierre d'alun*, et, qu'en général, on retire les aluns des schistes pyriteux que l'on fait brûler lentement, soit au moyen des matières bitumineuses qu'ils contiennent naturellement, soit au moyen de la houille qu'on y ajoute pour les besoins de l'opération. Le fer et l'alumine se sulfatisent et, en versant dans les eaux obtenues par le lessivage de la masse un sel de potasse, on obtient finalement l'alun octaédrique du commerce. Dans certaines localités, on possède des schistes qui contiennent assez de matières organiques pour donner, en brûlant, l'excès de potasse nécessaire à la formation immédiate de l'alun.

Les aluns sont employés en médecine comme astringents.

L'alun calciné est un escarotique.

Bioxalate de potasse (KO, C^2O^3 + HO, C^2O^3 + 2 HO) *et quadroxalate de potasse* (KO, C^2O^3 + 3 HO, C^2O^3 + 4 HO).

Le bioxalate et le quadroxalate de potasse sont mêlés dans le sel désigné vulgairement sous le nom de *sel d'oseille*. Ce sel est cristallisé : les cristaux ont la forme de parallélipipèdes blancs opaques. Il est très-acide et rougit le tournesol. Il est peu soluble dans l'eau et insoluble dans l'alcool. Chauffé, il se décompose et donne un résidu de carbonate, en dégageant du gaz acide carbonique, de l'oxyde de carbone et divers corps pyrogénés.

En dissolution, il est précipité :

1º. *En blanc*, par l'eau de chaux (oxalate de chaux insoluble dans un excès d'acide oxalique, mais soluble dans l'acide azotique (*voyez* articles Acide oxalique et Chaux);

2º. *En blanc*, par l'azotate d'argent (oxalate

d'argent), précipité qui, desséché et chauffé sur une lame de platine, détone légèrement en produisant des vapeurs épaisses, et laissant pour résidu de l'oxyde d'argent;

3°. *En jaune serin*, par le chlorure de platine (*voyez* article Potasse). Pour obtenir ce précipité, il faut que la dissolution soit suffisamment concentrée.

Le sel d'oseille, ou mélange de bioxalate et de quadroxalate de potasse, se trouve dans un assez grand nombre de végétaux. On l'en extrait par dissolution. On clarifie les liqueurs avec l'argile, et on les soumet à l'évaporation. Il se forme des cristaux verdâtres d'abord, mais que l'on épure par des cristallisations successives.

Ce sel est employé pour enlever les taches de rouille et les taches d'encre. Dans ces cas, il forme, avec le peroxyde de fer, un oxalate double incolore.

Azotate ou nitrate d'argent (AgO, AzO^5).

Nous plaçons ici le nitrate d'argent, parce que c'est principalement par son acide que ce sel agit sur l'organisme. L'argent n'est pas lui-même un corps qui soit essentiellement toxique.

Le nitrate d'argent cristallise en lames carrées, blanches, translucides. Il noircit à la lumière, pour peu qu'il renferme des traces de matières organiques ou d'un corps réducteur. Il est extrêmement caustique, corrode la peau, ou bien y produit des taches noires qui sont très-lentes à s'effacer. Il est très-soluble dans l'eau, même à froid; soluble, à chaud, dans l'alcool. Neutre, il ne rougit point le papier de tournesol; mais pour peu qu'il contienne un excès d'acide, il acquiert cette propriété. Chauffé, il fond sans se décomposer, et prend alors le nom de *pierre infernale*. C'est à cet état qu'on l'emploie comme caustique en chirurgie. La pierre infernale serait blanche si le nitrate d'argent était parfaitement pur; mais elle est habituellement noire, parce qu'elle contient soit de l'argent réduit, pendant la fusion, au contact de la lingotière, soit du bioxyde de cuivre, ou des traces de matières organiques carbonisées. A la température rouge, le nitrate d'argent se décompose et donne de l'argent métallique. Une addition de charbon en poudre favorise cette réduction.

Les dissolutions de nitrate d'argent sont précipitées par l'acide chlorhydrique; on obtient un chlorure d'argent insoluble dans l'eau et dans les acides, mais soluble dans l'ammoniaque (caractère essentiel).

Le nitrate d'argent se prépare en attaquant l'argent pur en grenaille, ou l'argent monnayé, par l'acide nitrique pur ou étendu d'environ une fois son poids d'eau. Si l'on fait usage de l'argent monnayé, qui contient un dixième de cuivre, il faut, après l'attaque de l'alliage, chauffer le résidu obtenu, jusqu'à ce qu'on voie la partie bleue (azotate de cuivre soluble) passer au noir (oxyde de cuivre insoluble). En reprenant par l'eau, si la liqueur ne conserve aucune

teinte bleue, on n'entraîne dans la dissolution que
du nitrate d'argent.

Outre l'emploi de la pierre infernale en chirurgie,
on administre quelquefois le nitrate d'argent à l'intérieur, spécialement contre l'épilepsie. Dans ces cas,
il se forme dans les tissus des sulfure et phosphure
d'argent, qui donnent à la peau une teinte bistre
qu'elle ne perd plus ou qu'elle ne perd que très-difficilement. C'est là, pour le rappeler en passant, un
phénomène remarquable, qui montre quel est le
rôle de l'absorption et des réactions chimiques dans
l'économie vivante. Les médecins n'ont pas toujours
su ou voulu s'en rendre compte.

Le nitrate d'argent sert à marquer le linge. A cet
effet, on empèse les tissus avec un amidon rendu légèrement alcalin par le carbonate de soude, et l'on
écrit avec une dissolution très-étendue du sel. L'alcali neutralise l'acide, et le métal, en s'oxydant,
forme des caractères noirs très-résistants. Si l'acide
était en excès, il brûlerait l'étoffe, et c'est ce qui
arrive peut-être trop souvent.

III. — *Effets des acides et des sels acides sur l'é-*
conomie animale : Applications physiologiques,
thérapeutiques et médico-légales.

On a vu, et j'ai insisté sur ce point, qu'il était
deux sortes d'effets produits sur l'organisme par les
substances toxiques : des effets de contact et des effets d'absorption. En ce qui concerne les poisons à
bases métalliques, les effets d'absorption sont plus

redoutables que les effets de contact. Le contraire a
lieu pour les acides. C'est surtout au contact qu'ils
agissent. et ces premiers et rapides effets sont ou peuvent être déjà l'empoisonnement. A cet égard, toutefois. il sera fait une distinction entre les acides
minéraux ou les acides forts. et certains acides végétaux. tels que l'acide tartrique et l'acide oxalique.
Ceux-ci agissent non moins après l'absorption qu'au
contact. et l'on devra s'en souvenir quand on aura
à rechercher les traces du poison dans les tissus organiques.

Aussitôt l'ingestion d'un acide fort ou concentré
dans les premières voies. des effets terribles se manifestent : tout d'abord, c'est une sensation brûlante
qui suit le trajet même qu'a suivi l'acide. c'est-à-
dire qui s'étend de la bouche ou des lèvres jusqu'à
l'estomac. Les lèvres sont crispées, brûlées, exco-
riées, pâles, noires. ou sillonnées de taches diverses ;
l'intérieur de la bouche est cautérisé çà et là ; l'haleine est repoussante et fétide. Il y a des éructations.
des rapports. des nausées, des hoquets. des vomissements. Les matières vomies ont un caractère qui
ne peut échapper à personne : elles font effervescence
ou bouillonnent sur le carreau. Cela tient. je l'ai
déjà dit, à l'action des acides sur les carbonates calcaires (1). Le ventre se tend : il est le siége d'une

---

(1) Qu'on ne me reproche point de donner cette explication
toute vulgaire. Je me souviens. étant élève en medecine, d'avoir
assisté à l'autopsie d'une jeune fille qui venait de s'empoisonner

sensibilité extrême, absolument comme dans la péritonite aiguë.

Et comme si, en effet, la péritonite était imminente, le malade est saisi de frissons et d'horripilations à la peau ; il a le pouls petit, déprimé, préci-

---

avec l'acide sulfurique. On avait apporté le corps à l'école pratique (hôpital de l'Observance), dans l'amphithéâtre où professait Breschet, alors chef des travaux anatomiques. Deux professeurs de la Faculté assistaient ou prenaient part, avec ce savant anatomiste, aux recherches cadavériques. On avait ouvert l'estomac, qui était comme carbonisé et qui contenait un liquide épais et noir : Jetez une partie de ce liquide sur le carreau, dit un des deux professeurs. — Dans quel but? dit celui qui tenait le scalpel. — On dit que dans le cas d'empoisonnement par l'acide sulfurique, les liquides de l'estomac *bouillonnent sur le carreau.* — Bah ! et vous croyez cela, vous, dit en riant l'interlocuteur, sans doute plus savant médecin que chimiste. — C'est l'occasion de vérifier le fait, dit Breschet, et il projeta du liquide à terre, et le liquide fit effervescence sur la dalle. Je ne saurais dire quel fut l'étonnement, quelles furent les exclamations des maîtres et des élèves assistants.

Le lecteur s'étonne, il s'écrie que les temps sont bien changés, que tous les médecins sont assez chimistes pour comprendre ce phénomène. Je ne demande pas mieux que de le croire. Mais voici qui date de moins loin. On n'a pas encore perdu le souvenir des débats qui eurent lieu à l'Académie de Médecine, au sujet de nos travaux faits en commun avec M. Danger, et de ceux de M. Orfila sur l'arsenic. Cent et quelques médecins, membres de cette compagnie savante, étaient les juges qui devaient prononcer un arrêt assez grave. La majorité était compétente, je le sais, et en ce qui me touche, j'ai des grâces à lui rendre. Mais voici la question que m'adressa pendant la discussion, en toute humilité sans doute, un des honorables juges. « Vous carbonisez avec l'acide sulfurique, » Orfila carbonise avec l'acide nitrique ; quelle différence y a-t-il » donc entre l'acide sulfurique et l'acide nitrique? » Et la réponse faite, et la question éclaircie, « qu'est-ce donc que l'eau régale? » me demanda mon interlocuteur. J'avoue que je restai confondu de tant d'humilité.

pité, la respiration anxieuse, haletante, le facies altéré et portant l'empreinte de souffrances profondes. A ces effets, ajoutez une soif ardente que le malade ne peut satisfaire, à raison des douleurs que cause sur ses plaies intérieures le contact d'un liquide ; une envie d'uriner incessante à laquelle il ne peut obéir, à raison d'un spasme violent ; vous aurez un ensemble de symptômes que nulle maladie ne peut offrir, et dont il est impossible, dès les premiers moments, de méconnaitre la cause.

La nature des lésions, la couleur des excoriations ou des taches, l'odeur de l'haleine ou celle qu'exhalent les matières vomies, l'intensité même des accidents, ne failliront pas, le plus souvent, à faire distinguer à quelle espèce d'acide est due l'intoxication.

Ainsi, les taches ou érosions produites à la peau et aux lèvres par l'acide sulfurique sont noires ; celles qui sont dues à l'acide nitrique ou à l'eau régale sont jaunes ; celles qui reconnaissent pour cause un acide végétal sont moins intenses, et elles peuvent exhaler une odeur caractéristique, celle de l'acide acétique par exemple. A l'aide du papier de tournesol ou de réactifs simples, on peut de même s'assurer, et de la nature et, jusqu'à un certain point, du degré de concentration de l'acide auquel sont dus les effets pathologiques.

La marche et la terminaison de la maladie sont subordonnées tout à la fois à la nature, au degré de concentration et à la quantité de l'acide qui a été ingéré. Tartra, qui a écrit une monographie estimée de l'empoisonnement par l'acide nitrique, a distingué quatre degrés ou variétés dans cette espèce d'empoisonnement, qui peut servir de type pour tous les autres empoisonnements par les acides.

Dans la première forme ou variété, la mort arrive promptement, par suite d'une violente inflammation ou corrosion des tissus. Dans la seconde, la mort, plus tardive, est le résultat d'une affection organique plus lente de l'estomac et des intestins. Dans la troisième, les malades échappent au poison, mais en conservant une irritabilité excessive des voies digestives ou des organes abdominaux jusqu'à la fin de leur vie. « Ce sont de ces malades, dit Tartra d'après Zacchias, auxquels les poisons, s'ils ne les tuent pas, laissent un certain stigmate et des maladies qui ne finissent point : *quibus venena, nisi occidant, relinquunt semper insignem aliquam noxam, et morbos diuturnos.* » Dans la quatrième enfin, l'empoisonnement n'est qu'un accident passager, et qui se termine par une guérison radicale. Mais, pour le médecin qui a l'expérience de son art, il n'est, pour ainsi dire, pas besoin de marquer ces nuances, qu'il saura facilement apprécier (1).

Les acides concentrés ont une action meurtrière sur toutes les parties qu'ils touchent. Une femme de Bruges qui devait prendre un lavement, le prépara en toute hâte dans la nuit. Au lieu d'huile de lin,

______

(1) En consultant le livre de Tartra sur l'empoisonnement par l'acide nitrique, j'ai de nouveau, et par un exemple bien saisissant, été frappé de la manière dont certains auteurs composent leurs ouvrages. Pour l'édification commune, et pour qu'en passant,

elle fit emploi d'huile de vitriol, c'est-à-dire d'acide
sulfurique. Immédiatement elle poussa des cris per-

---

justice soit rendue aux morts que les vivants dépouillent, voici jusqu'où l'on a porté le plagiat :

Essai sur l'empoisonnement par l'acide nitrique; par TARTRA, an x (1802), p. 143.

« L'acide nitrique vient d'être bu : aussitôt chaleur brûlante à la bouche, dans l'œsophage et l'estomac ; douleur vive, dégagement de gaz, rapports abondants, nausées et hoquets ; douleurs croissantes à la gorge et dans la région épigastrique ; bientôt vomissements répétés et excessifs de matières liquides et quelquefois de matières solides, qui produisent une sorte d'effervescence ou de bouillonnement sur le sol ; odeur et saveur particulière des matières vomies, très-sensible pour le malade et pour l'observateur ; persistance de cette saveur et de cette odeur dans les intervalles des vomissements et même lorsqu'ils ont cessé, ou n'ont pas eu lieu pour une cause quelconque. Tuméfaction du ventre, tension assez grande et sensibilité exquise au moindre contact. Sentiment de froid à l'extérieur du corps, horripilations de temps à autre, membres quelquefois glacés, et plus

Traité de Toxicologie; par M. ORFILA, 1843, t. Ier, p. 83.

« *Acides concentrés ou moyennement étendus, introduits dans l'estomac.* — À peine ces acides ont-ils été avalés que l'on observe la plupart des symptômes suivants : chaleur brûlante à la bouche, dans l'œsophage et l'estomac ; douleur vive, dégagement de gaz, rapports abondants, nausées et hoquets ; douleurs croissantes à la gorge et dans la région épigastrique ; bientôt vomissements répétés et excessifs de matières liquides et solides parfois sanguinolentes, rougissant le tournesol, et qui produisent une sorte d'effervescence ou de bouillonnement sur le sol ; saveur et quelquefois odeur particulière des matières vomies, très-sensible pour le malade et pour l'observateur ; persistance de cette saveur et de cette odeur dans les intervalles des vomissements et même lorsqu'ils ont cessé, ou n'ont pas eu lieu pour une cause quelconque. Tuméfaction du ventre, tension assez grande et

çants, et passa la nuit dans d'inexprimables tor-
tures.

---

particulièrement les membres abdominaux; pouls petit, enfoncé, quelquefois précipité, et dans certains cas tremblotant; anxiétés horribles, agitation continuelle, contorsions en tous sens; angoisses inexprimables, poids des couvertures insupportable; insomnies prolongées, région épigastrique gonflée et dure au toucher; soif extrême, sentiment douloureux toutes les fois que le malade prend la plus petite quantité de boisson; douleurs souvent déchirantes, sentiment de corrosion, quelquefois simples tranchées. Dans certains cas, douleurs sourdes et très légères, peu ou presque point d'agitation; calme trompeur par l'effet de la contrainte morale ou le haut degré de la désorganisation intérieure, et apparence illusoire d'amélioration.

» Déglutition difficile, ténesme, constipation opiniâtre; envie d'uriner sans pouvoir y satisfaire;

sensibilité exquise au moindre contact. Sentiment de froid à l'extérieur du corps, horripilations de temps à autre, membres quelquefois glacés, et plus particulièrement les membres abdominaux; pouls petit, enfoncé, quelquefois précipité, et dans certains cas tremblotant; anxiétés horribles, agitation continuelle; contorsions en tous sens, mouvements convulsifs des lèvres, de la face, des membres; angoisses inexprimables, poids des couvertures insupportable; insomnies prolongées, région épigastrique gonflée et dure au toucher; soif extrême, sentiment douloureux toutes les fois que le malade prend la plus petite quantité de boisson; douleurs souvent déchirantes, sentiment de corrosion, quelquefois simples tranchées. Dans certains cas, douleurs sourdes et très-légères, peu ou presque point d'agitation; calme trompeur par l'effet de la contrainte morale ou le haut degré de la désorganisation intérieure, et apparence illusoire d'amélioration.

» Déglutition difficile, ténesme, constipation opiniâtre; envie d'uriner sans pouvoir y satisfaire;

Le matin, on trouva les draps de son lit brûlés ;
une partie de l'intestin était frappée de mortifica-

---

physionomie singulièrement altérée lorsque les douleurs sont excessives , portant l'empreinte et
de la souffrance la plus vive et de
l'affection morale la plus profonde ; pâleur, faiblesse, affaissement, haleine extrêmement fétide ; dans quelques cas, visage
plombé, sueurs froides, gluantes,
onctueuses et grasses, ramassées
en grosses gouttes; souvent, espèce
d'embarras, d'oblitération à la
gorge ; intérieur de la bouche et
de l'arrière-bouche d'un blanc
mat ; membrane interne épaissie
et comme brûlée ; surface de la
langue très-blanche et, dans
quelques cas, d'une couleur orangée ; dents quelquefois vacil-
lantes, leurs couronnes devenues
jaunes ; impatience de placer les
bras hors du lit, quelquefois de
se lever.

» Au bout de trois ou quatre
jours, détachement partiel ou
exfoliation totale de la membrane
muqueuse ; lambeaux flottant
dans l'intérieur du pharynx, gê-
nant la respiration et la déglutition, altérant le son de la voix. »

physionomie singulièrement altérée lorsque les douleurs sont excessives, portant l'empreinte et
de la souffrance la plus vive et de
l'affection morale la plus profonde. Les facultés intellectuelles conservent le plus souvent leur intégrité ; pâleur, faiblesse, haleine extrêmement fétide ; dans quelques cas, visage
plombé, sueurs froides, gluantes,
onctueuses et grasses, ramassées
en grosses gouttes; souvent, espèce
d'embarras, d'oblitération à la
gorge ; il n'est pas rare de voir
l'intérieur de la bouche et des
lèvres brûlé, épaissi et rempli
de plaques blanches ou noires,
qui en se détachant irritent le
malade et provoquent une toux
fatigante; alors la voix est altérée ; impatience de placer les
bras hors du lit, quelquefois de
se lever. Il y a parfois une éruption douloureuse à la peau.

» Au bout de trois ou quatre
jours, détachement partiel ou
exfoliation totale de la membrane
muqueuse ; lambeaux flottant
dans l'intérieur du pharynx, gê-
nant la respiration et la déglutition, altérant le son de la voix. »

M. Orfila ne pouvait mieux faire sans doute que d'emprunter
cette description à Tartra : mais pourquoi ne pas lui en laisser le

tion. La malheureuse femme expira dans la journée (1).

Pendant le sommeil de sa femme, un mari lui versa de l'acide nitrique dans l'oreille. La malheureuse femme se réveilla avec une vive douleur, mais sans en deviner la cause. Le mari répéta trois jours de suite la même manœuvre. Le sixième jour, une escarre se détacha d'elle-même dans le conduit auditif externe, et il en résulta une hémorragie qui se renouvela chaque jour, plus ou moins abondante, pendant un mois. Le lendemain du jour où se détacha l'escarre, sans symptômes précurseurs du côté de la tête, la femme fut atteinte d'une paralysie du bras droit, et dans la semaine qui suivit, cette paralysie s'étendit à tout le côté droit du corps, et il s'y ajouta un tremblement convulsif. Ces symptômes parurent se calmer ; mais à la suite d'une imprudence, dit l'auteur de l'observation, ils se reproduisirent, et la malade mourut au bout de sept semaines, dans un état d'épuisement extrême. A l'autopsie, on trouva toute la portion pierreuse du temporal cariée, mais sans que le mal ait paru atteindre, visiblement du moins, le cerveau et ses membranes (2).

Insisterai-je sur les altérations pathologiques pro-

---

mérite ? Il est vrai que dans les premières éditions de sa *Toxicologie*, M. Orfila avait honorablement rappelé le nom de Tartra ; mais, plus tard, à quoi bon se souvenir d'un emprunt ? Ce qui est bon à prendre n'est-il pas bon... à garder ?

(1) *Journal de Chimie médicale,* 1845, p. 426. — CHRISTISON, *on Poisons,* p. 167, éd. de 1845.

(2) *Dublin journal of Med. and Chem. Science,* n° 25. — CHRISTISON, *on Poisons,* p. 167, éd. de 1845.

duites par les acides? Elles seront en rapport avec les effets physiologiques. A des effets instantanés et portés à l'extrème. correspondront le sphacèle, une sorte de carbonisation ou de combustion des tissus. Toutes les parties touchées seront plus ou moins profondément affectées. Aux doigts ou sur d'autres parties de la peau. on pourra remarquer des taches de couleurs diverses : jaunes, orangées ou noires, des excoriations mème, si l'acide était extrèmement concentré. L'ustion, la cautérisation, le sphacèle, commençant aux lèvres. pourront s'étendre jusqu'à l'estomac et aux intestins. Ceux-ci pourront être le siége de perforations. qui auront donné lieu à des épanchements de matières liquides et solides dans la cavité abdominale. En tels cas, les désordres seront si graves. qu'on ne pourra jamais méconnaître l'action d'un agent caustique.

Si les acides ont agi à un degré moindre. les lésions pathologiques rentreront dans l'ordre des phlegmasies. On observera encore des ulcérations. des corrosions produites comme par le contact d'un corps étranger toxique; mais. dans ces lésions, on n'aura plus les caractères indubitables de l'action d'un acide ou d'un agent éminemment caustique. Les taches à la peau ou aux lèvres, les excoriations, brûlures ou ulcérations à la bouche. à la gorge ou dans l'œsophage, les exsudations de lymphe ou d'albumine coagulée dans ce dernier organe, les contractions ou rétrécissements d'intestins. seront toutefois des indications précieuses. et desquelles on pourra tirer des inductions importantes.

Mais si les lésions pathologiques consistent seulement en injections vasculaires, en congestions sanguines disséminées sur divers points, sans érosion, ramollissement ou destruction des tissus, ce n'est plus à des effets de contact qu'il sera possible de rapporter l'empoisonnement, il faudra en chercher les preuves dans l'analyse chimique des organes. Tout acide, en effet, qui peut être réputé substance capable de donner la mort, agit au contact ou par absorption. On ne peut en comprendre ou en expliquer autrement l'action.

Pendant longtemps, si ce n'est même jusqu'à ce jour, on a douté que les acides fussent absorbés, ou, en d'autres termes, qu'ils pussent agir à distance du lieu où ils atteignaient l'organisme. On pensait qu'ils devaient être neutralisés au contact des tissus, soit en rencontrant des bases, soit en épuisant leur action dans une sorte de combustion lente. Mais n'est-il pas une autre manière de s'expliquer leur action? Les acides, de même que les alcalis, de même que tous les autres poisons, de même que l'acide arsénieux par exemple, les acides, dis-je, à un degré de concentration qui n'attaque pas immédiatement les tissus, ne peuvent-ils pas être entraînés par les absorbants lymphatiques ou veineux, se mêler aux fluides organiques ou au sang, agir sur ces composés, sur l'albumine qui est un principe immédiat si éminemment sensible que tout l'altère? Depuis que l'on a fait intervenir plus souvent l'absorption en pathologie et surtout en toxicologie, MM. Bouchardat, Couriard et Baron fils, ont rapporté des observations, d'après lesquelles il paraît logique d'inférer, qu'à la suite de l'ingestion d'acides même concentrés dans l'estomac, la mort a été produite, non par les lésions locales, mais par un effet de la coagulation du sang dans les vaisseaux ou dans le cœur. Voici un résumé de ces observations :

Première observation. — Une blanchisseuse, âgée de 18 ans, d'une très-bonne constitution, en proie à des chagrins domestiques, tenta de se donner la mort en buvant une dissolution de bleu d'indigo dans l'acide sulfurique. Au rapport des personnes qui amenèrent la malade à l'Hôtel-Dieu, la quantité de liquide avalé équivalait à environ un petit verre à liqueur. Les premiers effets de l'ingestion du poison furent des douleurs excessives, des vomissements de matières bleues *faisant effervescence sur le carreau.* On fit boire du lait, qui fut rendu caillebotté et de couleur bleue.

A l'hôpital, trois heures après l'événement, la malade présentait l'état suivant : intelligence nette, réponses justes et précises; face pâle, traits altérés, yeux cernés, excavés, lèvres un peu violettes : la supérieure présentait, près de chacune des commissures, une escarre jaune de 2 à 3 centimètres d'étendue; langue colorée en bleue et d'une chaleur naturelle; pas d'escarre ni de rougeur dans la cavité buccale, ni à l'arrière-gorge; douleur vive au col avec sentiment de constriction; épigastre douloureux; ventre souple et indolore; respiration gênée, anxiété vive; *refroidissement notable des extrémités supérieures ;* pouls petit, dépressible, extrêmement fréquent.

On administra de la magnésie calcinée, qui amena de nouveaux vomissements, puis, plus tard (12 heures après l'événement) 10 sangsues au col, et 30 à l'épigastre. Un certain calme parut succéder à l'une comme à l'autre médication, et cependant la malade succomba dans la nuit même qui suivit le jour de l'empoisonnement.

L'autopsie fit constater les lésions suivantes :

Appareil cérébro-spinal.—Vaisseaux sous-arachnoïdiens médiocrement injectés ; arachnoïde transparente et libre de toute adhérence ; substance corticale du cerveau d'un gris rosé, substance médullaire légèrement pointillée de rouge.

Appareil digestif.—Nulle trace de cautérisation dans la cavité buccale ; au pharynx et à l'œsophage, la membrane muqueuse est rose clair ; l'épithélium s'enlève en pellicules blanchâtres, sèches, friables, minces, transparentes, de 4 à 6 centimètres d'étendue. L'estomac distendu renferme 60 grammes environ d'un liquide brun ; la muqueuse est charbonnée, couleur de suie, excepté vers le pylore où elle reste rose. La partie noire présente quelques marbrures de couleur rose, et l'on en détache facilement des lambeaux. Toutefois, il n'y a d'ulcération en aucun point. Le duodénum est de couleur rose assez vive, les premières valvules du côté du pylore sont ulcérées et cautérisées en noir. Les cryptes muqueux sont tuméfiés çà et là, et la muqueuse intestinale s'enlève, en divers points, par lambeaux, comme celle de l'estomac.

Appareil circulatoire. — Le cœur, d'un médiocre volume, renferme environ 90 grammes de sang pris en caillots; l'aorte est remplie de même de caillots bruns, à demi liquides, du poids de 60 grammes. La membrane interne de ce vaisseau est vivement colorée en rouge. Altération digne d'intérêt, en raison surtout des symptômes signalés pendant la vie, *les artères fémorales sont, pour ainsi dire, remplies d'un sang noir de consistance de gelée de groseille. Il existe dans la fémorale gauche un caillot qui obstrue entièrement le canal de cette artère.*

Deuxième observation. — Dans la pensée de se faire avorter, une femme de 27 ans prit une potion composée avec de l'acide sulfurique étendu de son volume d'eau. Il en résulta une inflammation de la bouche avec difficulté dans la déglutition, un sentiment de chaleur, mais *de chaleur supportable*, à l'épigastre. On lui fit prendre de l'eau de gomme sucrée et du lait sucré, et elle passa une nuit assez calme. Le lendemain, le calme est plus grand encore, et la malade peut avaler plus librement. Cependant on remarque qu'elle a le pouls déprimé, et que *les extrémités inférieures se refroidissent*. Vers le milieu de la nuit suivante, elle se lève en poussant des gémissements, *elle se plaint de crampes atroces aux extrémités inférieures qui ne peuvent plus la soutenir*, elle tombe sur un lit. On la couche; elle assure qu'elle ne sent plus sa jambe droite, qui est complétement froide et marbrée vers sa partie inférieure. Le jour suivant, elle est plus calme; elle avale, presque sans difficulté; elle ne vomit pas; elle se plaint moins de la gorge et de l'estomac, mais son pouls est de plus en plus faible; sa jambe droite est froide, et complétement insensible : on peut la pincer fortement sans exciter de douleur. Enfin dans la nuit (la troisième après l'événement), la circulation qui, depuis un jour, s'était déjà arrêtée dans le membre inférieur droit, éprouve un ralentissement graduel et général, et la malade s'éteint sans souffrir.

L'autopsie, ordonnée par l'autorité judiciaire, fit constater :

1°. Qu'il existait un fœtus de six mois dans la matrice;

2°. Que le liquide, au moyen duquel on avait essayé de provoquer l'avortement, était bien de l'acide sulfurique.

En outre, conjointement avec quelques lésions locales du tube digestif, lésions insuffisantes pour rendre compte de la mort, on trouva le cœur et l'aorte presque remplis de caillots de sang gélatineux, de la couleur et de la consistance de la gelée de groseille. Quant à l'artère fémorale du membre droit à demi paralysé durant la vie, *elle était complétement oblitérée par un cylindre de sang coagulé en caillots noirâtres et assez consistants.*

Troisième observation. — Un ancien militaire, devenu homme de peine, et âgé de 52 ans, avala un jour une gorgée d'huile de vitriol, en croyant boire de l'eau. Aussitôt sentiment d'érosion, de

brûlure à l'arrière-bouche, le long du col et à l'é-
pigastre. Reconnaissant son erreur, il but plusieurs tasses de lait, puis alla chez un pharmacien
qui, dit-il, lui donna un contre-poison. Il s'ingéra
ensuite plusieurs verres d'eau de puits, vomit et eut
une diarrhée copieuse. Le sentiment de brûlure à la
gorge, au col, à l'épigastre diminua; mais il resta
un sentiment de chaleur, d'ardeur, une certaine
douleur à ces mêmes parties; il y eut de la soif, de
la fièvre. Le lendemain, encore quelques vomissements, continuation de la diarrhée, de la douleur
abdominale, de la soif. Le surlendemain, les vomissements cessèrent, il resta des nausées. Le malade entra à l'hôpital le quatrième jour : c'était le
15 août 1836.

A la visite du médecin, le pouls est un peu dur,
à quatre-vingt-deux; la peau un peu chaude, un peu
sèche; peu d'appétit; douleur abdominale augmen-
tant par la pression, fixée principalement à l'épigastre et autour de l'ombilic; un peu de tension abdominale; soif assez vive, nausées fréquentes, un
peu de diarrhée; rien d'apparent à la bouche et au
pharynx; langue assez humide, légèrement rouge à
sa partie extérieure. On prescrit deux cuillerées de
magnésie calcinée, de l'orge gommée, des lavements
émollients. Le 18 août, quatre-vingt-dix pulsations;
la peau est un peu plus chaude, la langue un peu
rouge (quinze sangsues à l'anus). Le soir, entre 5 et
6 heures, il y a un frisson prolongé. Le 19 et le 20,
frisson vers la même heure; on prescrit un demi-
lavement avec 4 grains de sulfate de quinine. Le 21,

même lavement; le frisson vient à la même heure,
mais il est très-léger. Le 23, frisson intense à 11 heures du matin (même lavement). Le 24, frisson à 4
ou 5 heures (même lavement). Le 25, deux frissons
à demi-heure d'intervalle, dont le premier commence vers 2 heures. Le 26, on s'aperçoit qu'il y a
de la fièvre le matin, qu'il y a une fièvre continue,
dont les frissons précédemment signalés indiquent
sans doute le redoublement. On suspend l'usage des
lavements de sulfate de quinine; il y a un peu de
constipation; la bouche est mauvaise; il y a de la
soif, encore un peu de douleur abdominale; la langue
est un peu rouge à sa partie antérieure. On donne
encore la magnésie, de l'orge gommée, des lavements
émollients, du lait. Les 27, 28 et 29, même état,
fièvre presque continuelle. Le 1er, le 2, le 3, le 4 et
le 5 septembre, il y a de la diarrhée; la langue est
rouge, un peu sèche. Le 6, continuation de la diarrhée, fièvre. Le 7, langue sèche : dans la journée,
fièvre assez intense. Le 8, le malade pâlit, s'affaiblit;
la diarrhée continue. Le 9 et le 10, le teint devient
jaunâtre. Le 11, diarrhée et fièvre. Le 12, diarrhée.
Le 13, pas de diarrhée, mais fièvre. Le 14, le teint
est un peu moins jaune, mais pâle. Le 16, on permet quelques aliments; il n'y a ni diarrhée ni fièvre.
Le 17, le teint est meilleur. Le 19, la diarrhée re-
commence. Le 20, la diarrhée est moindre, mais la
fièvre continue. Le 21, affaiblissement, face expri-
mant la souffrance. On met deux vésicatoires aux
jambes. Le 22, faiblesse croissante, extrémités violettes; froid continuel, qui cependant n'est pas sen-

sible au toucher. Le 23, toute la journée, le malade se plaint; la respiration est gênée, les extrémités froides. Le 24, plus de calme, mais faiblesse extrême. Le 25, mort.

Autopsie vingt heures après la mort. — L'estomac présente à l'intérieur quelques marbrures d'un rouge brun. A l'extérieur de l'intestin grêle, apparaissent quelques larges taches d'un rouge brun; à l'intérieur, on rencontre des taches rouges assez nombreuses, soit arborisées, soit uniformes, au niveau de la plupart desquelles la muqueuse est un peu ramollie. La partie supérieure du rectum présente plusieurs ulcérations dans lesquelles la muqueuse seule est détruite : ces ulcérations sont irrégulièrement arrondies, entourées d'une auréole légèrement brunâtre, leur fond est gris-noirâtre.

Le cœur contient, dans ses cavités droite et gauche, un peu de sang noirâtre, coagulé, de la consistance de gelée de groseille, et, de plus, sur la valvule mitrale et principalement sur la face correspondant au ventricule, un polype en forme de végétation, à base plus large que le sommet, qui est légèrement découpé, d'une couleur grisâtre, assez consistant, quoique peu dur, à peu près conique, saillant d'un peu plus de 1 pouce, ayant 8 à 10 lignes de diamètre à sa base. Cette base est implantée sur l'une des languettes de la valvule mitrale, à laquelle elle est si adhérente, que l'on ne sait d'abord si la membrane interne du cœur ne se prolonge pas sur elle. Une dissection attentive prouve cependant que cette membrane passe au-dessous, mais qu'elle lui est intimement adhérente. Cette végétation est formée de couches concentriques, entre quelques-unes desquelles il existe un léger espace; c'est évidemment du sang coagulé qui la forme. La membrane interne du cœur, non plus que les autres tissus du cœur, ne présentent à l'entour aucune altération (1).

D'un autre côté, dans le *Répertoire médical de Londres* et dans la *Gazette de Dublin*, il est fait mention, et par deux auteurs différents, d'accidents arrivés à des enfants à la mamelle, dont les nourrices avaient pris de l'acide sulfurique à doses médicinales. En rapportant ces faits, Christison doute qu'ils aient été bien appréciés, et il dit, à propos de la première observation rapportée plus haut, et qui appartient à MM. Bouchardat et Couriard, *que les preuves de la découverte de l'acide sulfurique dans le sang ne sont pas à l'abri d'objection....* « Bouchardat's proofs of the detection of sulphuric acid in the blood are non satisfactory (2).... » Mais Christison écrivait la dernière édition de son livre avant 1845. Il serait peut-être moins exigeant aujourd'hui. A priori et comme implicitement, d'ailleurs, il admet l'absorption des acides, car il prescrit de les rechercher dans les organes après la mort, et il insiste sur les procédés propres à les faire découvrir.

J'ajoute que M. Orfila a trouvé des traces manifestes d'acide sulfurique dans les urines d'un chien

---

(1) *Annales d'Hygiène publique et de Médecine légale.*— DEVERGIE, *Médecine légale*, t. III, p. 227 et suiv.

(2) CHRISTISON, *on Poisons*, 1845, p. 162.

empoisonné par cet acide ; que M. Scoffern a découvert le même acide dans les reins d'un individu qui avait survécu deux jours à son empoisonnement (1).

Quelle preuve faut-il de plus pour admettre ce qui, d'ailleurs, est si physiologiquement admissible !

Nul médecin n'ignore quelles sont les indications à remplir dans un cas d'empoisonnement par un acide. Il faut, sans perdre un instant :

1°. Étendre l'acide d'eau et le neutraliser par une base ou par l'albumine (blanc d'œuf) ;

2°. Combattre par les adoucissants et les antiphlogistiques, et même encore par les neutralisants chimiques, les effets qu'on n'a pu prévenir par une saturation immédiate.

Première indication. — L'eau, qu'on a toujours sous la main, est le premier moyen à employer. On en gorgera le malade jusqu'à ce qu'il vomisse, et en attendant qu'on ait pu se procurer une base alcaline quelconque. La magnésie sera choisie de préférence, à cause de son innocuité. On l'administre en suspension dans l'eau. À défaut de magnésie, et dans un cas urgent, il faut saisir tout ce qui se présente sous la main : le carbonate de chaux d'une pierre calcaire, dont on fait une pâte avec de l'eau ; les cendres d'un foyer, que l'on fait dissoudre et que l'on passe rapidement à travers un linge. Cette dissolution, qui contient divers sels alcalins, est peut-être mieux appropriée que toute autre préparation à

____

(1) Christison, ouv. cité, p. 150.

produire une saturation immédiate. Le savon, et spécialement le savon médicinal, qui est plus soluble que le savon ordinaire, peuvent être également choisis. Il en est de même de l'eau de chaux, et aussi des carbonates et bicarbonates de soude et de potasse, recommandés par M. Ebers, et dont M. Orfila a paru redouter l'action, parce que par eux-mêmes ces alcalis sont irritants et toxiques. Mais il est entendu que, dans les cas où l'on emploie ces composés alcalins et d'autres analogues, à titre de médicaments, on doit en atténuer l'action en les étendant d'une suffisante quantité d'eau. L'albumine ou blanc d'œuf, dont la réaction est alcaline, est doublement encore ici un excellent antidote ou neutralisant chimique, attendu la propriété qu'elle possède de former avec presque tous les acides des composés inertes et insolubles. Les écailles d'huîtres, les yeux d'écrevisse que vantaient naguère les médecins, agissaient comme carbonates calcaires.

Deuxième indication. — Par quels moyens combattre les effets d'ustion, d'inflammation ou d'irritation produits par l'agent caustique? Qui le croirait? Ici recommencent les dissidences médicales. M. Orfila veut que l'on saigne quand même : « Si, » dit-il, les symptômes n'annoncent point encore la » scarification des organes digestifs, quel que soit le » degré de l'inflammation du bas-ventre, de la bou- » che ou de l'arrière-bouche, on doit employer les » saignées générales ou locales. M. Devergie, s'ap- » puyant sur l'expérience qu'il a acquise dans les » hôpitaux, pense qu'il faut rarement employer la

» saignée générale. Il en est des gastrites aiguës dé-
» terminées par ces acides, dit-il, comme des péri-
» tonites. Je combattrai cette opinion, parce que je
» compte davantage sur l'expérience de plusieurs
» observateurs éclairés pendant plusieurs siècles,
» que sur celle de M. Devergie. Il n'est pas un pra-
» ticien qui ne sache que, dans les gastrites et les
» péritonites aiguës, souvent on augmente la dou-
» leur par l'application des sangsues non précédées
» d'une saignée générale, tandis qu'on soulage no-
» tablement les malades en pratiquant celle-ci
» avant d'appliquer les sangsues. Je me garderai
» aussi d'adopter un autre précepte donné par cet
» auteur, et auquel il attache une aussi grande im-
» portance, que, suivant lui, la vie du malade
» peut quelquefois dépendre de son observation : il
» faut réserver les évacuations sanguines pour l'é-
» *poque de la réaction*, dit-il, et s'abstenir des sai-
» gnées générales avant le développement de la pé-
» riode inflammatoire, à moins que l'on n'ait à
» traiter des individus extrêmement robustes (*Mé-*
» *decine légale*, t. III, 2ᵉ édition, p. 195). Il est
» évident que, dans ces cas, la phlegmasie suit
» *immédiatement* le contact de l'acide concentré
» avec l'estomac, et qu'il faut l'attaquer dès le dé-
» but et à mesure qu'elle tend à s'accroître : tout
» autre précepte est funeste au malade (1). »

Qu'avait donc dit M. Devergie, quels préceptes

---

1 Orfila, *Traité de Toxicologie*, 1843, t. Iᵉʳ, p. 80.

avait-il donc donnés pour s'attirer cette admonesta-
tion sévère et tranchante? Il avait écrit ce qui suit :

« L'expérience que nous avons acquise dans les
» hôpitaux, où les cas de ce genre (les empoison-
» nements par les acides) sont très-nombreux,
» nous ont fait faire les observations suivantes.... :
» Quand un acide corrode une partie quelconque de
» l'économie, on observe, en général, deux ordres
» de phénomènes bien tranchés. Le premier se dé-
» veloppe pendant la période de destruction de l'or-
» gane : un sentiment de cuisson, de chaleur vive,
» une douleur plus ou moins intense, ayant leur
» siége dans le point cautérisé, tels sont les symp-
» tômes qui le caractérisent. Le second, indépen-
» dant de toute action chimique, est le propre d'une
» réaction vitale ; il consiste dans le développement
» d'une phlegmasie autour du point cautérisé,
» phlegmasie qui peut envahir la totalité de l'or-
» gane, et qui entraîne avec elle tous les symptômes
» locaux ou généraux qui accompagnent l'inflam-
» mation de tel ou tel organe. Il suit de là que,
» dans tous les cas d'empoisonnement par les acides
» forts et concentrés, le médecin peut observer deux
» périodes bien distinctes : celle de l'action de l'a-
» cide et celle de la réaction de l'organe affecté. Ces
» deux périodes sont d'autant plus importantes à
» connaître, que, de leur observation, découle une
» conséquence pratique d'où peut dépendre quel-
» quefois la vie du malade, savoir : que la réaction
» étant, en général, en raison de l'irritation, et
» l'irritation étant toujours très-forte dans les em-

» poisonnements par les acides, il faut réserver les
» évacuations sanguines pour l'époque de la réac-
» tion, et s'abstenir de saignées générales avant le
» développement de la période inflammatoire, à
» moins que l'on n'ait à traiter des individus extrê-
» mement robustes. Ces deux périodes sont souvent
» si marquées, que l'état de bien-être intermédiaire
» qui les sépare en a assez imposé à des médecins
» pour faire croire à une amélioration qui n'était
» réellement que l'état précurseur d'une phlegmasie
» nouvelle. »

Quoi de plus médical que ces paroles? Le médecin ici entendra M. Devergie et non M. Orfila, qui, trop souvent, il faut bien le dire, fait de la médecine en chimiste, et de la chimie en médecin.

M. Devergie (nous aimons à reconnaître ici l'expérience pratique du médecin) sera non moins écouté encore, quand il prescrira de combattre les effets inflammatoires des acides par les émissions sanguines locales, plutôt que par les saignées générales. N'est-ce pas une irritation toute locale qu'il faut apaiser et conjurer? L'attention sera portée du côté du pharynx et de l'œsophage. La tuméfaction des amygdales a pu mettre obstacle au passage de l'air dans les voies aériennes, au point de nécessiter la trachéotomie. A la ténacité des accidents phlegmasiques, à la lenteur de la résolution, il faut opposer avec persévérance et les boissons alcalines mitigées, et les adoucissants, et l'excessive sévérité du régime alimentaire. On a vu des malades mettre des mois ou des années à recouvrer la santé. Trop souvent, il a succédé à cette espèce d'intoxication des phlegmasies ou des affections organiques incurables.

Applications médico-légales. — Quoi de plus simple que de retrouver, dans les voies digestives, un acide qu'une main criminelle y a versé abondamment! La lésion anatomique a déjà révélé le fait; il ne s'agit plus, par l'analyse, que de reconnaître quel est l'agent chimique. Les altérations pathologiques fourniront de premiers indices. L'acide sulfurique noircit ou carbonise les tissus; l'acide nitrique les jaunit; les acides hydrochlorique et chloronitrique les dissolvent et les jaunissent; les acides acétique, citrique et oxalique les contractent, les noircissent ou les brûlent, et les deux premiers exhalent une odeur caractéristique. Sans parler des renseignements qu'on peut avoir reçus sur les circonstances du crime, n'est-on pas mis déjà sur la voie des recherches chimiques auxquelles il faut se livrer pour découvrir le corps de délit?

Tout d'abord, voici l'alternative à se poser : ou le mélange offre une réaction acide, ou il ne la présente pas. Dans le premier cas, l'acide se trouve à l'état libre ou à l'état de sel acide dans le mélange ; dans le second, il peut être combiné avec une base, neutralisé, ou même dominé par elle.

Si le mélange a donné une réaction acide, déjà, par la vivacité de couleur imprimée au papier de tournesol, on peut, *jusqu'à un certain point*, préjuger quel est l'acide à chercher. Ainsi, l'acide sulfurique fait passer la couleur bleue du tournesol au rouge le plus vif; un acide plus faible ne fait naître la couleur rouge qu'à un degré moindre. L'odeur du mélange est une seconde donnée. Mais on comprend que ce sont là seulement des indications propres à guider les recherches chimiques.

Le mélange suspect est fortement acide, comment procéder pour reconnaître la nature de l'acide? Deux méthodes se présentent : selon les cas, on choisira l'une ou l'autre. Si l'on possède déjà des données suffisamment précises, on fera bouillir une partie du mélange en y ajoutant de l'eau, si cela est nécessaire; on filtrera, et l'on essayera des fractions du liquide alternativement :

Par l'azotate de baryte;

Par l'azotate d'argent;

Par l'eau de chaux.

Si, par l'azotate de baryte, on obtient un précipité blanc et lourd, insoluble dans l'acide azotique, on a acquis une donnée de plus, et à peu près certaine, que l'acide cherché est l'acide sulfurique. Je dis à peu près certaine, parce que l'acide sélénieux et l'acide fluosilicique précipitent par la baryte. Mais, en médecine légale, est-il possible qu'on ait à se prémunir contre la présence de ces deux acides?

Si, par le second réactif, c'est-à-dire par l'azotate d'argent, on a fait naître dans la liqueur un précipité blanc, caillebotté, insoluble dans l'acide azotique et soluble dans l'ammoniaque, on a décelé la présence de l'acide chlorhydrique.

Si, par le troisième des réactifs enfin, ou par l'eau de chaux, on a obtenu un précipité blanc, insoluble ou soluble dans l'acide chlorhydrique, l'acide cherché sera, d'une part, l'acide oxalique ; de l'autre, l'acide citrique ou l'acide tartrique.

Mais, en présence de matières étrangères, de matières organiques spécialement, si les réactions ne sont ni franches, ni décisives, il faut procéder par la seconde méthode de recherche, c'est-à-dire par la distillation. Ici nous rentrons dans le domaine de la toxicologie ; on ne peut trop recommander à l'expert d'opérer avec soin et prudence.

Le mélange a donné la réaction acide, mais on ne sait pas tout ce qu'il recèle, et il peut contenir de l'éther, de l'alcool, véhicules propres à déguiser l'acide sulfurique dans un cas d'empoisonnement criminel ; de l'acide acétique ; de l'acide chlorhydrique, ou tout autre acide moins volatil (acide sulfurique), ou de nature fixe (acides phosphorique, oxalique, citrique, tartrique, etc.).

On prendra une cornue dont la capacité soit en rapport avec la quantité de matières suspectes sur lesquelles on doit opérer. On en recourbera le col à la lampe, ou l'on y adaptera un tube recourbé, et l'on fera plonger l'extrémité de l'appareil ainsi préparé dans un récipient à moitié ou au quart rempli d'eau. Au début, on distillera lentement, à une température qui n'ira pas jusqu'à l'ébullition du liquide, et on aura le soin, pendant cette opération, de tenir le récipient constamment refroidi par de l'eau de puits ou de la glace. On conçoit que, si le liquide suspect contient de l'éther, de l'alcool, de l'acide nitrique, de l'acide chlorhydrique, de l'acide acétique, ces liquides distilleront les premiers, et dans l'ordre même d'après lequel je viens de les nommer. On reconnaîtra chacun d'eux successivement par l'odorat, par le papier de tournesol, par les réactifs propres à les caractériser.

Dans cette première phase de la distillation, on recueillera tous les acides libres, volatils au-dessous de 200 degrés, c'est-à-dire les acides acétique, azotique, chlorhydrique, chloro-azotique, sulfureux et sulfhydrique.

N'a-t-on obtenu que des résultats négatifs, ou croit-on avoir à chercher spécialement l'acide sulfurique? Il faut, mais en se plaçant dans des conditions nouvelles, continuer la distillation à une température qui s'élève d'abord à 330 degrés, et qui, ensuite, la dépasse.

Pour distiller à 330 degrés environ, on disposera la cornue sur un bain de chlorure de calcium (2 parties de chlorure de calcium pour 1 partie d'eau), et l'on dirigera le bec de la cornue dans un récipient contenant soit de l'eau distillée, soit de l'eau rendue légèrement alcaline par de l'ammoniaque.

A 325 degrés, l'acide sulfurique bout et se volatilise, et on peut le reconnaître à la nature seule des vapeurs *épaisses et blanches* qui remplissent soudain la cornue. Si, en présence de matières organiques ou autres, l'acide sulfurique se décompose, au lieu de se volatiliser sous son état propre, il arrivera dans la cornue de l'acide sulfureux. Dans l'un comme dans l'autre cas, rien de plus simple que de constater les caractères de l'un ou de l'autre acide. L'azotate de baryte est le réactif de l'acide sulfurique. L'acide sulfureux est caractérisé par son odeur, et, de plus, au contact de l'acide iodique et de l'amidon, par la propriété qu'il possède, en décomposant l'acide iodique, de mettre l'iode à nu et de faire naître ainsi un iodure d'amidon d'une belle couleur bleue. Les plus petites quantités d'acide sulfurique dans un mélange de matières organiques, peuvent être révélées par cette délicate réaction.

Une difficulté toutefois, je l'ai déjà annoncé, peut se présenter ici. Dans le mélange suspect, l'acide sulfurique était-il à l'état libre, ou bien constituait-il un sel acide? Si la question se posait à l'expert, il aurait un moyen de la résoudre : ce serait, en raison de la quantité de sulfate de baryte obtenue, de déterminer, par le calcul, quelle est la quantité d'acide sulfurique donnée par le mélange ; et, après avoir établi quelle était la base ou quelles étaient les bases auxquelles cet acide était uni, d'examiner si la quantité qu'il a recueillie est dans un rapport convenable pour former des sels neutres ou acides avec lesdites bases. On conclura que l'acide était à l'état libre, s'il en a été recueilli une quantité excédante au nombre d'équivalents propres à former des sels neutres ou des sels acides.

A l'article du phosphore, j'ai indiqué les moyens propres à déceler la présence des acides phosphoreux et phosphorique ; ce serait me répéter que d'y revenir ici.

Les autres acides fixes, tels que les acides oxalique, citrique, tartrique, seront recherchés par un procédé tout spécial, qui consistera à dessécher les matières suspectes au bain-marie ou à 100 degrés, à les reprendre par l'eau distillée et essayer directement le liquide obtenu après filtration par le tournesol, l'eau de chaux et le carbonate de potasse.

Pour rappeler des réactions qui doivent rester familières à l'expert toxicologiste, l'acide oxalique précipite par l'eau de chaux, et le précipité est insoluble dans l'acide chlorhydrique; l'acide citrique et l'acide tartrique sont précipités par l'eau de chaux, mais les précipités sont solubles dans une très-petite quantité d'acide hydrochlorique; l'acide tartrique précipite par le carbonate de potasse; l'acide citrique n'est pas précipité par ce réactif.

Il est presque superflu de dire qu'un acide étant découvert dans un mélange suspect, l'expert ne doit pas se borner à en signaler la présence par des réactions différentielles; il est dans sa mission de le caractériser par toutes ses propriétés essentielles. Ainsi, pour l'acide sulfurique, après calcination en présence d'une base, il sera constaté que le sulfure obtenu dégage, au contact de l'acide chlorhydrique, de l'acide sulfhydrique caractérisé par son odeur. Pour l'acide nitrique, il sera constaté qu'au contact du cuivre ou d'un autre métal, il donne des vapeurs rutilantes d'acide hyponitreux, etc.

Assez souvent, à l'occasion de tentatives criminelles par les acides, on peut avoir à rechercher juridiquement quelle est la nature de diverses taches qui imprègnent des vêtements ou des étoffes en laine, en soie, en fil, en coton, etc. Ces taches ont quelquefois une apparence qui en décèle la nature.

Ainsi, sur du feutre, sur du drap, les taches d'acides sont d'un rouge plus ou moins vif ; sur le coton, les tissus de fil, elles peuvent être jaunes ou noires, selon le volume et le degré d'intensité de l'acide.

Pour reconnaître la composition de ces taches, il faut découper l'étoffe et la mettre à infuser pendant un certain temps, dans l'eau distillée tiède. On opère sur ce liquide les essais convenables et déjà indiqués. Au besoin, on opérera par la distillation et à une chaleur convenablement graduée. Si la tache est produite par l'acide sulfurique, la chaleur pourra être portée jusqu'à la combustion du drap qui, en décomposant l'acide sulfurique, donnera, comme produit de distillation, de l'acide sulfureux.

Quand il s'agit de l'acide sulfurique, Christison a proposé d'agir sur le liquide des taches avec le carbonate de plomb, pour former du sulfate de plomb, que l'on décompose ultérieurement par l'acide sulf-hydrique, qui laisse de l'acide sulfurique libre, facile, par conséquent, à caractériser. Mais ce moyen n'a pas la rigueur de ceux que nous avons indiqués.

M. Orfila, pour séparer l'acide sulfurique des matières organiques, a recommandé de se servir de l'éther. Mais l'éther, comme on le sait, dissout les corps gras et d'autres, et il ne sépare, d'ailleurs, que très-imparfaitement l'acide sulfurique des matières accessoires qui l'enveloppent.

Ni l'emploi du plomb, ni l'emploi de l'éther ne doivent donc, si ce n'est peut-être dans quelques cas fort simples, obtenir la préférence sur le procédé de la distillation en vases clos.

Le meilleur des enseignements étant la pratique
même des opérations chimiques, je vais reproduire
ici plusieurs Rapports judiciaires, où sont relatées
avec détails des analyses ayant pour objet la recherche des acides.

Rapport sur un cas d'empoisonnement par l'acide sulfurique.

« Nous, ..., en vertu d'une ordonnance de
M. le procureur du roi, en date du ....., qui nous
commet à l'effet de procéder à l'examen et à l'analyse, etc......, nous nous sommes réunis dans .....,
où il nous a été remis par M. le juge d'instruction,
assisté de son greffier : 1° un petit flacon et son bouchon de liége ; 2° une tasse contenant du café à l'eau ;
3° un pantalon taché que portait un sieur ..... ;
4° un bocal étiqueté renfermant les matières vomies
par le sieur ..... ; 5° un second bocal contenant l'estomac et le liquide de l'estomac du sieur ......

» Après avoir fait constater l'intégrité des scellés
apposés sur ces divers objets, nous avons procédé à
l'examen et à l'analyse, ainsi qu'il suit :

I. — Petit flacon et son bouchon de liége.

» § 1.—Ce flacon ne contient plus que quelques
gouttes d'un liquide incolore. Le bouchon est noirci,
ramolli et humide dans toute la partie qui pénètre
dans le col du vase. Un papier de tournesol mouillé
devient d'un rouge vif quand on l'applique à sa sur-

face. Toute la partie noire du bouchon est divisée, introduite dans une très-petite cornue, dont le col plonge dans une faible dissolution d'ammoniaque; la cornue est chauffée graduellement jusqu'à carbonisation de la matière et rubéfaction de sa panse. Il se produit des vapeurs abondantes, et il se manifeste une odeur d'acide sulfureux. — *A*. La décomposition de la matière végétale étant complète, on introduit la dissolution ammoniacale dans une petite fiole à médecine, à laquelle sont adaptés deux tubes : l'un, terminé en haut par un entonnoir, plonge par son autre extrémité dans la liqueur ; le second tube communique à un tube plus large, qui renferme une dissolution d'acide iodique. On verse, par l'entonnoir, de l'eau régale ; une vive effervescence a lieu, et l'on ajoute de l'acide, portion par portion, jusqu'à ce qu'il n'y ait plus d'effervescence à froid ; alors on chauffe peu à peu la liqueur jusqu'à l'ébullition, et l'on arrête l'opération.

» Un grand nombre de bulles gazeuses ont traversé la dissolution d'acide iodique, et cet acide a pris d'abord une teinte jaune, puis rouge. On y verse quelques gouttes de dissolution d'amidon, et aussitôt il se produit une couleur bleue d'iodure d'amidon ; par l'azotate de baryte, il se forme un précipité blanc qui, abandonné au repos, se dépose ; on ajoute un excès d'azotate de baryte ; on laisse déposer de nouveau ; on décante ensuite l'huile empyreumatique et le liquide qui surnage le précipité : ce dernier est alors traité par beaucoup d'eau, et il ne se dissout pas.

Examen de la petite quantité de liquide contenue dans le flacon.

» § 2. — Il fait passer au rouge *intense et vif* le papier bleu de tournesol. Une allumette dépourvue de soufre est laissée en contact avec lui pendant un quart d'heure ; les points qui ont touché la liqueur noircissent et se charbonnent. On ajoute un peu d'eau à la liqueur ; on y fait passer un courant d'acide sulfhydrique ; il ne se produit pas de précipité. On porte le liquide à l'ébullition pendant quelques minutes pour chasser l'excès d'hydrogène sulfuré ; on y verse ensuite du nitrate de baryte ; il se produit un précipité blanc abondant ; on ajoute du nitrate de baryte jusqu'à ce que la liqueur ne précipite plus par ce réactif ; on prend une petite portion du précipité, on la traite par l'acide nitrique, elle ne se dissout pas ; une autre partie ne se dissout pas dans l'eau. Le reste du précipité est mêlé à du charbon parfaitement purifié ; on dessèche le mélange dans une capsule de porcelaine, on l'introduit ensuite dans un creuset de porcelaine, et on le calcine au rouge pendant une demi-heure : après ce temps, on laisse refroidir le creuset. puis on humecte la matière avec de l'eau ; aussitôt elle exhale l'odeur de foie de soufre ; on ajoute une plus grande quantité d'eau, on agite le mélange, on verse la partie liquide sur un filtre humecté d'eau distillée ; on ajoute une nouvelle portion d'eau sur la matière du creuset. de manière à l'épuiser pour filtrer ensuite. La liqueur passe avec une teinte d'un jaune ver-

dàtre ; elle exhale l'odeur d'œufs pourris ; traitée par
de l'acide hydrochlorique affaibli , elle fait effervescence, dégage de l'acide sulfhydrique, et donne un
précipité blanc qui est recueilli sur un filtre en cor-
net ; le filtre, lavé et desséché, brûle en répandant
une odeur d'acide sulfureux.

II. — *Une tasse contenant du café à l'eau.*

» § 3. — Cette liqueur a la couleur et l'odeur
de café à l'eau ; elle est sans dépôt ; elle rougit fortement le papier de tournesol. Quelques gouttes ré-
pandues sur des dalles de pierre y produisent un
bouillonnement ou effervescence. La liqueur, préalablement mêlée à du charbon purifié par l'acide
chlorhydrique et lavé, est introduite, à l'aide d'un
tube en entonnoir, dans une cornue tubulée capable
de contenir deux fois autant de matière. Un petit
ballon bitubulé est adapté à la cornue ; de la seconde
tubulure du ballon part un tube qui se rend dans un
vase plongeant dans un bain d'eau froide. On place la
cornue dans un bain-marie d'eau saturée de chlorure
de calcium, et on l'y fait plonger jusqu'à son col. On
amène peu à peu le bain-marie à la température d'é-
bullition, et l'on soutient la chaleur jusqu'à ce que la
liqueur de la cornue soit ramenée en consistance sirupeuse. Alors on examine les produits de la distillation ; ils ne donnent aucune réaction acide par le papier de tournesol. On retire la cornue du bain-marie ;
on adapte à son col un tube qui vient plonger *d'une
ligne* dans une eau contenant un tiers de son volume

d'ammoniaque, qui est placée dans une petite éprouvette, et l'on chauffe la cornue graduellement dans un
fourneau à réverbère; on en porte peu à peu la température jusqu'au rouge-brun, et l'on arrête l'opération lorsque, malgré l'élévation de la température,
il n'y a plus aucun dégagement de bulles gazeuzes, et
que les oscillations de la dissolution d'ammoniaque
dans le tube sont très-fréquentes et très-rapides. On
a le soin de retirer le récipient avant que la cornue
soit ôtée du feu, afin d'éviter une absorption du produit volatilisé. Ce dernier produit est alors essayé
comme il est dit § I, *A*, et l'on constate la présence
d'un précipité de sulfate de baryte. — *B*. La matière
restée dans la cornue est traitée par l'eau régale affaiblie et chauffée: il se dégage beaucoup d'acide nitreux sous la forme de vapeurs rutilantes, et quand
elles ont cessé, on volatilise l'excès d'eau régale, en
portant peu à peu la matière à siccité dans une capsule
de platine sur un bain de sable: on ajoute de l'eau
distillée; on jette la liqueur de lavage sur un filtre
purifié et lavé, puis on traite une portion de la liqueur incolore par la potasse, jusqu'à ce qu'elle
donne au papier de tournesol rougi une réaction
alcaline, et l'on n'aperçoit pas de précipité. Une
autre portion est traitée par l'acide sulfhydrique,
qui n'y produit aucun changement.

III. — *Taches du pantalon de drap*.

§ 4. — Sur le devant de la cuisse droite du pantalon de drap bleu existent trois taches tout à fait

semblables, dont la plus grande a 2 centimètres de
diamètre. Chaque tache est rouge, mais chacune
d'elles offre un état différent ; au centre se trouve une
surface ronde représentant la largeur d'une goutte
du liquide qui imbibe du drap ; le tissu est corrodé
dans ce point, la portion laineuse a disparu, et il
n'existe plus que la trame de l'étoffe qui se déchire à
la moindre pression ; à la circonférence de cette tache,
le tissu est seulement rougi et le lainage conservé.
Elles offrent toutes trois une humidité très-marquée.
On enlève une de ces taches en la coupant à sa circonférence ; on met l'étoffe en contact avec du papier
de tournesol humecté, et elle le colore en rouge. On
introduit le drap coupé par petites lanières dans un
tube de 15 centimètres de long et de 7 millimètres
de diamètre, renflé en boule à une de ses extrémités ;
on recourbe le tube vers la moitié de sa longueur ;
on y adapte un tube plus petit, qui vient plonger
dans une dissolution d'ammoniaque *très-faible*, et
l'on chauffe graduellement le tube jusqu'au rouge,
comme il a été dit § Ier, *A*. On obtient du sulfate
de baryte en traitant le produit de la distillation par
l'azotate de cette base.

IV. — *Un bocal étiqueté renfermant les matières vomies
par le sieur.* . . . .

» § 5.—Ces matières projetées sur le carreau ont,
au rapport des experts, déterminé une effervescence
marquée. Elles ont un aspect grisâtre ; quelques portions présentent une teinte noire ; elles sont en partie
liquides, en partie solides. Elles rougissent faible-

ment la teinture de tournesol. Leur poids peut être
évalué à une demi-livre. On y ajoute 1 livre d'eau ;
on porte le mélange à l'ébullition dans un appareil
distillatoire, dont la cornue plonge dans un bain de
chlorure de calcium ; on évapore la moitié du liquide ; le produit de la distillation ne donne pas de
réaction acide. On filtre le reste du liquide de la cornue ; on l'évapore en consistance sirupeuse. Alors
on met un récipient contenant de l'eau ammoniacale,
et l'on décompose la matière par le feu et le charbon ;
on obtient dans la liqueur ammoniacale du sulfate
de baryte. Le résidu charbonneux, traité comme il
est dit en *B*, même paragraphe, ne donne aucune
trace de sel métallique. Les matières solides, épuisées par l'eau, sont desséchées dans une capsule de
porcelaine chauffée au bain-marie ; elles sont ensuite
introduites dans une cornue et décomposées par le
feu ; en recueillant les produits dans une liqueur
ammoniacale, elles fournissent encore des indices
d'acide sulfurique. Le charbon provenant de ces matières est traité par l'eau régale, comme il est dit en
B, § 3. On n'y constate pas la présence de poison
métallique.

> V. — *Un bocal contenant l'estomac et le liquide de
> l'estomac du sieur....*

» L'estomac est placé au milieu d'une petite quantité d'un liquide noirâtre. (Suit la description des
parois stomacales.) On sépare l'estomac du liquide
qu'il renferme ; on le fait bouillir dans de l'eau distillée après l'avoir coupé par morceaux ; on réunit

les eaux d'ébullition aux liquides contenus, que l'on a fait bouillir eux-mêmes...; le reste comme pour les matières vomies. Résultats positifs sur l'existence de l'acide sulfurique.

CONCLUSION.

» Le flacon n° 1 contenait une très-petite quantité d'acide sulfurique concentré. L'altération du bouchon a été le résultat du contact de l'acide, et il est probable que le flacon en était rempli, ou en renfermait une quantité beaucoup plus grande.

» Le liquide de la tasse est un mélange de café et d'acide sulfurique.

» Les taches du pantalon ont été le résultat de l'action de cet acide concentré sur le tissu, etc. »

EMPOISONNEMENTS PRÉSUMÉS PAR L'ACIDE CHLORHYDRIQUE.

AFFAIRE POINDRON, *jugée aux assises de l'Aisne* (décembre 1847).

PREMIER RAPPORT, de MM. Fleurquin et Allart.

« Le 1er août 1847, nous Alexandre-Albert-Joseph Fleurquin, docteur en médecine, domicilié à Soissons, avons été requis par M. le procureur du roi de nous transporter le lendemain 2 août dans la commune de Chavignon, pour visiter le cadavre du jeune Théodore Poindron. Le 2 août, à 7^h30^m du matin, nous étions à Chavignon. M. Boujot, juge suppléant près le tribunal civil de Soissons, commis spécialement pour remplir les fonctions de juge d'instruction de l'arrondissement, par empêchement de M. Gondallier de Bugny, juge délégué, pour remplir les fonctions temporairement, nous a adjoint M. Allart, officier de santé, demeurant à Chavignon, et nous a commis l'un et l'autre pour procéder immédiatement à l'autopsie du cadavre du nommé Théodore Poindron, âgé de trois ans et demi, décédé dans la nuit du 30 au 31 juillet dernier, et de lui dire, après avoir examiné attentivement toutes les parties intérieures et extérieures du corps, si la mort du jeune Poindron doit être attribuée à un crime, et dans le cas de l'affirmative, nous a requis d'extraire du cadavre dudit enfant toutes les parties dans lesquelles pourraient se trouver des substances corrosives ou autres, ayant pu déterminer la mort.

» La chambre dans laquelle était le corps du jeune Poindron était trop petite et trop mal aérée pour que nous ayons pu y procéder à notre opération. Le cadavre a été transporté dans la cour de la mairie, où, après avoir prêté le serment de remplir en honneur et conscience la mission à nous confiée, nous avons immédiatement commencé notre expertise.

» *État extérieur.*—Le cadavre est étendu sur une table et sur le dos; c'est celui d'un enfant paraissant à peine âgé de trois ans et demi, d'une constitution débile, ayant les parties musculaires peu développées. La putréfaction est déjà assez avancée, surtout à la poitrine et à la tête. Le cuir chevelu et la face sont livides; les globes oculaires font saillie hors des orbites; les fosses nasales contiennent un peu de mousse blanche légèrement rosée; le bord des lèvres est brun-noirâtre et desséché; les mâchoires sont serrées; on peut à peine apercevoir l'extrémité de la langue. L'épiderme se détache facilement au col et à la partie supérieure de la poitrine; le ventre est distendu, ballonné; il résonne comme un tambour. Nous ne trouvâmes à la surface du corps aucune trace de violence extérieure; nous n'y remarquâmes pas de taches déterminées par un acide.

» *Autopsie*. — La bouche étant très-largement ouverte, à l'aide de deux incisions prolongeant les commissures des lèvres, nous observons que la partie antérieure de la face supérieure de la langue est brune, desséchée et comme corrodée dans l'épaisseur de 1 millimètre environ; la base est rouge; les dents et le voile du palais sont peu altérés; le pharynx et l'œsophage sont d'un rouge très-prononcé, sans excoriations; l'estomac renferme environ 60 grammes d'un liquide noir, épais comme de la bouillie et très-fétide. Ce viscère est rouge près de l'ouverture cardiaque; la membrane muqueuse est comme boursouflée, elle se détache avec facilité quand on la gratte. Dans certains endroits, les membranes muqueuse et musculeuse sont détruites; vers le grand cul-de-sac, à trois travers de doigt environ du pylore, il existe trois petites perforations dont les bords sont très-minces et arrondis. C'est cette portion la plus déclive de l'estomac qui est la plus altérée. La membrane muqueuse du duodénum est un peu épaissie et rougeâtre, le jéjunum et l'iléum conservent peu de traces d'inflammation : cette dernière portion et le gros intestin contiennent des matières fécales n'offrant rien de particulier. Le larynx et la trachée-artère sont à l'état normal; les poumons sont gorgés de sang dans la partie la plus déclive; ils contiennent aussi quelques gaz développés par la putréfaction. Le cœur est petit et ramolli; il ne renferme pas de sang. Le foie et les autres organes de l'abdomen sont sains : la vessie ne contient pas d'urine. Il y a dans l'abdomen un épanchement notable d'un liquide brun et légèrement sanguinolent. Le cerveau est fortement ramolli; il présente l'aspect d'une bouillie très-épaisse; il n'offre rien d'anormal; il en est de même du cervelet.

» Après avoir terminé cet examen cadavérique, nous avons mis dans un bocal l'estomac et les matières qu'il contenait. Nous l'avons bouché, cacheté et remis à M. le juge d'instruction, qui a signé la bande avec nous.

» Des faits ci-dessus relatés, nous concluons :

» 1°. Que la mort du jeune Poindron est due à l'ingestion d'une substance corrosive que nous ne pouvons déterminer sans en avoir fait l'analyse chimique;

» 2°. Qu'il ne nous est pas possible de nous prononcer sur la question de savoir si le liquide a été introduit violemment dans la bouche, ou si l'enfant l'a pris bénévolement : cependant l'action corrosive du liquide et la quantité contenue dans l'estomac nous font penser que si, par mégarde, l'enfant avait

voulu en boire, il se serait arrêté et n'en aurait pas
avalé une gorgée.

» Fait à Soissons, le 15 août 1847.

　　　　　　　» *Signé* FLEURQUIN et ALLART. »

DEUXIÈME RAPPORT.

« Nous soussignés, docteurs en médecine et pharmacien, domiciliés à Soissons, commis par M. le
juge d'instruction le 4 août 1847, à l'effet de rechercher, par l'analyse chimique, si la mort du
jeune Poindron, enfant de trois ans et demi, décédé
à Chavignon dans la nuit du 30 au 31 juillet dernier,
n'aurait pas été la conséquence d'un empoisonnement, avons ledit jour prêté serment entre les mains
de ce magistrat, qui nous a fait remettre, dûment
enveloppés avec cachet et étiquettes, les objets suivants :

» 1°. Une calotte d'enfant et une chemise portant
de nombreuses traces de déjections; plus, une cour-
tepointe à laquelle nous n'avons point trouvé de traces significatives;

» 2°. Un estomac renfermé dans un bocal et bai-
gnant dans un liquide fétide, visqueux et noirâtre;
le tout provenant de l'autopsie faite à Chavignon par
M. Fleurquin, l'un de nous.

» Nous avons attentivement examiné d'abord la
calotte en velours commun. Elle présentait des traces rougeâtres sans altération profonde de l'étoffe.
Nous avons lavé un côté avec de l'eau distillée, et
nous avons filtré le produit. D'autre part, nous avons

divisé la chemise en deux portions, dont nous avons lavé une seule. Nous avons filtré également : les liquides provenant de ces deux lavages rougissaient le papier de tournesol et étaient manifestement acides.

» Ensuite nous avons extrait l'estomac du vase qui le contenait. Nous l'avons déplié avec précaution, et nous avons observé à la surface interne les désordres suivants : 1° rougeur très-foncée dans la portion supérieure du viscère, quelques érosions assez étendues, mais n'intéressant que la membrane muqueuse; 2° dans la portion inférieure, notamment au voisinage du pylore, signes d'une profonde désorganisation des tissus. Tout velouté avait disparu; en plusieurs points, les deux membranes internes complétement détruites; et à trois travers de doigt de la valvule pylorique, au point le plus déclive de la grande courbure, trois perforations rondes de 3 millimètres environ. En ce point, la membrane séreuse, qui persistait seule, était tellement amincie, que les interstices de ces perforations ont fini par se déchirer; et il en résulte un seul trou irrégulier. La surface de l'estomac était couverte d'une sorte de bouillie noirâtre, charbonnée, facile à enlever par le grattage, et sous laquelle nous avons trouvé de larges escarres. Cette matière, ainsi que le liquide visqueux dans lequel baignait l'estomac, rougissaient fortement le papier de tournesol.

» En présence de ces désordres, nous avons tout d'abord pensé qu'ils étaient dus à l'action d'un acide concentré, et nos premières recherches eurent pour objet de découvrir si nous avions affaire à l'acide sulfurique. Nous expérimentâmes sur des fractions des trois liquides. Nous soumîmes l'eau de macération de l'estomac, étendue d'eau distillée, à une ébullition préalable pour coaguler les matières albumineuses dont la présence pouvait gêner notre analyse; puis nous filtrâmes après refroidissement. Le produit filtré fut ensuite traité par l'éther, suivant le procédé usité en médecine légale. Nous indiquons sommairement notre opération, parce qu'elle nous donna un résultat négatif. Le chlorure de barium ne détermine, dans aucun de ces liquides, le précipité qui indique la présence de l'acide sulfurique.

» Comme les tissus altérés ne présentaient, en aucun point, la coloration jaune due à l'action de l'acide nitrique, nous dûmes cette fois porter notre attention sur l'acide chlorhydrique (esprit de sel du commerce). Nous expérimentâmes encore sur des fractions des trois liquides précités : 1° eau de lavage de la calotte; 2° eau de lavage de la chemise; 3° liquide et matières provenant de l'estomac.

» Nous traitâmes, par le nitrate d'argent, les deux eaux de lavage, et nous obtînmes immédiatement en abondance un précipité blanc caillebotté, insoluble dans l'eau distillée et dans l'acide nitrique même à chaud, soluble dans l'ammoniaque. Ce précipité offre tous les caractères du chlorure d'argent de la manière la plus évidente. Son abondance exclut l'idée que la formation de ce sel soit due à la faible quantité d'acide chlorhydrique contenue dans les sucs naturels de l'estomac. La corrosion de ce viscère suffit, du reste, pour établir qu'il y a eu ingestion d'une certaine quantité d'acide concentré.

» D'autre part, nous étendîmes d'eau distillée le liquide et le détritus charbonné provenant de l'estomac. Nous ajoutâmes environ partie égale d'alcool bien pur, pour coaguler à froid les matières albumineuses. Nous filtrâmes, puis nous soumîmes le produit clarifié à une distillation prolongée au bain-marie. La portion alcoolique recueillie, traitée par le nitrate d'argent, devint un peu louche, mais sans précipité sensible. Le liquide resté dans la cornue présenta, au contraire, d'abord des signes très-marqués de réaction acide; puis donna, par le nitrate d'argent, le même précipité bien caractérisé de chlorure d'argent.

» Des faits ci-dessus énoncés, nous concluons :

» 1º. Les traces de corrosion profonde que présente la surface interne de l'estomac du jeune Poindron, indiquent l'action d'un acide concentré sur ces tissus;

» 2º. L'acide dont l'analyse chimique nous a démontré la présence, est l'acide chlorhydrique.

» Du reste, nous remettons à M. le juge d'instruction, en même temps que ce Rapport :

» 1º. Les effets dont nous n'avons lavé que des portions;

» 2º. L'estomac tout entier en macération dans de l'alcool pur, pour s'opposer à la décomposition putride;

» 3º. Une petite bouteille contenant de l'eau de lavage de la calotte;

» 4°. Dans une autre bouteille, une certaine quantité de l'eau dans laquelle l'estomac baignait primitivement, et de la bouillie noirâtre recueillie à la surface de ce viscère avant qu'il ait été mis en contact avec l'alcool.

» Fait à Soissons, le 14 août 1847. »

TROISIÈME RAPPORT.

« Nous soussignés, docteurs-médecins et pharmaciens domiciliés à Soissons, commis par M. le juge d'instruction à l'effet de déterminer, par l'analyse chimique :

» 1°. La nature de l'acide contenu dans une bouteille en verre blanc cachetée qui nous a été présentée;

» 2°. De dire si cet acide est capable de donner la mort;

» 3°. Comme aussi s'il est bien identique avec celui trouvé (dans une expertise antérieure) dans l'estomac du jeune Poindron, et les liquides provenant dudit estomac.

» Avons, après avoir prêté serment, reçu de M. le juge d'instruction une bouteille ci-dessus énoncée, et avons examiné le liquide qu'elle contenait, ainsi qu'il suit :

» Le flacon a été débouché; il contenait un liquide d'une couleur jaune-verdâtre, assez fluide, d'une odeur forte et pénétrante; caractères physiques qui nous ont prouvé que nous avions affaire à l'acide chlorhydrique du commerce (esprit de sel).

» Nous aurions pu nous en tenir à ces caractères, mais nous avons préféré y joindre les caractères chimiques.

» Une partie du liquide mise en contact avec une dissolution de nitrate d'argent, nous a donné immédiatement un précipité abondant, blanc, lourd, caillebotté, insoluble dans l'eau, insoluble dans l'acide azotique froid ou bouillant, et soluble dans l'ammoniaque.

» De ces expériences, nous tirons les conclusions suivantes :

» 1°. Le liquide contenu dans le flacon est bien de l'acide chlorhydrique du commerce (esprit de sel);

» 2°. Ce liquide, ingéré dans l'économie, peut occasionner la mort ;

» 3°. Il est parfaitement identique avec celui dont nous avons découvert la présence dans l'estomac et les liquides provenant dudit estomac.

» Fait à Soissons, le 12 septembre 1847.

Signé : VAUDIN, CAFFEY et FLEURQUIN. »

AFFAIRE DENISTY, *jugée 1° aux assises du Hainaut; 2° aux assises de Mons; 3° par la Cour de cassation de la Belgique.*

Expertise et contre-expertise. — Le nommé Auguste Denisty, ouvrier peintre, fut accusé d'avoir remis à sa maîtresse, et dans l'intention de provoquer un avortement, deux fioles contenant, l'une, de l'acide chlorhydrique concentré; l'autre, un vernis gras

Dans la nuit du 23 juin 1846, Désirée Darveng fut atteinte de symptômes graves, qui, selon l'acte d'accusation, devaient être attribués à l'ingestion d'un poison irritant et caustique. Voici comment le Dr Henri Dejean, de Châtelet, rend compte de ces symptômes : « Le mardi 23 juin 1846, Désirée Darveng est rentrée chez sa mère vers neuf à dix heures du soir ; *elle était bien portante.* Le lendemain de grand matin, elle commença à se plaindre de vives douleurs intestinales ; elle fut prise de vomissements. Je fus mandé dès le premier jour, et je remarquai chez la malade une inflammation du tube digestif, une rougeur et un gonflement à la muqueuse de la gorge, *un gonflement des amygdales,* des exsudations d'un blanc grisâtre sur la membrane muqueuse, suivies, après leur chute, d'ulcérations. Il y avait de la gêne dans la déglutition, des douleurs à la partie inférieure du pharynx, à l'épigastre et au ventre, et des vomissements. »

Le Dr Dejean ne vit dans l'affection morbide pour laquelle on réclamait ses soins qu'une inflammation aiguë très-intense, contre laquelle il déploya toute l'énergie du traitement antiphlogistique. Malgré cette médication, les accidents continuèrent. *Six semaines* après environ, c'est-à-dire le 2 août 1846, le docteur Charles Boué, de Châtelet, fut appelé et remarqua chez Désirée les symptômes suivants : « Amaigrissement de tout le corps, vomissements de matières noirâtres (couleur marc de café), qui se répétaient après chaque prise soit d'aliments, soit de boissons ; douleurs aiguës à l'œsophage, qui rendaient la déglutition difficile ; douleurs de ventre, soif très-intense, perte d'appétit, insomnie, fièvre lente, hoquet. » M. Boué attribuait ces accidents à une *désorganisation* qui pouvait être le résultat d'un *cancer*, d'un *empoisonnement* ou d'une *inflammation*.

Désirée Darveng mourut le 18 août, et, en raison des soupçons qui s'élevèrent sur la nature de sa maladie, la justice intervint et ordonna d'abord l'autopsie du cadavre. Voici le procès-verbal de cette autopsie, signé par MM. Piérard et Boué, docteurs en médecine :

« L'an 1846, le 19 du mois d'août, à la réquisition de M. Smets, juge d'instruction près le tribunal de première instance séant à Charleroy, nous, soussignés, H. Piérard et Ch. Boué, tous deux docteurs en médecine et en chirurgie, le premier domicilié à Charleroy et le second à Châtelet, nous sommes transportés avec ce magistrat en la commune de Châtelineau, au domicile de la veuve Darveng, à l'effet de procéder à l'autopsie du cadavre de la fille Désirée, d'examiner si cette jeune fille était enceinte et depuis quand ; de rechercher et de constater quelles pourraient être les causes de la mort ; à quelle époque ces causes auraient agi, leur nature et les lésions organiques qu'elles auraient produites, et de recueillir au besoin les liquides et les organes qui pourraient contenir une substance vénéneuse, et de lui faire, sur le résultat de nos opérations, un Rapport détaillé, fidèle et exact.

» Où étant arrivés vers les sept heures du matin.

et après avoir prêté serment entre les mains du magistrat susdit, en ajoutant la formule : *Ainsi Dieu me soit en aide,* nous nous sommes transportés en la maison commune où le cadavre venait d'être porté pour faciliter nos opérations, et nous avons procédé à son examen, qui nous a fait remarquer ce qui suit : 1° marasme des plus marqués, état de putréfaction déjà commencé ; 2° la poitrine et le ventre ayant été ouverts par un seul et vaste lambeau, un liquide brunâtre, fétide et abondant s'est échappé de ses cavités ; 3° le tube digestif, examiné dans toute son étendue, nous a montré d'abord, à la partie supérieure, la muqueuse tapissant l'arrière-bouche et les environs du voile du palais ramollie, injectée, et offrant à la pression un liquide purulent ; 4° l'œsophage épaissi dans toute son étendue, et consistant, offrant sur sa muqueuse, principalement vers la partie moyenne, un état de suppuration ; 5° l'estomac entièrement désorganisé, ramolli, présentant à sa partie postérieure plusieurs perforations, usure de presque toute l'étendue de ses membranes ; le pourtour des perforations offrait un état de phlogose avec épaississement des parois, résultat du travail inflammatoire qui a précédé la chute des *escarres ;* ces perforations étaient de forme ronde, de diamètre différent, comme si elles eussent été faites par un emporte-pièce ; de légères adhérences albumineuses existaient entre la paroi externe et les organes voisins ; l'orifice pylorique était épaissi et rétréci ; 6° l'intestin grêle présentait sa membrane muqueuse épaissie dans toute son étendue, offrant des plaques

d'injection et d'arborisation très-marquées ; 7° le
gros intestin était sain, il contenait des matières
fétides, liquides et brunâtres : 8° tous les vaisseaux
de l'abdomen étaient congestionnés ; 9° l'épiploon
était très-mince et fortement injecté ; 10° la matrice
occupant l'excavation du bassin présentait une forme
globuleuse, du volume du poing ; l'ayant extirpée,
nous l'avons ouverte dans toute son étendue, et nous
y avons trouvé un fœtus enveloppé de ses membranes et nageant au milieu du liquide amniotique
il nous a paru être du sexe masculin ; sa longueur,
mesurée de l'occiput aux talons, *était de 14 centimètres ;* le cordon ombilical, un peu plus long que
le fœtus lui-même, s'insérait à la partie inférieure
de l'abdomen, un peu au-dessus du pubis ; pesé, il a
*présenté un poids de 5 décagrammes ; il nous a
paru être mort depuis quelque temps ; l'arrière-faix
était déjà très-développé et adhérent encore aux
parois de la matrice, qui, du reste, était saine.*
Nous avons déposé dans un vase le liquide retiré de
l'estomac et du ventre, ainsi que l'estomac et d'autres
organes.

» Nous avons borné là nos investigations, ayant
acquis suffisamment d'éléments pour établir nos
conclusions, qui sont comme suit : 1° il est constant
que Désirée Darveng, objet de notre examen, était
enceinte, et que le fœtus qu'elle portait avait *environ trois mois et demi de conception ; 2° nous pensons qu'il est mort depuis quelque temps, douze à
quinze jours peut-être ;* ce faible être ayant dû nécessairement être victime lui-même des lésions pro-

fondes que portait la mère; 3° il est évident que les causes de la mort consistent dans les altérations graves et étendues que nous avons remarquées dans le tube digestif, et que ces lésions *ont dû être produites par l'ingestion d'un agent corrosif qui pourrait bien être celui qui nous a été représenté et dont on a dit* qu'avait fait usage la victime; l'analyse en fera connaître la nature. Aucune autre cause ne nous *paraissant de nature à pouvoir produire des désordres aussi étendus et aussi multipliés que ceux que nous avons remarqués, nous pensons aussi que l'ingestion de cet agent se .reporte à une époque déjà éloignée; cette opinion est basée sur le temps depuis lequel on nous a dit que la malheureuse était en proie à ses douleurs,* sur le travail phlegmasique que nous avons remarqué au pourtour des perforations de l'estomac, sur l'épaississement et le rétrécissement de l'œsophage, ainsi que sur celui de l'orifice pylorique, comme aussi sur les adhérence s albumineuses que nous avons remarquées dans le pourtour de l'estomac.

» De tout quoi nous avons rédigé le présent Rap-port comme sincère et véritable.

» Châtelineau, les jour, mois et an que dessus,
» H. Piérard, C. Boué. »

A la suite de ce procès-verbal, le juge d'instruction de Charleroy ordonna une expertise chimique, qui fut confiée à M. Piérard, docteur en médecine, et à MM. Binard et Lottin, tous deux pharmaciens.

Les experts remirent à la justice le Rapport suivant :

Rapport des docteurs et chimistes de Charleroy.

« L'an 1846, le 1ᵉʳ octobre, à la réquisition de
M. Smets, juge d'instruction de l'arrondissement de
Charleroy, nous, François Piérard, docteur en médecine et en chirurgie, Henri Binard et Alexandre
Lottin, pharmaciens, tous trois domiciliés à Charleroy, nous nous sommes rendus à son cabinet, au
Palais de Justice, à l'effet de recevoir de ses mains
deux fioles, dont l'une en verre blanc et l'autre en
verre brun, ainsi qu'un pot à beurre, renfermant
des débris d'estomac, d'intestins et de foie, ainsi
que le liquide qui y avait été contenu, de procéder
selon les moyens que la science indique pour reconnaître la nature et les qualités particulières du liquide contenu dans ces fioles, et analyser le contenu
du pot à beurre, afin de reconnaître si les traces d'un
poison quelconque ne s'y feraient pas remarquer, et
pour ensuite, ces expériences faites, lui faire un
rapport circonstancié sur l'action des liquides contenus dans les fioles, d'abord de l'un de ces liquides administré séparément, ensuite mélangé, et
dire quels effets pourrait produire sur les organes
une quantité d'une cuillerée à café des deux liquides
mêlés entre eux; de dire aussi si, en cas de grossesse,
ces liquides peuvent provoquer un avortement; si
enfin leur présence peut encore être constatée dans
les organes, la personne étant morte après huit semaines de l'ingestion de ces liquides, et de toutes
nos opérations lui faire un Rapport fidèle, exact.

» Après avoir prêté serment entre les mains du magistrat susdit de nous acquitter en notre âme et conscience de la mission dont on nous chargeait, en ajoutant la formule : *Ainsi Dieu me soit en aide*, nous nous sommes emparés des deux fioles susdites, ainsi que du pot à beurre, que nous avons fait transporter dans la remise de l'hôpital civil, pour procéder à nos opérations, que nous avons commencées immédiatement de la manière suivante.

» Nous avons d'abord examiné le liquide contenu dans la petite bouteille blanche que nous avons étiquetée sous le n° 1 : elle contenait environ 1 once d'un liquide jaune-verdâtre, d'une odeur piquante, d'une saveur âcre, styptique, répandant dans l'air des vapeurs blanches plus ou moins abondantes, selon le degré d'humidité qu'il contient.

» 1°. Il rougit l'infusion de tournesol sans la décolorer ;

» 2°. Il précipite en blanc le nitrate d'argent, précipité qui devient caillebotté, lourd, insoluble dans l'eau, insoluble dans l'acide nitrique, même à chaud, et soluble dans l'ammoniaque ;

» 3°. Mêlé à du peroxyde de manganèse pulvérisé, il se dégage du chlore reconnaissable à sa couleur, à son odeur et à la décoloration qu'il fait subir au papier bleu de tournesol ; cette action n'a lieu qu'à l'aide d'une légère chaleur.

» Nous avons ensuite examiné le liquide contenu dans la petite bouteille en verre blanc sous le n° 2. Cette bouteille renferme environ une $\frac{1}{2}$ once d'une liqueur visqueuse, répandant l'odeur de térébenthine ; appliquée sur le bois, elle y laissait un enduit brillant ; mise en contact avec l'acide chlorhydrique, elle a fourni une substance blanche solide, analogue à la camphrine ; versée dans l'eau, elle a formé un précipité que nous avons recueilli et qui a pu être dissous en partie dans l'alcool, ce qui nous a indiqué une liqueur composée de gomme résine et de térébenthine, comme la plupart des vernis gras.

» Nous avons ensuite fait bouillir dans l'eau distillée les liquides contenus dans l'estomac, ainsi que les débris de cet organe ; nous les avons filtrés, puis nous avons évaporé jusqu'à consistance sirupeuse : nous avons ensuite ajouté de l'eau distillée à la matière sirupeuse, puis nous l'avons portée à l'ébullition et filtrée : la liqueur acide donnait, par l'azotate d'argent, un précipité très-abondant, insoluble dans l'eau, insoluble dans l'acide nitrique, même à chaud, et soluble dans l'ammoniaque. En reprenant deux autres fois la matière animale par l'eau, la deuxième liqueur n'offrait plus de réaction acide et ne donnait plus qu'un faible nuage avec le nitrate d'argent. Mêmes opérations et expériences ont été faites pour les débris d'intestins, du foie, et les résultats ont été les mêmes concernant l'action du nitrate d'argent. Cette analyse étant terminée et voulant répondre aux questions qui nous ont été faites au réquisitoire, nous dirons d'abord, quant à l'action des liquides trouvés dans les deux fioles sur les organes :

» 1°. Que le liquide contenu dans la fiole en verre blanc, ingéré dans l'estomac à l'état concentré.

comme il a paru être ici, y produit un effet corrosif et peut déterminer la mort en quelques heures;

» 2°. Que l'action, sur l'économie, du liquide contenu dans la fiole en verre brun, qui est un vernis gras composé de plusieurs substances résineuses, est moins violente, mais peut cependant, administrée séparément, donner lieu à des accidents assez intenses, tels que nausées, vomissements, évacuations alvines très-abondantes, et produire une vive excitation dans toute l'économie : cette substance exerce, en outre, une action spéciale sur l'appareil génito-urinaire et sur les membranes muqueuses en général;

» 3°. Que ces deux liquides, mélangés et administrés ensemble, exercent sur l'économie une action irritante, proportionnée à leur dose respective, et quand celle-ci n'est pas assez forte pour détruire les organes à l'instant, ils y produisent toujours une phlogose telle, que la mort peut s'ensuivre, surtout si le malade n'a pas reçu, à l'instant, des secours convenables;

» 4°. Que l'ingestion de ces liquides dans l'estomac ne nous paraît pas pouvoir provoquer l'avortement, au moins directement, mais bien indirectement, et par suite du trouble et des désordres qu'ils doivent produire dans toute l'organisation, et auxquels la matrice ne peut pas rester étrangère (1);

---

(1) MM. Binard, Lottin et Piérard ont eu raison de dire que l'ingestion des acides pouvait *indirectement,* selon leur expression,

» 3°. Que les résultats de nos expertises chimiques ont prouvé, dans la fiole n° 1. la présence de l'acide chlorhydrique du commerce, vulgairement appelé *esprit de sel ;* 2° que celui de la fiole en verre brun était un vernis gras ; 3° que l'analyse des débris du foie, d'estomac et d'intestins, et des liquides contenus dans le pot à beurre, nous a donné, jusqu'à l'évidence, la preuve de la présence de cet acide dans ces organes ; 4° que la mort nous paraît être le résultat de l'ingestion de cet agent caustique dans les voies digestives, et que si celle-ci n'a pas été immédiate, cela a tenu probablement au mélange de deux liquides, dont l'un moins actif a atténué les effets de l'autre. De tout quoi nous avons rédigé le présent Rapport comme sincère et véritable.

» *Signé* BINARD, LOTTIN et PIÉRARD. »

La défense, qui s'était associé M. Van den Broek, professeur de chimie à Mons, reprocha aux experts : 1° de n'avoir pas fait connaître l'état de concentra-

---

provoquer l'avortement, par suite du trouble et des désordres qu'ils doivent produire dans toute l'organisation ; mais ils ont eu tort, je le crois, d'énoncer que les acides ne pouvaient pas provoquer l'avortement, *au moins directement.* J'ai montré ailleurs que l'avortement était ou pouvait être l'effet d'une absorption directe d'une substance toxique quelconque, et c'est de la sorte même que j'explique, quant à moi, l'action des substances dites *abortives.* Une dose très-faible de poison suffit pour tuer un fœtus, et ne porte pas une atteinte profonde à la santé de la mère. Et dans l'article consacré aux acides, on a vu que ces composés n'agissaient pas seulement au contact, mais par absorption.

tion de l'acide chlorhydrique ; 2° de n'avoir pas employé une méthode rationnelle (la distillation) pour s'assurer si les organes de la fille Darveng contenaient de l'acide chlorhydrique libre, acide qui aurait pu se trouver dans les organes, sans qu'il y eût eu nécessairement empoisonnement (opinions soutenues par Prout, Tiedemann, Gmelin, MM. Bernard et Bareswil); 3° de n'avoir pas tenu compte de la présence des chlorures alcalins dans l'économie à l'état normal ; 4° de n'avoir pas déterminé le poids des matières analysées et le poids du chlorure d'argent obtenu ; 5° enfin, de n'avoir pas tenu compte de l'expulsion de l'acide chlorhydrique ingéré par les urines, les selles, les sueurs, etc.

En conséquence, la Cour ordonna une nouvelle expertise, qu'elle confia à MM. Stas, Pasquier et Joly.

Voici le texte de leur Rapport, qui mérite bien de faire loi en médecine légale :

« Nous soussignés, Jean-Gervais Stas, professeur de chimie à l'École militaire ; Charles-Isidore Pasquier, professeur à l'Université libre ; Jean-Joseph Joly, médecin légiste, sur l'invitation de M. Louvat, juge d'instruction, nous nous sommes rendus, le 28 juin 1847, en son cabinet, rue de la Paille, où il nous a donné communication d'un réquisitoire de M. Smets, juge d'instruction à Charleroy, agissant en exécution d'un arrêt rendu par la Cour d'assises du Hainaut, en date du 18 mai 1847, et ayant pour objet de faire, conjointement avec le sieur

François Piérard, médecin légiste à Charleroy, une expertise chimico-légale, qui est décrite de la manière suivante :

« L'expertise qui sera faite en exécution du pré-
» sent, devra avoir lieu :

» 1°. Sur le cadavre d'une personne saine, du
» sexe féminin, et autant que possible enceinte au
» moment de sa mort ; nous disons saine en ce sens
» que, pendant sa vie, cette personne n'aurait point
» incorporé de l'acide chlorhydrique. Ils feront
» bouillir dans l'eau distillée les liquides contenus
» dans l'estomac, ainsi que les débris de cet organe ;
» ils filtreront et évaporeront jusqu'en consistance
» sirupeuse ; ils ajouteront ensuite de l'eau distillée
» à la matière sirupeuse, qu'ils porteront jusqu'à
» l'ébullition et filtreront ensuite. Ils détermineront
» si le corps qu'ils obtiendront par cette expérience
» n'est point une liqueur acide donnant un préci-
» pité très-abondant par le nitrate d'argent, inso-
» luble dans l'eau, insoluble dans l'acide nitrique,
» même à chaud, mais soluble dans l'ammoniaque,
» et quelle est la quantité du précipité qu'ils au-
» raient obtenue.

» Ils opéreront de la même manière sur le foie,
» les intestins, et spécifieront les résultats obtenus
» par eux.

» 2°. Sur les restes du cadavre de Désirée Dar-
» veng, qui leur seront remis par notre collègue de
» Bruxelles, entre les mains duquel ils devront prêter
» le serment voulu par la loi, au jour qu'il leur sera
» indiqué par ce magistrat.

» Pour cette seconde expertise, ils suivront le sys-
» tème que la science leur indique, mais opposé à
» celui qu'ils devront employer pour la première
» expertise.

» Ils suivront, par exemple, le système d'Orfila.

» Ils s'assureront si les liquides contenus dans
» l'estomac, si les débris de cet organe, si les débris
» des intestins, si le foie ne contiennent pas une li-
» queur acide, donnant un précipité très-abondant
» par le nitrate d'argent, insoluble dans l'eau, in-
» soluble dans l'acide nitrique, même à chaud,
» mais soluble dans l'ammoniaque. En cas de dé-
» couverte de ce précipité, ils auront soin d'en spé-
» cifier la quantité.

» Ils détermineront les qualités particulières de
» cette liqueur, son action et ses effets sur les orga-
» nes et l'économie du genre humain; ils s'attache-
» ront surtout à indiquer si, ayant été administrée
» dans les voies digestives, une certaine quantité de
» la liqueur dont il s'agit peut encore se retrouver
» intacte lorsque l'expérience à laquelle il est pro-
» cédé pour la découvrir, a lieu dix mois après la
» mort de la personne qui l'aurait incorporée; ils
» auront soin de spécifier si l'état de décomposition
» très-avancé dans lequel se trouvent les débris du
» cadavre de la fille Darveng, qui leur seront remis,
» ne serait point une cause qui s'opposerait à ce que
» les résultats qu'ils obtiendraient aujourd'hui fus-
» sent les mêmes que ceux qu'ils auraient pu obte-
» nir il y a huit mois, c'est-à-dire huit semaines
» après la mort de ladite Darveng. »

» Après avoir accepté la mission qui nous était proposée, nous avons prêté le serment de la remplir en honneur et conscience, et alors M. Louvat nous a transmis le réquisitoire transcit ci-dessus.

» Nous étant retirés du cabinet de M. le juge, nous avons examiné si les opérations chimiques auxquelles le réquisitoire nous convie peuvent, pour ce qui concerne les restes de la fille Darveng, conduire à la constatation de l'acide chlorhydrique ingéré. Cet examen nous a bientôt convaincus de l'impossibilité matérielle d'arriver à ce résultat, et cela pour les raisons que nous développerons plus loin.

» Nous avons fait part de nos observations à M. le juge d'instruction Louvat, qui, en réponse à notre lettre du 29 juin, nous a communiqué une lettre du 1er juillet, à lui adressée par M. Smets, juge d'instruction de Charleroy. Cette lettre était accompagnée : 1° d'une expédition de l'arrêt rendu par la Cour d'assises du Hainaut, le 18 mai 1847; 2° de l'original du premier réquisitoire donné à MM. les experts Piérard, Binard et Lottin; 3° du Rapport de ces derniers; 4° de deux lettres adressées à M. le substitut du procureur du roi, Hyndrickx.

» Par sa lettre, M. le juge d'instruction Smets abandonne à notre appréciation l'utilité de l'intervention de M. Piérard dans nos opérations. Un examen attentif de tous les faits que nous étions chargés de vérifier, nous a fait penser que son intervention n'était pas indispensable.

» Le 29 juin, M. le juge Louvat nous a remis : 1° un pot à beurre recouvert d'une vessie, dûment cacheté et scellé, et portant pour étiquette : *Pot contenant le foie, une grande partie de l'estomac et le liquide contenu dans cet organe, le tout provenant du corps de Désirée Darveng*; 2° une boîte dûment cachetée, scellée et portant pour étiquette : *Pièces à conviction*, et contre-signée par M. le juge d'instruction Baugniet.

» Ces différents objets ont été déposés dans le laboratoire de l'un de nous, où nous avons procédé immédiatement et jours suivants aux opérations prescrites par le réquisitoire, opérations que nous allons détailler.

Expériences faites sur l'estomac, les intestins et le foie d'une jeune fille âgée de seize ans, atteinte d'idiotisme et morte de phthisie pulmonaire.

A. — *Expériences faites sur l'estomac.*

» § 1.— L'estomac, convenablement lié, est extrait du cadavre; il est placé dans une grande capsule de porcelaine; les ligatures sont défaites, et l'organe est ouvert. Le liquide qui s'y trouve est trouble et blanchâtre; il rougit faiblement le papier bleu de tournesol. Le même papier appliqué sur la muqueuse est plus vivement rougi.

» Pour nous conformer aux prescriptions du réquisitoire, l'estomac en entier est coupé en fragments; il est soumis, avec le liquide qui y était contenu, à l'action de l'eau distillée bouillante; après une demi-heure d'ébullition, le liquide est décanté sur un filtre, et la matière organique est soumise de nouveau à l'action de l'eau bouillante jusqu'à ce que le liquide n'enlève plus rien de soluble et précipitant l'azotate d'argent; toutes les décoctions sont filtrées. La liqueur qui en provient est évaporée au bain-marie jusqu'à consistance sirupeuse.

» En examinant, pendant l'opération, l'état du liquide, on observe que son acidité devient d'autant plus forte, qu'il se concentre davantage, de manière qu'à la fin il rougit très-fortement le tournesol.

» La matière sirupeuse est reprise par cinq fois son volume d'eau distillée, et la masse est portée une nouvelle fois à l'ébullition. Le liquide rougit encore le tournesol; mis en contact avec une solution concentrée de nitrate d'argent, il se prend, pour ainsi dire, entièrement en une masse blanche d'aspect gélatineux, qui est insoluble dans l'eau. Cette masse, traitée par l'acide azotique pur et concentré, se transforme en partie en un précipité caillebotté (chlorure d'argent), tandis qu'une partie se dissout. Le précipité qui constitue une grande partie de la masse est complétement insoluble dans l'eau, dans l'acide azotique, même bouillant: il se dissout dans l'ammoniaque en produisant une liqueur incolore qu'un acide trouble immédiatement par la neutralisation de l'alcali.

» A l'effet de connaître la quantité de chlorure d'argent obtenue dans cette expérience, le précipité est traité d'abord par l'eau distillée bouillante, contenant presque la moitié de son poids d'acide azotique pur. Le vase est abandonné au repos dans un lieu obscur. Au bout de quelque temps, le liquide limpide est décanté; le précipité est traité de nouveau par de l'eau acidulée par de l'acide azotique, le liquide éclairci est décanté à son tour, et enfin le précipité est jeté sur un filtre de papier Berzelius et lavé jusqu'à ce que l'eau qui passe ne se trouble plus par un chlorure dissous.

» Le filtre est desséché à 100 degrés. Son augmentation de poids est de $2^{gr},810$, qui constitue le chlorure d'argent.

» § 2. — Ainsi donc, l'estomac d'une jeune fille morte de phthisie pulmonaire présente absolument tous les phénomènes chimiques décrits dans le Rapport des sieurs Piérard, Binard et Lottin, et obtenu par eux sur l'estomac et les liquides de la fille Darveng.

B. — Expériences sur les intestins grêles.

» § 3. — Les intestins sont ouverts; le liquide qu'ils renferment est jaune-verdâtre; il bleuit le papier rouge de tournesol.

» L'organe et le contenu sont épuisés par de l'eau distillée bouillante jusqu'à ce que les eaux de lavage ne troublent plus l'azotate d'argent; tous les liquides filtrés sont réunis et évaporés au bain-marie jusqu'à consistance sirupeuse. *Le résidu rougit le papier de tournesol,* tandis que le liquide contenu primitivement dans l'intestin bleuissait le papier rouge. La matière sirupeuse est reprise par cinq fois son volume d'eau distillée, et le tout est soumis à l'ébullition. La solution est claire et limpide; elle rougit encore le papier bleu, l'azotate d'argent y détermine un précipité blanc-grisâtre, extraordinairement abondant. *L'acide azotique pur et concentré en dissout une partie, mais laisse la majeure partie intacte;* quelques traces de précipité, mises en contact avec de l'ammoniaque, se dissolvent immédiatement. La liqueur acidulée est abandonnée au repos; le liquide éclairci est décanté, et le précipité insoluble dans l'acide azotique est lavé avec une nouvelle quantité d'eau acidulée; après le repos, l'eau est décantée de nouveau et le précipité est jeté sur un filtre de papier Berzelius, puis lavé à l'eau distillée et acidulée, jusqu'à ce que les eaux du lavage ne se troublent plus par un chlorure dissous. Le filtre est desséché à 100 degrés et pesé de nouveau. L'augmentation de son poids est égale à $2^{gr}{,}657$ pour le tiers de l'intestin grêle : ce qui porte la quantité de chlorure d'argent qu'on pourrait obtenir pour la totalité de cet organe, à $7^{gr}{.}971$.

» § 4.—De ce qui précède, il résulte que l'intestin grêle de la fille morte phthisique, traité comme il est dit plus haut, fournit une liqueur acide donnant naissance, par le nitrate d'argent, à un précipité blanc, insoluble dans l'eau, dans l'acide azotique, soluble dans l'ammoniaque, en un mot, présentant les phénomènes observés et décrits par les experts de Charleroy, sur les organes de la fille Darveng.

C. — *Expériences sur le foie.*

» § 5.—Le foie est coupé en menus fragments : il laisse écouler un liquide de couleur bleuâtre, qui bleuit le papier rouge de tournesol. Épuisé par l'eau distillée bouillante, il fournit un liquide qui est sensiblement alcalin; le liquide, évaporé au bain-marie jusqu'à consistance sirupeuse, laisse un résidu jaunâtre, alcalin, qui est repris par cinq fois son volume d'eau distillée et bouillante. La liqueur est alcaline; elle se prend, sous l'influence de l'azotate d'argent, en une masse d'un blanc jaunâtre. L'acide azotique en dissout une partie, et en laisse une autre parfaitement blanche indissoute. Ce précipité est insoluble dans l'eau, dans l'acide azotique bouillant; il est soluble, au contraire, dans l'ammoniaque. Le chlorure d'argent est jeté sur un filtre de papier Berzelius, et lavé à l'eau distillée et acidulée, jusqu'à ce que les eaux de lavage ne se troublent plus par un chlorure dissous. Le filtre est desséché à 100 degrés. Le poids du chlorure d'argent, pour le tiers du foie, est égal à $2^{gr},218$; ce qui porte la quantité de chlorure que l'on peut retirer de tout cet organe, à $6^{gr},654$.

Expériences faites sur un estomac d'une autre fille âgée de vingt ans, et morte également de phthisie pulmonaire.

» § 6. — Tout l'estomac et le liquide blanc-jaunâtre qu'il renferme, et qui présente une réaction acide au tournesol, sont épuisés par l'eau distillée bouillante. Les liqueurs filtrées sont évaporées au bain-marie jusqu'à consistance sirupeuse; elles laissent un résidu faiblement coloré en jaune, qui est acide au tournesol. Ce résidu, repris par cinq fois son volume d'eau distillée et porté ainsi à l'ébullition, fournit un liquide qui, sous l'influence de l'azotate d'argent, se prend en une masse gélatineuse blanche. L'acide azotique concentré enlève à cette masse certaine matière, mais laisse cependant une très-grande quantité d'une substance blanche caillebottée, insoluble dans l'eau et dans l'acide azotique concentré, et soluble dans l'ammoniaque.

» Cette quantité paraît au moins aussi grande que celle obtenue avec les liquides de l'estomac de la fille dont il est parlé § 1. Le manque de temps nous empêche de terminer le lavage et la pesée du chlorure d'argent obtenu.

Examen des objets envoyés par M. le juge d'instruction Smets.

A. — *Examen du contenu d'un pot à beurre recouvert d'une vessie, dûment cacheté et scellé, et portant pour étiquette :* Une grande partie de l'estomac et le liquide contenu dans cet organe, le tout provenant du cadavre de Désirée Darveng.

» § 7.—A l'ouverture du pot, il s'en exhale une odeur extraordinairement infecte, qui dénote un état de putréfaction très-avancé. Le contenu en fut versé dans une très-grande capsule de porcelaine; il se présente sous la forme d'une bouillie brunâtre, dans laquelle se trouvent des débris d'organes, parmi lesquels nous reconnaissons : 1° un fragment de foie; 2° une grande partie de l'estomac auquel adhère la rate, une partie de l'épiploon, quelques fragments de l'intestin grêle avec le mésentère.

» L'altération putride de ces matières est telle, qu'il est impossible de bien y constater des lésions pathologiques ; le foie est fortement ramolli et verdâtre ; l'estomac, vers lequel surtout se portaient nos recherches, est profondément altéré ; dans plusieurs endroits, nous le trouvons troué ; nous croyons y remarquer quelques parties noirâtres comme gangrenées.

» *Tous ces fragments d'organes* sont *alcalins* au papier de tournesol ; il en est de même de la bouillie brunâtre dont nous les avons extraits.

» *L'état d'altération et l'alcalinité de ces organes rendent toute tentative de découvrir de l'acide chlorhydrique libre impossible.* Nous développerons plus loin les raisons qui nous empêchent de rechercher de l'*acide chlorhydrique combiné*.

» Afin d'enrayer autant que possible la putréfaction de ces matières, nous les plaçons de nouveau dans le pot à beurre avec leur liquide, et nous ajoutons au tout 3 litres d'alcool pur et concentré.

B. — *Examen d'une boîte dûment cachetée et scellée, et portant pour étiquette :* Pièces à conviction.

» § 8. — L'ouverture de cette boîte nous y fait constater :

» 1°. Une bouteille vide cotée n° 2, portant pour étiquette : *Bouteille remise au juge d'instruction de Charleroy, le 19 août 1846, par la veuve Darveng;*

» 2°. Une petite bouteille bouchée à l'émeri, et cotée n° 3, étiquetée : *Fiole dont le contenu a été soumis à l'analyse des experts et qui provient de la fiole portant le n° 2 :*

» 3°. Une petite fiole verte et plate, cotée n° 4 et étiquetée : *Liquide soumis à l'analyse des experts.*

» De ces trois bouteilles, une seule est examinée, c'est celle cotée n° 2, ou la bouteille contenant le liquide vert et acide.

» § 9. — Cette bouteille renferme un liquide légèrement coloré en jaune verdâtre ; il y nage quelques traces de matières organiques ; il possède une odeur piquante ; chauffé, il exhale d'abord des vapeurs blanches, rougissant vivement le tournesol sans le décolorer, puis il entre en ébullition, distille, et ne laisse qu'un très-faible résidu de couleur brunâtre et de saveur styptique.

» La densité du liquide est à 26°,7 de 1,179. Versé à la température de 27 degrés sur du bioxyde de manganèse finement pulvérisé, il produit immédiatement une odeur caractéristique de chlore ; sous l'influence d'une très-faible élévation de température, le mélange dégage abondamment du *gaz chlore.*

» Le liquide précipite l'azotate d'argent en blanc. Le précipité est insoluble dans l'eau, dans l'acide azotique, même bouillant ; il est soluble dans l'ammoniaque et dans l'hyposulfite de soude ; exposé à la lumière solaire, il devient immédiatement violet.

» § 10. — Il ne peut rester aucun doute sur la nature de ce liquide, c'est de l'acide chlorhydrique du commerce, contenant, d'après la densité, 32 p. 100 d'acide réel. L'acide le plus concentré possible n'en renferme guère au delà de 42,50 pour 100.

Réponses aux questions du réquisitoire.

» *Première question.*—Le liquide retiré, par les procédés indiqués au réquisitoire, de l'estomac d'une fille qui est morte *sans ingestion d'acide chlorhy-drique, fournit-il une liqueur acide donnant un précipité très-abondant par le nitrate d'argent, insoluble dans l'eau, insoluble dans l'acide nitri-que, même à chaud, mais soluble dans l'ammo-niaque, et quelle est la quantité de ce préci-pité?*

» *Réponse.*— *Oui,* le liquide obtenu, par le trai-tement décrit par le réquisitoire, de l'estomac d'une fille morte sans avoir ingéré de l'acide chlorhydri-que, *présente toutes ces propriétés.*

» La quantité de précipité de chlorure d'argent, recueilli dans l'expérience faite sur l'estomac de la jeune fille âgée de seize ans et morte phthisique, est de $2^{gr},810$. Cette quantité doit nécessairement varier suivant les individus et leur manière de vivre.

» *Deuxième question.*—Les liquides extraits des intestins et du foie de la même jeune fille présen-tent-ils les mêmes résultats?

» *Réponse.*—*Oui,* le liquide extrait des intestins grêles de la même personne offre les mêmes pro-priétés. Il a fourni $7^{gr},971$ de chlorure d'argent.

» *Non,* le foie ne fournit pas de liquide acide,

mais présente, quant au précipité insoluble dans l'acide nitrique, le même fait.

» Nous avons obtenu pour tout le foie 6^{gr},654 de chlorure d'argent.

» *Troisième question.*—Le liquide contenu dans l'estomac, les débris de cet organe, les débris d'intestins, le foie, matières renfermées dans un pot à beurre provenant des restes de la fille Darveng, ne contiennent-ils point un liquide acide donnant un précipité très-abondant par le nitrate d'argent, insoluble dans l'eau, insoluble dans l'acide nitrique, même à chaud, mais soluble dans l'ammoniaque; et dans l'affirmative, quelle est la quantité de ce précipité?

» *Réponse.*—Non, ni les liquides contenus dans le pot à beurre, ni l'estomac, ni le foie, ni les intestins *ne sont point acides.* Les organes et le liquide dans lequel ils plongent présentent une réaction très-alcaline par le fait de l'altération putride.

» Plus loin, nous examinerons s'ils ont pu contenir de l'acide chlorhydrique libre au moment de la mort de la fille Darveng.

» Incontestablement, ils précipiteront, par le nitrate d'argent, comme les organes de l'autre fille; mais ce précipité ne prouve rien.

» *Quatrième question.*— Déterminer les qualités particulières de l'acide chlorhydrique, son action et les effets sur les organes de l'économie et du cœur humain.

» *Réponse.* — Les propriétés de l'acide chlorhydrique du commerce sont celles du liquide de la fiole n° 2. Nous les avons exposées au § 9 (*voyez* p. 513).

» L'action et les effets de l'acide chlorhydrique sur l'homme sont peu connus; mais ils doivent être ceux des acides concentrés en général; ceux-ci varient suivant l'état de concentration et suivant la quantité d'acide ingéré.

» Pour l'acide contenu dans la bouteille n° 2, les effets peuvent être de deux natures : il peut y avoir un effet immédiat dépendant de l'action cautérisante sur l'organe avec lequel il se trouve en contact, et un effet consécutif dépendant des lésions organiques produites par la désorganisation.

» Les effets immédiats peuvent être : sentiment de brûlure dans la bouche, le pharynx, l'œsophage; à la région de l'estomac, des douleurs vives, des nausées, des vomissements répétés avec efforts. Les matières vomies peuvent être variables dans leur aspect, suivant la quantité d'acide introduit et la nature des aliments; elles ont une saveur très-aigre, agacent les dents et bouillonnent en tombant sur un sol calcaire; la soif sera grande, la déglutition difficile et la douleur très-vive par suite de l'introduction des boissons; la physionomie sera profondément altérée et portant l'empreinte d'une douleur excessive. La bouche, l'arrière-gorge, peuvent être d'un blanc mat ou d'un blanc grisâtre; cette coloration peut se convertir en tâches brunâtres et donner naissance à des ulcères, soit dans la bouche, soit dans le pharynx, etc. L'urine peut être supprimée, ainsi que l'excrétion des matières fécales; la douleur épigastrique peut augmenter, le poids des *couvertes* deve-

nir insupportable; enfin, la peau se couvrir d'une
sueur froide et visqueuse, et la mort peut arriver au
milieu d'une agitation et d'une anxiété inexprimables, et dans l'espace de six à quarante-huit heures.
Si l'individu survit aux effets de cautérisation, il
peut rendre, au bout de quelque temps, par les vomissements, des matières qui contiennent des lambeaux membraneux et éprouver des douleurs profondes à l'épigastre et au ventre. La soif sera toujours
intense, et l'individu pourra être lentement conduit
vers le marasme le plus complet, et succomber dans
un affaiblissement extrème au bout de quinze jours
à deux mois et plus.

» Les altérations pathologiques peuvent différer
suivant que la mort a été plus ou moins prompte.
Quand l'individu succombe aux phénomènes consécutifs, alors on observe une maigreur extrème: les
voies digestives portent l'empreinte d'un violent dé-
sordre, l'estomac adhère quelquefois aux différents
organes avec lesquels il est en contact, et présente à
l'intérieur des taches larges, quelquefois vermeilles,
qui correspondent à des cicatrices profondes et irrégulières; si on rompt les cicatrices ou adhérences,
on fait autant de trous à l'estomac comme si on eût
perforé cet organe avec un emporte-pièce. Dans
quelques cas, quand la muqueuse ne s'est pas régé-
nérée, il y a perforation, et, par suite, épanchement
de liquides dans le péritoine. Les bords des perforations sont ou noirâtres ou jaunâtres.

» *Cinquième question.*—Indiquer si l'acide chlorhydrique ayant été administré dans les voies diges-

tives, on peut encore le retrouver intact lorsque, pour le découvrir, l'expérience est faite dix mois après la mort de la personne qui l'aurait incorporé.

» *Réponse.* — Pour répondre à cette question, nous avons besoin de rappeler les phénomènes qui peuvent se passer lors de l'ingestion d'une cuillerée à café d'acide chlorhydrique (quantité indiquée par le réquisitoire des experts de Charleroy).

» Nous devons également dire ce que devient l'acide chlorhydrique ingéré dans l'économie.

» Comme nous l'avons exposé plus haut, les premiers symptômes produits par cette ingestion sont des vomissements répétés qui rejettent au dehors une notable quantité de l'acide ; ce qui n'est pas éliminé de cette manière est délayé dans les boissons administrées, une partie est absorbée ainsi par les vaisseaux de l'estomac, une autre passe dans les intestins où elle rencontre la bile, et se trouve ainsi saturée. Là il est absorbé à son tour par les vaisseaux des intestins, de manière qu'au bout de quelque temps (deux jours peut-être en raisonnant, bien entendu, pour la quantité d'acide indiquée), tout le liquide acide a passé par absorption dans l'économie, et, par suite, est éliminé par les urines à l'état de sel marin, sous l'influence de la soude de nos liquides.

» *De sorte qu'il est non-seulement impossible de découvrir de l'acide chlorhydrique libre huit mois après la mort de la fille Darveng, mais encore au jour de sa mort.*

» *Sixième question.* — Spécifier si l'état de décomposition très-avancé dans lequel se trouvent les

débris du cadavre de la fille Darveng, n'est point
une cause qui s'oppose à ce que le résultat que nous
obtenons aujourd'hui soit le même que celui que
nous eussions obtenu il y a huit mois.

» *Réponse.* — Si, au jour de la mort de la fille
Darveng, son estomac eût contenu une quantité appréciable d'acide chlorhydrique, cet acide a dû disparaître et se transformer en chlorhydrate d'ammoniaque.

» Mais cette transformation n'eût-elle pas eu lieu,
la recherche de l'acide chlorhydrique aurait toujours
été impossible à cause que l'estomac, les intestins et
le foie ont été placés dans un vase unique, contenant lui-même un chlorure soluble, comme nous
l'avons découvert en examinant l'efflorescence saline
qui se trouvait à sa surface. L'alcali du foie aurait
toujours détruit l'acide chlorhydrique de l'estomac
et des intestins.

Fait à Bruxelles, le 14 juillet 1847.

» *Signé* Dr JOLY, S. STAS, J. PASQUIER. »

Le lecteur voudra peut-être connaître le jugement
intervenu dans cette affaire.

Le jury de Mons écarta l'accusation d'empoisonnement et se borna à déclarer Denisty coupable de
tentative d'avortement. La Cour d'assises le con-
damna, sur ce chef, à cinq années de réclusion et à
l'exposition.

L'accusé se pourvut en cassation. Devant la Cour
suprême, l'avocat soutint que, d'après la loi, la
tentative du crime ne peut pas être assimilée au

crime même. Le ministère public combattit ce système ; mais il prévalut devant la Cour, qui cassa
l'arrêt de la Cour d'assises de Mons, *en ce qu'il avait
erronément appliqué un texte de loi au fait déclaré
constant* par le jury.

EMPOISONNEMENT PRÉSUMÉ PAR L'ACIDE TARTRIQUE.

En conséquence, Denisty fut rendu à la liberté.

MM. Devergie et Bayard ont publié, sur un cas
prétendu d'empoisonnement par l'acide tartrique,
un Rapport judiciaire qui a été l'objet de vives critiques de la part de M. Orfila. Le Rapport et la critique méritent de fixer un moment notre attention.

Voici, d'abord, les faits qui ont donné lieu à l'instruction devant le Tribunal de première instance
de la Seine : je les emprunte au Rapport même de
MM. Devergie et Bayard.

Le 14 novembre 1847, Weber se trouve, à
7 heures du soir, avec la fille Kappler et le frère de
cette fille, chez un marchand de vin de la rue de
Paris, à Courbevoie. Ils y dînent tous trois, mangent du veau, des carottes, du fromage, et boivent
trois bouteilles de vin. Ils sortent à 9 heures de chez
le marchand de vin, après avoir pris, sur le comp-
toir, chacun un petit verre d'eau-de-vie. Ils recon-
duisent le frère Kappler à l'embarcadère du chemin de fer, mais s'arrêtent, chemin faisant, chez un
marchand de tabac, où ils trouvent deux camarades.
Ils se font servir alors cinq petits verres d'eau-de-vie.

Kappler frère se rend seul au chemin de fer. We-

ber et la fille Kappler rentrent dans le logis de Weber où ils se couchent, excités à la débauche par les
vapeurs du vin.

Quelques instants après, selon Weber, il se trouve
mal, perd connaissance et roule à terre; il ignore
tout ce qui s'est passé dès lors autour de lui, dans
sa chambre.

A 2 heures du matin, le maître logeur, montant
se coucher avec sa femme, entend des gémissements
venir de la chambre de Weber; il y entre. Weber et
la fille Kappler étaient à terre comme deux cadavres: la fille Kappler était morte; Weber respirait
à peine; on voyait qu'il avait vomi : ses moustaches,
sa bouche, son épaule portaient des traces de ces
vomissements. Le Dr Bouchez ayant été appelé, administra aussitôt de l'émétique à Weber, et, à partir
de ce moment, celui-ci alla de mieux en mieux. Les
matières des vomissements furent conservées; on
verra plus loin qu'elles furent l'objet d'une analyse.

L'ouverture du corps de la fille Kappler fut faite
le surlendemain, 16 novembre 1847, par MM. Bouchez et Bayard. Ces médecins constatèrent ce qui
suit dans leur procès-verbal :

« Pas de traces de violences; les genoux et les
coudes offrent des empreintes de boue; écume fine,
blanche, non sanguinolente, remplissant la bouche
et les mains; face pâle, pupilles dilatées; aucune
empreinte de liquide corrosif aux mains. Membrane
muqueuse de la bouche et de l'œsophage, blanche.
Épithélium de l'ouverture cardiaque de l'estomac
complétement enlevé. Un litre environ de matière.

tant solide que liquide, dans l'estomac; le liquide a une teinte légèrement rougeâtre et violacée. Membrane muqueuse de l'estomac de couleur rosée; arborisations et ecchymoses dans une étendue de 2 centimètres environ. Coloration blanchâtre de la surface interne du duodénum et du jéjunum semblable à celle de la bouche et de l'œsophage. Les ramifications des bronches sont remplies d'écume fine non sanguinolente. Tissu pulmonaire gorgé de sang qui s'écoule par les sections qu'on y pratique. Sang *liquide, très-poisseux, d'un rouge-groseille*. Le cœur renferme, à droite, de petits caillots et du sang fluide; à gauche, un caillot fibrineux très-ramolli. Au moment de l'ablation du poumon et du cœur hors de la cavité de la poitrine, il s'écoule $1\frac{1}{2}$ litre environ de sang que l'on recueille. *Coloration rouge-groseille* toute particulière du foie, peu de temps après son exposition à l'air. Vessie contenant de l'urine limpide et citrine; on en recueille 125 grammes environ. Cerveau congestionné, mais sans altération particulière.

CONCLUSION.

» 1°. La mort de la fille Kappler est le résultat d'un empoisonnement;

» 2°. D'après la nature spéciale des lésions observées à l'autopsie et en raison des phénomènes d'asphyxie et de paralysie de plusieurs organes, les soussignés sont portés à admettre qu'il y a eu ingestion d'une substance toxique, telle que l'acide oxalique ou le bioxalate de potasse (sel d'oseille);

» 3°. L'analyse chimique des matières et des organes recueillis est nécessaire pour reconnaître la nature du poison;

» 4°. Il n'existe à la surface du corps aucune trace de violence quelconque. »

Voici maintenant le Rapport chimique de MM. Devergie et Bayard :

« Nous soussignés, Alphonse Devergie, Henri Bayard, conformément à l'ordonnance de M. Legonidec, juge d'instruction près le tribunal de première instance de la Seine, qui nous a commis à l'effet : 1° de procéder à l'examen et à l'analyse chimique des organes et des matières extraites du corps de Joséphine Kappler, domestique à Courbevoie, qui serait décédée à la suite d'un empoisonnement; 2° d'examiner chimiquement une certaine quantité de déjections rendues pendant la nuit du 15 au 16 novembre 1847, par Weber, inculpé d'empoisonnement; nous nous sommes réunis dans le laboratoire de l'un de nous, le 18 du même mois et jours suivants, afin de procéder aux opérations nécessaires à la solution de ces questions.

ANALYSE CHIMIQUE.

» Nous fûmes tout d'abord frappés de la *teinte rosée* toute particulière du sang, en quelque petite quantité qu'il se trouvât mêlé aux organes ou dans les organes, le foie, la rate, par exemple, et nous croyons devoir dire de suite que cette coloration a persisté près de trois semaines, qu'elle n'a cédé qu'à une putréfaction très-avancée.

» § 1. — *Examen et analyse de l'estomac.* Cet organe contient des matières solides très-nettement isolées des matières liquides. Les premières ont une légère teinte *vineuse;* les secondes sont *décolorées.* On décante la plus grande quantité possible de liquide: on le sépare par la filtration. La liqueur est acide; elle rougit fortement le papier de tournesol. Une portion de liquide est évaporée; son acidité devient de plus en plus forte par l'évaporation; le liquide précipite d'ailleurs l'eau de chaux en blanc. Filtré, on y fait passer un courant d'acide sulfhydrique, qui n'y fait naître aucun précipité propre à déceler l'existence d'une substance minérale en dissolution et précipitable par cet agent.

» § 2. — On recueille, au moyen de la filtration, tout le liquide restant dans l'estomac, on le traite par le sous-acétate de plomb; on sépare, au moyen de la filtration, le précipité; celui-ci est additionné d'eau, et l'on soumet à un courant d'acide sulfhydrique, d'une part, le liquide; d'une autre part, le précipité additionné d'eau. Les précipités de sulfure de plomb sont isolés par la filtration, et l'on obtient deux liquides dans lesquels l'acide sulfhydrique ne fait plus naître de précipité; ces deux liquides sont évaporés au bain-marie. Le produit de l'évaporation qui provient de la liqueur dans laquelle on a obtenu un précipité blanc au moyen du sous-acétate de plomb, est traité successivement par l'acide azotique, le perchlorure de fer et l'acide iodique; il ne se manifeste aucun des caractères qui décèlent l'existence d'alcalis végétaux vénéneux. Quant au produit de l'évaporation du liquide tenant en suspension le précipité obtenu avec l'acétate de plomb, sa réaction est franchement acide, même après une ébullition soutenue ; sa saveur est acide et d'une acidité qui persiste. Mis en contact avec l'eau de chaux, il donne un précipité blanc, soluble dans un excès du liquide essayé. Enfin, mis en contact avec le sulfate *neutre* de chaux, il ne trouble pas ce réactif.

» § 3. — On soumet alors à l'action de l'eau distillée toutes les matières contenues dans l'estomac. ainsi que les parois de l'estomac divisées par parties : on élève la température du mélange jusqu'à l'ébullition du liquide, et l'on maintient l'ébullition pendant un quart d'heure. La liqueur d'ébullition est mise à refroidir ; on sépare la graisse après refroidissement complet du liquide. On filtre ; la liqueur filtrée est acide ; une petite portion du liquide est soumise à l'action de l'acide sulfhydrique gazeux : il ne se forme pas de précipité : il n'y a pas de changement dans la couleur du mélange. Le reste du liquide a été traité par le sous-acétate de plomb. et l'on a fait subir à ce liquide ainsi traité toutes les opérations que nous venons de décrire à l'occasion d'un premier essai sur le liquide trouvé libre dans l'estomac. Le résultat a été une liqueur acide retenant encore de la matière animale, mais se comportant avec l'eau de chaux et le sulfate neutre de chaux comme le liquide précédent.

» § 4. —Dès lors, on a cherché à obtenir, par une évaporation spontanée. la formation de cristaux : mais le résultat a été négatif. On a donc conservé cette liqueur pour des recherches ultérieures.

» § 5.—Prenant alors les matières solides de l'estomac et l'estomac lui-même restés sur le filtre, on les a fractionnés en deux parties égales. L'une d'elles a été dissoute au moyen de l'acide chlorhydrique concentré, et à une température de 100 degrés ; on a obtenu la dissolution de ces matières. On a évaporé en consistance d'extrait pour chasser l'excès d'acide. On a étendu d'eau pour opérer la dissolution de la matière animale ; on a fait passer un courant de chlore jusqu'à coagulation aussi complète que possible de la matière animale ; on a filtré ; on a rapproché la liqueur par évaporation ; puis on a mis dans le liquide une pile de Smithson : la lame d'or de la pile a conservé sa couleur propre.

» § 6. — L'autre moitié de la matière animale provenant de l'estomac a été carbonisée à l'aide de l'acide sulfurique concentré et parfaitement pur. Le charbon a été additionné d'eau régale, puis desséché de nouveau. Il a été traité par de l'eau distillée à la température de l'ébullition ; la liqueur a été filtrée. Une petite portion a été traitée par un courant d'acide sulfhydrique, et le liquide n'a pas changé de couleur, il n'a pas donné non plus de précipité. Le reste du liquide a été introduit dans un appareil de Marsh dit *de l'Institut*. Cet appareil avait été essayé pendant une demi-heure. Après l'introduction du liquide, il ne s'est manifesté dans le tube de condensation aucune apparence de métal à l'état miroitant.

» § 7. — Le charbon provenant de la carbonisation sulfurique a été incinéré ; les cendres ont été lavées au moyen de l'eau distillée. Ces eaux de lavage ont été filtrées et essayées par un courant d'acide sulfhydrique; elles ont conservé leur limpidité en se colorant très-légèrement en jaunâtre, sans perdre de leur transparence.

» § 8.—Les cendres, traitées successivement par les acides azotique et chlorhydrique, n'ont donné que la trace des métaux qu'on y rencontre à l'état naturel ou normal.

» § 9.—*Examen des intestins.* On a agi sur les intestins ainsi qu'il est dit aux §§ 3, 4, 5, 6 et 8; les résultats ont été les mêmes.

» § 10. -- *Examen du foie.* Le foie a été coupé en totalité par petits fragments; on les a soumis à l'ébullition dans de l'eau distillée. La liqueur d'ébullition était acide; on lui a fait subir les traitements détaillés au § 2, et l'on a obtenu un liquide acide contenant encore de la matière animale, mais se comportant avec l'eau de chaux et de sulfate neutre de chaux, comme il a été dit au § 2. La moitié de la matière animale solide du foie a été alors carbonisée au moyen de l'acide sulfurique; le liquide a été essayé comme il a été dit § 6, et le résultat obtenu dans l'appareil de Marsh a été négatif.

» § 11.—*Examen du sang.* Deux essais ont été faits sur du sang pris dans deux bocaux différents, dont l'un contenait le sang recueilli et mis à part lors de l'ouverture du corps, et l'autre de l'écoulement de ce liquide du foie et de la rate qui avaient été réunis, et qui étaient renfermés dans un vase séparé. Les deux essais ont porté dans un cas sur 250 grammes de ce liquide; dans un autre, sur 500 grammes. Dans les deux analyses, on a suivi le procédé ci-après : On a additionné le sang d'une petite quantité d'eau distillée, car le sang était liquide, et l'eau pouvait facilement y être mêlée. On a fait bouillir le mélange jusqu'à coagulation de la matière animale ; on a séparé par la filtration après refroidissement ; on a concentré le liquide pour obtenir la coagulation d'une plus grande quantité de matière animale ; le liquide, filtré de nouveau, a été traité par le sous-acétate de plomb, comme dans les expériences précédentes, et le résultat définitif de toutes les opérations ultérieures que nous avons consignées dans les expériences précédentes a été d'obtenir, pour chaque dose de sang, un liquide contenant encore un peu de matière animale, mais dans lequel on a très-facilement constaté la réaction sur l'eau de chaux et le sulfate neutre de chaux propre à déceler l'existence de l'acide tartrique.

» § 12.—Le reste de ces deux liquides a été abandonné à lui-même dans deux capsules différentes, ainsi que nous l'avions fait pour chaque examen d'organe isolé.

» § 13. — *Examen d'une liqueur contenue dans une bouteille étiquetée : Déjections du sieur W..... pendant la nuit du 15 au 16 novembre 1847.* Ce liquide avait été renfermé dans une demi-bouteille en verre blanc, et la bouteille avait été bouchée avec force. Le bouchon était à moitié ôté, il se détacha du col de la bouteille, et sauta à l'instar de l'eau de Seltz, en même temps qu'il se répandit une sorte de vapeur.

» § 14.—Il s'était donc opéré une grande fermen-

tation dans le liquide, quoique la bouteille fût exactement bouchée, et que le liquide remplît la bouteille
aux deux tiers. Cette fermentation n'est guère con-
cevable que dans l'hypothèse d'une liqueur tenant en
dissolution du sucre et une matière fermentescible,
représentée par la matière animale (cinq semaines
s'étaient écoulées depuis l'époque où le liquide avait
été recueilli). Le liquide était incolore, louche; il a
filtré facilement. Il rougissait fortement le papier de
tournesol. Essayé par l'hydrochlorate d'albumine (1),
il n'a pas donné de réaction qui pût déceler la présence du sucre; *il précipitait l'eau de chaux en
blanc, précipité soluble dans un excès de liqueur,
et il ne précipitait pas le sulfate neutre de chaux.*
Il a été évaporé au bain-marie jusqu'à consistance
d'extrait; abandonné à lui-même, il a fourni quelques indices d'une matière cristalline; son acidité a
pris beaucoup d'intensité. On a traité cet extrait par
de l'eau distillée tiède, qui a dissous un résidu d'un
aspect cristallin. On a filtré et fait passer dans la liqueur un courant d'acide sulfhydrique. Cette liqueur
a pris une nuance légèrement orangée, avec formation d'un nuage très-faible ayant cette couleur. On
a filtré et évaporé. Le liquide restant a été évaporé
de nouveau pour reprendre la même saveur et se
comporter de la même manière avec les réactifs. Il
ne contenait donc que des atomes d'émétique, et son
acidité ne pouvait être justifiée d'une manière satisfaisante par la présence de l'acide qui constitue ce

____

(1) J'ai quelques doutes sur la valeur de cet essai. Mais le résultat a été négatif.

sel. En un mot, l'acide nous a paru être tout à fait en disproportion avec l'oxyde d'antimoine, dont la présence même aurait pu être regardée comme douteuse, si nous n'avions été prévenus de son administration. La liqueur ayant été filtrée, le filtre n'a même pas présenté de coloration qui pût indiquer l'existence d'un dépôt. Quant au liquide, nous y avons ajouté une solution de bicarbonate de potasse, celle qui avait été préparée pour la saturation des autres liqueurs acides. Il en a été employé 12 décigrammes, et aussitôt l'addition de la liqueur saline, il s'est formé un produit cristallin qui s'est déposé; le liquide surnageant a été additionné d'alcool, et après plusieurs lavages du précipité dans de l'alcool bouillant, on l'a fait dessécher et on l'a pesé. Son poids était de 1 décigramme; ce qui suppose 0^{gr},0702 d'acide tartrique (1).

» § 14.—N'ayant pu obtenir, à l'aide de l'évaporation spontanée, de l'acide tartrique cristallisé, des liqueurs provenant de l'estomac, des intestins, du foie et du sang de la fille Kappler, liqueurs dans lesquelles nous avions constaté isolément et d'une manière certaine la présence de cet acide, nous avons repris par l'eau chacun de ces résidus qui retenaient

---

(1) Dans sa discussion avec M. Orfila, c'est sur ce résultat surtout que se fondait M. Devergie pour conclure à l'empoisonnement. *Un décigramme de tartrate, ce qui suppose* 0^{gr},0702 *d'acide tartrique* dans des matières vomies, voilà le corps de délit! Mais d'où provenait ce tartrate? C'est une question que les experts ne pensent pas à se faire. Or, ne provenait-il pas, et de l'émétique (bitartrate de potasse et d'antimoine) administré comme remède, et du vin bu en assez grand excès dans le dernier repas?

encore des proportions variables de la matière animale. Nous avons réuni tous les liquides et traité de
nouveau cette liqueur d'ensemble par le sous-acétate
de plomb. Nous avons soumis à des lavages réitérés
le précipité de tartrate de plomb, puis nous l'avons
décomposé par un courant d'acide sulfhydrique,
comme dans les opérations précédentes. Le produit
filtré a donné une liqueur que nous avons évaporée
au bain-marie, et dans laquelle il existait cependant
encore des traces de matière animale. Cette liqueur
était fortement acide, et sa saveur rappelait un peu
celle de l'acide acétique d'abord, puis très-fortement
celle de l'acide tartrique. Elle présentait très-nota-
blement la réaction positive avec l'eau de chaux, le
précipité se dissolvant par un excès de liqueur, et
elle ne précipitait pas le sulfate neutre de chaux.
Nous avons alors préparé une dissolution de bicarbonate de potasse composée de 2 grammes de bicarbonate et de 8^{gr},5 d'eau distillée. Nous avons ajouté
peu à peu cette dissolution dans la liqueur acide,
jusqu'à ce qu'elle se troublât, mais en ayant le soin
de lui conserver une notable acidité, et, par conséquent, en n'atteignant pas le moment où le bicarbonate ne serait plus décomposé. Nous avons évaporé
le mélange au bain de sable, et nous avons obtenu
un *sel soluble dans l'eau froide*, donnant naissance
à une dissolution qui *rougissait* le papier de tournesol, qui précipitait l'eau de chaux *en blanc*, précipité soluble dans l'acide tartrique, et qui ne précipitait pas le sulfate neutre de chaux. Nous
ajouterons que, voulant séparer de ce sel l'acétate de

34.

potasse qu'il aurait pu contenir, nous avons eu le soin, au préalable, de traiter la masse saline par de l'alcool étendu d'un peu d'eau, et d'agir à chaud.

» La quantité de bicarbonate employée à cette saturation incomplète a été de 3^{gr},5, ou un tiers de la liqueur représentant 65 centigrammes de bicarbonate de potasse, et, par conséquent, 86 centigrammes d'acide tartrique.

» La totalité de la liqueur tartrique n'a pas été saturée par le bicarbonate de soude, une partie a été employée à obtenir un précipité blanc de *tartrate de chaux*, à l'aide de son mélange avec l'eau de chaux, et nous ajouterons qu'avant d'arriver à cette approximation finale, nous avons perdu en essais le double au moins de l'acide, non compris les pertes des opérations analytiques ; le but que nous avons cherché à atteindre, c'est de démontrer que la quantité d'acide obtenue était parfaitement pondérable.

» *Analyse du vin saisi chez le marchand de vin où Weber avait bu.* — On a pris 500 grammes de ce vin, on l'a décoloré à l'aide du charbon animal. La liqueur filtrée a été évaporée au bain-marie ; le résidu a été traité par un peu d'eau, à laquelle on a ajouté de l'alcool à 36 degrés dans une proportion vingt fois plus forte (7 décigrammes d'alcool pour 125 grammes de vin). Plusieurs lavages à l'alcool pur ont été ensuite opérés ; on a obtenu un résidu salin contenant du tartrate de potasse et de chaux. Ce résidu pesait 2^{gr},8 ; ce qui donne 7 décigrammes de tartrate de potasse pour 125 grammes de vin, ou 5^{gr},6 par litre. Quant à l'alcool de lavage, il ne donnaît qu'une faible réaction avec l'eau de chaux; par conséquent, il ne contenait que des traces d'acide tartrique.

CONCLUSION GÉNÉRALE.

» En présence :

» 1°. De l'acide tartrique dont l'analyse chimique a démontré l'existence dans l'estomac, dans les intestins, dans le foie, dans le sang de la fille Kappler, d'une part, et dans le liquide des vomissements du sieur Weber;

» 2°. Des symptômes offerts par l'un et par l'autre individus dans la nuit du 14 au 15 novembre 1847, et de la corrélation de quelques-uns de ces symptômes avec ceux qui ont été observés chez les animaux auxquels nous avons fait avaler de l'acide tartrique;

» 3°. Des altérations du sang et des organes que nous a offertes la fille Kappler, comparées aux altérations que nous avons observées chez les animaux sacrifiés;

» 4°. Du genre de mort auquel a succombé la fille Kappler, tout à fait identique au genre de mort observé chez les animaux empoisonnés par l'acide tartrique:

» Nous sommes conduits à émettre cette opinion, que la fille Kappler et le sieur Weber ont tous deux pris de l'acide tartrique, et que la mort de la fille Kappler a été la conséquence de l'ingestion, dans l'estomac, de cette substance vénéneuse.

Signé BAYARD, DEVERGIE. »

M. Devergie a été satisfait de cette expertise ju-

ridique, qu'il s'est empressé d'en publier le résultat,
avec le Rapport textuel qu'on vient de lire, dans les
Annales d'Hygiène publique et de Médecine légale
(numéro d'octobre 1851).

Aussitôt, M. Orfila de répondre à son confrère
dans le numéro suivant des mêmes *Annales* (janvier 1852) : « J'avais à peine terminé la lecture de
l'expertise dont il s'agit, que j'étais convaincu qu'il
n'était pas prouvé que la fille Kappler eût succombé
à un empoisonnement par l'acide tartrique, comme
l'avaient affirmé MM. Devergie et Bayard. Quelque
regret que j'éprouve à venir faire la critique du travail de mes honorables confrères, je n'hésite pas à
l'entreprendre dans un intérêt à la fois scientifique
et social. Il ne faut pas que les lecteurs des *Annales
d'Hygiène* soient induits en erreur, et exposés à
commettre des méprises funestes, en s'appuyant sur
l'autorité de ceux de nos confrères dont la justice a
invoqué souvent les lumières. »

Et M. Orfila entre en matière, et il reprend tous
les cas possibles, et pour lui ces cas sont nombreux,
où l'on pourrait, avec l'eau de chaux et le sulfate
neutre de cette base, obtenir la double réaction sur
laquelle MM. Devergie et Bayard se sont fondés
pour établir la présence de l'acide tartrique dans les
diverses matières qu'ils ont analysées.

« Huitième cas, dit M. Orfila. *Un individu n'est
pas empoisonné*, mais *il a pris du vin*. Cette espèce
est, sans contredit, la plus remarquable que l'on
puisse invoquer contre l'expertise ; en effet, on va
voir que le vin *seul* donne, avec les agents précités.

des réactions qui sont les mêmes que celles qui ont
été signalées par les experts, et qu'ils ont attribuées
à l'acide tartrique. J'ai fait évaporer, jusqu'à consistance épaisse, un demi-litre de vin blanc; le vin
rougissait le papier de tournesol, et devenait beaucoup plus acide à mesure qu'on le faisait évaporer :
il s'est déposé des cristaux assez abondants de crème
de tartre; le liquide qui les surnageait, d'un jaune
foncé, après avoir été additionné d'un peu d'eau
distillée froide, a été décanté et filtré; la liqueur
limpide, rougissait fortement le papier de tournesol, donnait avec l'eau de chaux un précipité blanc,
soluble dans un excès de liqueur, et ne troublait pas
le sulfate neutre de chaux. Je l'ai précipitée par le
sous-acétate de plomb : le dépôt, suffisamment lavé et
décomposé par un courant de gaz acide sulfhydrique,
a fourni du sulfure de plomb insoluble, et un liquide
que j'ai filtré et soumis à l'ébullition, pour le débarrasser de l'excès d'acide sulfhydrique : ce liquide a
été évaporé à une douce chaleur jusqu'à siccité, et le
produit a été agité avec de l'alcool concentré et froid.
La liqueur alcoolique, filtrée, rougissait le papier
bleu de tournesol, fournissait avec l'eau de chaux un
précipité blanc, soluble dans un excès de liqueur, et
ne troublait pas le sulfate neutre de chaux.

» En agissant séparément sur la crème de tartre
déposée pendant l'évaporation du vin, on obtenait,
à plus forte raison, toutes les réactions de l'expertise; il suffisait de la faire dissoudre dans une quantité convenable d'eau bouillante. »

Hélas! oui, voilà la vérité: des experts consultés

par la justice, en 1847, ont conclu à un empoisonnement dans un cas d'ivresse par le vin et l'eau de
vie; l'ivresse, suivie d'une autre débauche, ayant
déterminé des vomissements et une sorte d'état apoplectique chez l'homme, et la mort chez la femme.

Mais le sang était *rouge-groseille* dans les veines
de celle qui a succombé, et cette teinte se remarque chez les animaux que l'on fait périr avec l'acide
tartrique, disent les experts; il y a là *corrélation*
trop évidente pour ne pas conclure à l'empoisonnement. Et l'analyse chimique est faite en vue de cette
conclusion, et elle la confirme! Pourquoi non? On
a bien trouvé dans le corps humain de l'arsenic normal, du cuivre et du plomb constitutionnels, sans
parler d'un quatrième métal qu'on n'a pas encore
su nommer.

Mais M. Orfila a ses préceptes pour éviter l'erreur
dans laquelle sont tombés MM. Devergie et Bayard.
Il les rappelle dans son article critique à la date de
janvier 1852. Les voici :

« *Mélange d'acide tartrique et de liquides végétaux et animaux, tels que du vin, du café, du thé,
du bouillon, du lait, la matière des vomissements
et celle que l'on trouve dans le canal digestif après
la mort.* — Dans ces conditions, il en est de l'acide
tartrique comme de l'acide oxalique. Christison,
Coindet et d'autres experts avaient cru à tort que
l'on pouvait constater un empoisonnement par l'a-
cide oxalique, en séparant les liquides des solides et
en essayant les premiers par le papier bleu de tournesol : l'acidité étant reconnue, disaient-ils, on sa-

turera par du carbonate de potasse; l'existence de
l'oxalate de potasse sera facilement démontrée par
les *réactifs*. Je me suis fortement élevé contre une
pareille manière de procéder. J'admettrai pour un
instant, ai-je dit, ce qui n'est pourtant pas, que l'eau
de chaux, l'azotate d'argent, le sulfate de bioxyde
de cuivre, etc., se comportent avec la liqueur suspecte, comme avec l'oxalate de potasse, *sans mélange
de matières organiques;* n'est-il pas évident que l'on
obtiendrait exactement les mêmes résultats si l'empoisonnement avait eu lieu par le sel d'oseille (bioxalate de potasse), ou, ce qui est beaucoup plus
grave, si l'individu, qui est l'objet des recherches,
n'avait pas été empoisonné et qu'il eût tout simplement avalé une assez grande quantité de *soupe à l'o-
seille,* ou de tout autre mets préparé avec cette
plante? Ces mêmes motifs doivent aussi engager les
experts à ne jamais chercher l'acide oxalique, dans
une liqueur suspecte, par l'acétate de plomb, car ce
sel précipite aussi bien l'acide dont il s'agit que le
bioxalate de potasse et le sel naturellement contenu
dans l'oseille: j'ajoutais qu'il fallait de toute nécessité adopter un procédé qui permît de séparer l'acide
oxalique *libre,* et qui n'exposât pas l'opérateur aux
méprises dont je viens de parler; je conseillais, pour
atteindre le but, d'avoir recours à *l'alcool concentré.*

» Dans l'empoisonnement par l'acide tartrique, on
a les mêmes difficultés à vaincre: si l'on se borne à
l'emploi des réactifs mis en usage par MM. Bayard
et Devergie dans l'affaire Kappler, c'est-à-dire à

l'eau de chaux, au sulfate neutre de chaux et à l'acétate de plomb, on ne pourra jamais savoir si l'on a eu affaire à de l'acide tartrique libre, à du bitartrate de potasse, à un tartrate neutre mêlé d'un acide, et, ce qui est plus grave, à du vin ordinaire qui aurait pu déterminer une ivresse quelquefois mortelle. Ici, comme pour l'acide oxalique, il faut de toute nécessité recourir à l'alcool concentré, qui dissout parfaitement l'acide tartrique libre et qui n'agit pas sur le bitartrate de potasse. Il est à regretter que MM. Bayard et Devergie n'aient pas suivi, dans leurs recherches, le précepte que j'avais posé cinq ans auparavant à l'occasion de l'empoisonnement par l'acide oxalique; les résultats obtenus eussent alors été à l'abri de toute critique. »

Or, voici, d'après M. Orfila, le *procédé à suivre pour déceler l'acide tartrique dans un cas d'empoisonnement*.

« *Matières contenues dans le canal digestif.* — Après avoir recueilli ces matières, on lavera à plusieurs reprises les parois de l'estomac et des intestins avec de l'eau distillée ; on réunira le tout, et on le fera bouillir pendant cinq ou six minutes dans une capsule de porcelaine ; cette opération a pour but de coaguler l'albumine qui pourrait faire partie du mélange et de faciliter la filtration ; on filtrera, et l'on opérera séparément sur le liquide filtré A, et sur la masse B, qui sera restée sur le filtre. A sera évaporé jusqu'à siccité à une douce chaleur ; dès que le produit sera refroidi, on l'agitera à froid pendant quelques minutes avec de l'alcool absolu, puis on

élèvera la température jusqu'à 20 ou 3o degrés centigrades, afin de dissoudre tout l'acide tartrique libre que pourrait contenir le produit; on réitérera
ce traitement; la liqueur alcoolique sera filtrée et
évaporée jusqu'à siccité, à une douce chaleur. Il se
pourrait que, par ce simple traitement, on obtînt
de l'acide tartrique cristallisé. S'il n'en était pas
ainsi, il faudrait faire bouillir avec de l'eau distillée
le produit de cette évaporation alcoolique; la dissolution aqueuse filtrée serait ensuite traitée par le
sous-acétate de plomb et un courant de gaz acide
sulfhydrique, et le liquide évaporé à une douce chaleur, pour obtenir des cristaux d'acide tartrique.

» *B*. La masse restant sur le filtre pourrait avoir
retenu une certaine quantité d'acide tartrique, par
suite de combinaisons qu'aurait contractées cet
acide avec une ou plusieurs matières organiques ;
ces combinaisons peu énergiques étant, en général,
susceptibles d'être décomposées, du moins en partie,
par l'eau bouillante, on ferait bouillir *B* à plusieurs
reprises avec de l'eau distillée; la dissolution filtrée
serait évaporée jusqu'à siccité, à une douce chaleur;
le produit refroidi, traité par l'alcool absolu, pourrait fournir de l'acide tartrique en le soumettant
aux opérations indiquées à l'occasion de *A*.

» *Sang*. — On l'étendrait d'eau, et on le chauf-
ferait jusqu'à ce qu'il fût coagulé. On filtrerait ; la
liqueur filtrée serait évaporée jusqu'à siccité, et le
produit serait traité par l'alcool absolu, etc., comme
il a été dit pour *A*. Quant au coagulum, il serait soumis aux mêmes opérations que *B*.

» *Foie*. — Après l'avoir desséché à une douce chaleur, on agirait sur lui avec l'alcool absolu, comme sur le produit de l'évaporation des liquides extraits du canal digestif (*voir A*). La portion solide restante du foie serait traitée par l'eau bouillante, etc. (*voir B*). »

N'est-il pas, dirons-nous à notre tour, un procédé plus scientifique et plus sûr pour constater un empoisonnement par l'acide tartrique, comme par tout autre acide non volatil qui a pu être neutralisé au contact de bases diverses, ingérées comme contre-poisons durant la vie, ou par les matières organiques elles-mêmes? Sans nul doute, et le Rapport cité plus haut, de MM. Persoz, Oppermann et Willemin, en est la preuve. Qu'on agisse donc conformément à cette pratique; qu'on isole les sels formés ou les acides eux-mêmes, s'ils sont à l'état libre, et que par des analyses, non plus *qualitatives*, mais *quantitatives*, on apprécie comparativement la quantité d'un acide déterminé, que l'on trouve dans des matières suspectes et dans des matières normales de composition analogue. Mais nos professeurs en toxicologie ont repoussé jusqu'ici toute idée d'*analyses quantitatives*. La présence des matières organiques n'est pas un obstacle pour eux; et pour faciliter les expertises, avant tout, il faut en simplifier les procédés.

Pour arriver à la plus grande simplicité possible, qu'on supprime donc, en fait de toxicologie, les analyses chimiques, et qu'on laisse la justice prononcer seule. Aussi bien, saura-t-elle prendre ses décisions; car, dans l'affaire de la fille Kappler, malgré le Rapport de MM. Devergie et Bayard, elle déclara qu'*il n'y avait pas lieu à suivre* contre la prévention d'un empoisonnement.

Et M. Devergie se consola de la critique de M. Orfila, en lui répondant dans les mêmes *Annales d'Hygiène* (numéro d'octobre 1852, page 383) : « Les sciences aujourd'hui font de tels progrès, qu'elles vous débordent très-rapidement ; et si, par exemple, il prenait fantaisie à un de nos chers lecteurs de comparer les préceptes d'hier, donnés par M. Orfila, aux préceptes qu'il donne aujourd'hui sur les mêmes sujets, je craindrais fort qu'il n'y eût aussi à reprocher à cet égard. »

Vous l'avouez, experts émérites, vous n'êtes pas obligés de vous tenir au courant de la marche et des progrès des sciences ; que ces aveux vous soient comptés !

TABLE DES MATIÈRES.

TOME DEUXIÈME.

FIN DE LA TABLE DES MATIÈRES.